U0739399

2020 国家医师资格考试

临床执业助理医师

课堂讲义 外科

■ 医学教育网 编　　■ 汤以恒 主编

云南出版集团

YNK 云南科技出版社

图书在版编目（CIP）数据

临床执业助理医师课堂讲义. 外科／医学教育网编
. --昆明：云南科技出版社，2018.12
ISBN 978-7-5416-8042-7

Ⅰ . ①临… Ⅱ . ①医… Ⅲ . ①临床医学–资格考试–
自学参考资料②外科学–资格考试–自学参考资料 Ⅳ .
①R4

中国版本图书馆 CIP 数据核字（2018）第 286976 号

医学教育网　编

责 任 编 辑　肖　娅
封 面 设 计　董　丹
责 任 校 对　张舒园
责 任 印 刷　蒋丽芬
特 邀 编 辑　刘文月

书　　　号　ISBN 978-7-5416-8042-7
印　　　刷　三河市中晟雅豪印务有限公司
开　　　本　850 mm×1092 mm　1/16
印　　　张　17.5
字　　　数　375 千字
版　　　次　2018 年 12 月第 1 版
印　　　次　2019 年 12 月第 2 次印刷
定　　　价　45.00 元

出 版 发 行　云南出版集团公司　云南科技出版社
地　　　址　昆明市环城西路 609 号
网　　　址　http://www.ynkjph.com/
电　　　话　0871-64192752

前　言

正保远程教育

发展：2000年~2020年：感恩20年相伴，助你梦想成真

理念：学员利益至上，一切为学员服务

成果：18个不同类型的品牌网站，涵盖13个行业

奋斗目标：构建完善的"终身教育体系"和"完全教育体系"

医学教育网

发展：正保远程教育旗下著名品牌之一

理念：上医学教育网，做成功医学人

成果：每年为我国医疗领域培养了大量专业人才

奋斗目标：成为所有医学人的"网上家园"

"梦想成真"书系

发展：正保远程教育主打品牌系列辅导丛书

理念：你的梦想由我们保驾护航

成果：图书品类涵盖执业医师、执业助理医师、执业药师等多个专业领域

奋斗目标：成为所有医学人实现梦想路上的启明灯

☀ 图书特色

1. 疑义相与析

"梦想成真"系列课堂讲义，均由网校名师操刀主编，讲义内文与课程环环相扣，凡有疑惑之处，在听课的同时自然融会贯通。

2. 巧拙两无施

单纯罗列知识点是不够的，讲义中还附有大量易混易错总结，利于考生加以辨识，构建完整的知识体系，提高复习效率。

3. 敏而好学，好问则裕

随书配送24小时答疑服务，医学教育网老师会实时在线解答您做题时遇到的问题。

☀ 产品搭配

《实践技能步骤图解》包含技能考试各分站要点，各项操作逐步详解以及历年考生易错环节。

《通关必刷模拟试卷》精准模拟考试强度和难度，是冲刺阶段必备的学习工具。

《专项训练3600题》全面包含各大系统中的高频考点，便于考生在做题中逐步总结提升。

《课堂讲义同步强化训练》便于看书、听课后进行习题训练，特别适用于基础薄弱、需要循序渐进的考生。

《核心考点必背》汇集历年医师资格考试高频考点，将其复杂的基础知识结构表解化，为广大考生提供清晰、简洁、易于掌握的学习资料。

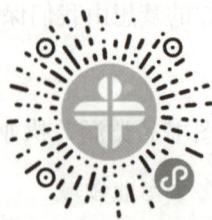

微信扫一扫，考点全练到！

目 录 Contents

● 第一篇 消化系统 ●

第一章 食管、胃、十二指肠疾病 / 004

第一节 胃食管反流病（GERD）/ 004

第二节 食管癌 / 005

第三节 急性胃炎 / 008

第四节 慢性胃炎 / 009

第五节 消化性溃疡 / 011

第六节 胃 癌 / 017

第二章 肝脏疾病 / 020

第一节 肝硬化 / 020

第二节 门静脉高压症 / 024

第三节 肝性脑病 / 026

第四节 细菌性肝脓肿 / 029

第五节 原发性肝癌 / 030

第三章 胆道疾病 / 033

第一节 胆石病 / 033

第二节 急性胆囊炎 / 034

第三节 急性梗阻性化脓性胆管炎 / 035

第四章 胰腺疾病 / 037

第一节 急性胰腺炎 / 037

第二节 胰腺癌 / 042

第五章 急性肠梗阻 / 044

第六章 急性阑尾炎 / 047

第七章 结、直肠癌 / 051

第八章 溃疡性结肠炎 / 055

第九章 痔 / 060

第十章 肛 裂 / 061

第十一章 肛 瘘 / 062

第十二章 直肠肛管周围脓肿 / 063

第十三章 消化道大出血 / 064

第十四章 结核性腹膜炎 / 071

第十五章 继发性腹膜炎 / 074

第十六章 腹外疝 / 077

第十七章 腹部损伤 / 081

● 第二篇 泌尿系统 ●

第一章 尿液检查 / 087

第一节 血 尿 / 087

第二节 蛋白尿 / 088

第二章 肾小球疾病概述 / 089

第三章 急性肾小球肾炎 / 090

第四章 慢性肾小球肾炎 / 092

第五章 肾病综合征 / 093

第六章 尿路感染 / 096

第一节　急性肾盂肾炎 / 096

第二节　慢性肾盂肾炎 / 097

第三节　急性膀胱炎 / 098

第四节　尿路感染的总论 / 098

第七章　前列腺炎 / 100

第八章　肾结核 / 102

第九章　肾损伤 / 105

第十章　尿道损伤 / 108

第一节　前尿道损伤 / 108

第二节　后尿道损伤 / 109

第十一章　尿路结石 / 111

第十二章　肾、输尿管结石 / 113

第十三章　肾肿瘤 / 115

第十四章　膀胱肿瘤 / 117

第十五章　良性前列腺增生症 / 119

第十六章　急性尿潴留 / 122

第十七章　鞘膜积液 / 123

第十八章　急性肾损伤（急性肾衰竭）/ 125

第十九章　慢性肾脏病（慢性肾衰竭）/ 128

第三篇　运动系统

第一章　骨　折 / 133

第一节　概　述 / 133

第二节　锁骨骨折 / 137

第三节　肱骨近端骨折 / 138

第四节　肱骨干骨折 / 138

第五节　肱骨髁上骨折 / 139

第六节　桡骨远端骨折 / 140

第七节　股骨颈骨折 / 140

第八节　股骨转子间骨折 / 141

第九节　胫腓骨骨折 / 141

第十节　踝部骨折 / 142

第十一节　踝部扭伤 / 142

第十二节　脊柱骨折与脊髓损伤 / 143

第十三节　骨盆骨折 / 144

第二章　常见的关节脱位 / 145

第一节　肩关节脱位 / 145

第二节　桡骨头半脱位 / 145

第三节　髋关节后脱位 / 146

第三章　手外伤及断肢（指）再植 / 148

第一节　手外伤 / 148

第二节　断肢（指）再植 / 149

第四章　常见的神经损伤 / 150

第五章　化脓性骨髓炎 / 152

第一节　急性血源性骨髓炎 / 152

第六章　骨与关节结核 / 154

第一节　概　述 / 154

第二节　脊柱结核 / 156

第三节　髋关节结核 / 157

第七章　运动系统慢性损伤 / 159

第一节　粘连性肩关节囊炎（肩周炎）/ 159

第二节　狭窄性腱鞘炎 / 160

第三节　颈椎病 / 160

第四节　腰椎间盘突出症 / 161

第五节　股骨头坏死 / 163

第八章　非化脓性关节炎 / 165

第一节　骨关节炎 / 165

第九章　骨肿瘤 / 167

第四篇 风湿免疫性疾病

第一章 总 论 / 171

第二章 系统性红斑狼疮（SLE）/ 173

第三章 类风湿关节炎 / 176

第四章 痛 风 / 179

第五章 脊柱关节炎 / 181

第五篇 其 他

第一章 围手术期处理 / 185

第二章 外科营养 / 191

第三章 感 染 / 194

第四章 损 伤 / 199

第五章 乳房疾病 / 205

第六章 急性中毒 / 210

第七章 中 暑 / 217

第六篇 实践综合

第一章 发 热 / 221

第二章 胸 痛 / 224

第三章 咳嗽、咳痰、咯血 / 226

第四章 呼吸困难 / 228

第五章 水 肿 / 230

第六章 腹 痛 / 232

第七章 腹 泻 / 235

第八章 恶心、呕吐 / 236

第九章 呕血、便血 / 237

第十章 黄 疸 / 239

第十一章 发 绀 / 241

第十二章 紫 癜 / 242

第十三章 苍白乏力 / 243

第十四章 心脏杂音 / 245

第十五章 心 悸 / 247

第十六章 消 瘦 / 249

第十七章 淋巴结肿大 / 250

第十八章 进食哽噎、疼痛、吞咽困难 / 251

第十九章 肝 大 / 252

第二十章 脾 大 / 254

第二十一章 少尿、无尿与多尿 / 256

第二十二章 血 尿 / 258

第二十三章 头 痛 / 259

第二十四章 意识障碍 / 260

第二十五章 病性发作与惊厥 / 262

第二十六章 瘫 痪 / 263

第二十七章 关节痛 / 265

第二十八章 颈肩痛 / 266

第二十九章 腰腿痛 / 267

第三十章 精神症状 / 268

消化系统

💡 考情分析

历年考情概况

常考知识点	历年常考内容	历年分值
食管、胃、十二指肠疾病	胃食管反流病、食管癌、急慢性胃炎、消化性溃疡、胃癌	8~10
肝脏疾病	肝硬化、门静脉高压、肝性脑病、肝癌、肝脓肿	5~6
胆道疾病	胆囊炎、胆结石、胆管炎	2~3
胰腺疾病	胰腺炎、胰腺癌、壶腹周围癌	3~4
肠道疾病	溃结、肠梗阻、结肠癌、IBS	6~8
阑尾炎	急性阑尾炎	1~2
直肠肛管疾病	痔、肛裂、肛周脓肿、肛瘘、直肠癌	2~3
消化道大出血	上/下消化道大出血	2~3
腹膜炎	继发性腹膜炎、结核性腹膜炎、腹腔脓肿	1~2
腹外疝	斜疝、直疝、股疝	2~3
腹部损伤	脾、肝损伤的不同；总论	1~2

易错考点摘要

考点	考查角度
斜疝、直疝	一个鉴别表，7个鉴别点，必须搞清楚
脾、肝损伤的不同	看上去相似的临床表现，鉴别诊断经常出错
肝硬化、门静脉高压、肝性脑病	超级重点与难点，可考点极其多
消化性溃疡	从临床表现、诊断、药物治疗、手术治疗、术后十大并发症，充满了可考点

关于"听听老师怎么讲"，您需要知道——

亲爱的读者，在每篇前均附有高频知识点讲解二维码（听听老师怎么讲）。下载并安装"医学教育网"APP，扫描对应二维码，即可获赠知识点概述分析及知识点讲解视频（前10次试听免费），帮助夯实相关考点内容。如需更多视频课程，建议选购医学教育网辅导课程。

考点	考查角度
消化道大出血	鉴别诊断与处理
克罗恩病与溃结的鉴别	诊断与治疗的异同点

本篇学习方法或注意事项

　　消化系统是历年考试题量最多的单元(每年平均40分左右)，因此，不存在取舍问题，大纲要求的范围均为重点内容。"擒贼先擒王"，首先应该掌握的是以下10大点：

　　1. 食管癌、胃癌、结肠癌。

　　2. 消化性溃疡药物及手术治疗。

　　3. 消化性溃疡术后十大并发症。

　　4. 门脉高压分流术与断流术的优缺点。

　　5. 胆道系统疾病三联征、五联征。

　　6. 胰腺炎的诊断。

　　7. 上消化道出血的鉴别诊断。

　　8. 腹外疝。

　　9. 六大鉴别　B/A型胃炎、斜/直疝、克罗恩病/溃结、机械性/动力性肠梗阻、单纯/绞窄性肠梗阻、肝/脾破裂。

　　10. 直肠癌的术式选择，Dixon、Miles、Hartmann 术式。

Learning plan
学习时间规划表

第01天　第　章	第02天　第　章	第03天　第　章	第04天　第　章	第05天　第　章	第06天　第　章
听老师的课　□ 复习讲义　□ 做习题　□	听老师的课　□ 复习讲义　□ 做习题　□	听老师的课　□ 复习讲义　□ 做习题　□	听老师的课　□ 复习讲义　□ 做习题　□	听老师的课　□ 复习讲义　□ 做习题　□	听老师的课　□ 复习讲义　□ 做习题　□
第07天　第　章	第08天　第　章	第09天　第　章	第10天　第　章	第11天　第　章	第12天　第　章
听老师的课　□ 复习讲义　□ 做习题　□	听老师的课　□ 复习讲义　□ 做习题　□	听老师的课　□ 复习讲义　□ 做习题　□	听老师的课　□ 复习讲义　□ 做习题　□	听老师的课　□ 复习讲义　□ 做习题　□	听老师的课　□ 复习讲义　□ 做习题　□
第13天　第　章	第14天　第　章	第15天　第　章	第16天　第　章	第17天　第　章	第18天　第　章
听老师的课　□ 复习讲义　□ 做习题　□	听老师的课　□ 复习讲义　□ 做习题　□	听老师的课　□ 复习讲义　□ 做习题　□	听老师的课　□ 复习讲义　□ 做习题　□	听老师的课　□ 复习讲义　□ 做习题　□	听老师的课　□ 复习讲义　□ 做习题　□
第19天　第　章	第20天　第　章	第21天　第　章	第22天　第　章	第23天　第　章	第24天　第　章
听老师的课　□ 复习讲义　□ 做习题　□	听老师的课　□ 复习讲义　□ 做习题　□	听老师的课　□ 复习讲义　□ 做习题　□	听老师的课　□ 复习讲义　□ 做习题　□	听老师的课　□ 复习讲义　□ 做习题　□	听老师的课　□ 复习讲义　□ 做习题　□
第25天　第　章	第26天　第　章	第27天　第　章	第28天　第　章	第29天　第　章	第30天　第　章
听老师的课　□ 复习讲义　□ 做习题　□	听老师的课　□ 复习讲义　□ 做习题　□	听老师的课　□ 复习讲义　□ 做习题　□	听老师的课　□ 复习讲义　□ 做习题　□	听老师的课　□ 复习讲义　□ 做习题　□	听老师的课　□ 复习讲义　□ 做习题　□
第31天　第　章					
听老师的课　□ 复习讲义　□ 做习题　□					

注意：每天的学习建议按照"听课→做题→复习讲义"三部曲来进行；另：计划一旦制订，请各位同学严格执行。

第一章　食管、胃、十二指肠疾病

第一节　胃食管反流病（GERD）

GERD 是指胃、十二指肠内容物反流入食管引起的不适症状和（或）并发症的一组疾病。其最常见的症状为烧心、反流、胸痛等。也可引起食管外症状，如咽喉、呼吸道等邻近器官损害。根据有无食管黏膜损伤，分为非糜烂性胃食管反流病、反流性食管炎。

一、临床表现

1. 食管症状　典型的反酸、烧心症状，对诊断具有重要意义。

其他非典型症状：胸痛、嗳气、吞咽困难、上腹部疼痛、烧灼感。

2. 食管外症状　咽喉部和呼吸道症状——慢性咳嗽、声音嘶哑、哮喘、咽喉部疼痛或异物感、口腔溃疡及龋齿等。

3. 并发症

（1）消化道出血：可因食管黏膜破损累及血管而出现，多为小量、反复出血，可以导致贫血。较少出现大量出血。

（2）食管狭窄：多出现在食管远段，由于食管炎反复发作，纤维组织增生而导致。

二、诊断

表 1-1　胃食管反流病的诊断

反流症状	典型：烧心、反酸
质子泵抑制剂试验治疗	质子泵抑制剂（双剂量）治疗 1~2 周后，如反酸、烧心的症状明显改善则支持胃食管反流病的诊断
内镜	发现食管黏膜破损，并能排除其他原因引起的食管病变——确诊
24 小时食管 pH 监测	有典型症状而内镜或 X 线检查（−），如食管内有过度酸暴露，则诊断成立

[经典例题1]

确诊反流性食管炎主要依靠

A. 既往病史　　　　　　　　　　B. 内镜检查

C. 食管 X 线钡餐检查　　　　　　D. 药物试验治疗

E. 食管 pH 监测

[参考答案] 1. B

三、鉴别诊断

其他食管疾病、消化性溃疡；以胸痛为主者需要与心血管疾病相鉴别；其他导致胃食管反流的相关疾病，如硬皮病等自身免疫类疾病。

四、治疗

1. 一般治疗

①避免睡前 2 小时内进食，餐后不宜立即卧床；②减少引起腹压增高的因素；③尽量避免使用能降低 LES 压力的食物和药物；④超重特别是腰围过大的患者应减轻体重。

2. 药物治疗

反流性食管炎患者及中、重度症状患者，质子泵抑制剂的疗效优于 H_2 受体拮抗剂。

反流性食管炎患者 PPI 疗程 8 周。

非糜烂性胃食管反流病患者多采用递减策略，首先经采用双剂量质子泵抑制剂抑酸治疗控制症状后，逐渐减药或改用 H_2 受体拮抗剂。

3. 维持治疗

有持续用药和按需治疗两种方法。前者更适宜有并发症者，如食管溃疡、食管狭窄、Barrett 食管。目前多采用递减策略，以调整至患者无症状的最小剂量为适宜剂量。常用 H_2 受体拮抗剂和质子泵抑制剂。

4. 抗反流内镜或手术治疗　适用于不能耐受长期服药，以及持续存在反流引起的严重呼吸道疾病者。

5. 并发症的治疗

（1）食管狭窄：内镜下扩张治疗。

（2）Barrett 食管发生重度不典型增生或早期癌变：内镜或手术切除。

[经典例题 2]

治疗重症反流性食管炎效果最好的药物是

A. 奥美拉唑

B. 肾上腺皮质激素

C. 苯海拉明

D. 雷尼替丁

E. 异丙嗪

[参考答案] 2. A

第二节　食管癌

一、病理

1. 食管癌的大体分型

表 1-2　早期食管癌的肉眼分型

早期食管癌	细节考点
隐伏型（充血型）	最早期，多为原位癌
斑块型	最多见，癌细胞分化较好
糜烂型	癌细胞分化较差
乳头型	病变较晚，但癌细胞分化一般较好

表 1-3　中晚期食管癌的肉眼分型

中、晚期食管癌	细节考点
髓质型	切面呈灰白色，为均匀致密的实体肿块（补充 TANG——像脑髓一样，故名）。管壁明显增厚并向腔内外扩展，癌瘤的上下端边缘呈坡状隆起；多数累及食管周径的全部或绝大部分
蕈伞型	瘤体呈卵圆形、扁平肿块状，向腔内呈蘑菇样突起（补充 TANG——蕈——蘑菇的意思）。隆起的边缘与其周围的黏膜境界清楚，瘤体表面多有浅表溃疡，底部凹凸不平
溃疡型	瘤体表面呈深陷而边缘清楚的溃疡，深入肌层，阻塞程度较轻
缩窄性（硬化型）	瘤体形成明显的环行狭窄，累及食管全部周径，较早出现阻塞
腔内型	瘤体呈息肉样向食管管腔内突出，有蒂与食管壁相连，表面有糜烂、溃疡，可侵入肌层

2. 食管癌组织学类型　多为鳞状细胞癌。贲门部腺癌可向上延伸累及食管下段。

（1）鳞状细胞癌：最多见。分为高、中、低分化三级。

（2）腺癌：主要起源于食管下 1/3 的 Barrett 黏膜的腺管状分化的恶性上皮性肿瘤，偶尔起源于上段食管的异位胃黏膜，或黏膜和黏膜下腺体。

（3）小细胞癌：极为少见，来自神经内分泌细胞。

3. 癌前疾病　慢性食管炎、Barrett 食管炎、食管白斑、食管憩室、食管失弛缓症、反流性食管炎和食管良性狭窄。

癌前病变：指鳞状上皮不典型增生，包括轻度、中度和重度不典型增生。

4. 食管癌的分期采用 TNM 分期。早期食管癌：指局限于食管黏膜和黏膜下层的肿瘤，不伴淋巴结转移，包括：原位癌、黏膜内癌和黏膜下癌。

5. 扩散及转移

（1）直接扩散。

（2）淋巴转移：首先进入黏膜下淋巴管，通过肌层到达与肿瘤部位相应区域的淋巴结。

1）颈段癌：可转移至喉后、颈深和锁骨上淋巴结。

2）胸段癌：转移至食管旁淋巴结后，可向上转移至胸顶纵隔淋巴结，向下累及贲门周围的膈下及胃周淋巴结，或沿着气管、支气管至气管分叉淋巴结及肺门淋巴结。

3）中、下段癌：亦可向远处转移至锁骨上淋巴结、腹主动脉旁和腹腔淋巴结，均属晚期。

（3）血行转移：发生较晚，可以转移到肝、肺、骨、肾、肾上腺、脑。

6. 食管的解剖分段

（1）颈段：自食管入口至胸骨柄上缘的胸廓入口处。

（2）胸上段：自胸廓入口至气管分叉平面。

（3）胸中段：自气管分叉平面至贲门口全长的上 1/2。

（4）胸下段：自气管分叉平面至贲门口全长的下 1/2。通常将食管腹段包括在胸下段内。胸中段与胸下段食管的交界处接近肺下静脉平面。食管癌较多见于胸中段，下段次之，上段较少。

[经典例题 1]

食管癌最常好发于

A. 颈部食管　　　　　　　　　　　　　　B. 腹部食管

C. 胸部下段食管　　　　　　　　　　　　D. 胸部中段食管

E. 胸部上段食管

[参考答案] 1. D

二、临床表现

（一）典型症状：进行性吞咽困难。男多于女。

1. 早期　吞咽固体食物时的不适感觉。常不典型，易被忽略。

包括：哽噎感，胸骨后烧灼、针刺或牵拉摩擦样疼痛。食物通过缓慢，并有停滞感或异物感。常在吞咽流体食物后缓解、消失。

2. 中晚期

（1）典型症状：进行性咽下困难。

（2）其他症状。

表 1-4　晚期食管癌的其他症状（TANG 总结）

晚期食管癌伴随症状	原因
持续胸痛或背痛	癌已侵犯食管旁组织
声音嘶哑	侵犯喉返神经
Horner 综合征	压迫颈交感神经节引起

晚期食管癌伴随症状	原因
吞咽水或食物时剧烈呛咳，并发生呼吸系统感染	侵入气管、支气管，形成食管气管或食管支气管瘘
呛咳	因食管严重梗阻致黏液样物(咽下的唾液及食管的分泌物)反流入呼吸道而引起。当癌肿梗阻所引起的炎症水肿暂时消退，或部分癌肿脱落后，梗阻症状可暂时减轻，常被误认为好转
黄疸、腹水	肝转移
昏迷	脑转移
恶病质：逐渐消瘦、脱水、无力	

(二)体格检查

1. 早期　可无明显阳性体征。

2. 中晚期　应特别注意远处转移体征：锁骨上有无肿大淋巴结、肝有无肿块和有无腹水、胸水等。

三、诊断

表 1-5　食管癌诊断手段(核心考点，TANG)

食管癌诊断手段		其他细节
上消化道内镜	首选对于食管癌的定性、定位诊断和手术方案的选择有重要的作用。对于临床已有症状或怀疑有早期病变又未能明确诊断的患者，应该选择上消化道内镜检查。在直视下钳取多块组织做病理组织学检查	还可同时做染色检查，即将 2% 甲苯胺蓝或 3% Lugol 碘溶液喷布于食管黏膜上，前者将使肿瘤组织蓝染而正常上皮不染色；后者将使正常食管鳞状上皮染成棕黑色而肿瘤组织呈碘本身的黄色。然后进行指示性活检，这是提高早期食管癌检出率的关键。提高食管癌的发现率，是降低食管癌死亡率的重要手段
食管 X 线钡剂双重对比造影检查	不宜进行内镜检查时可选用	早期：①食管黏膜皱襞紊乱、粗糙或有中断现象；②局限性管壁僵硬，蠕动中断，钡剂滞留；③小的充盈缺损；④小龛影。 中、晚期：明显的不规则狭窄和充盈缺损，管壁僵硬。狭窄上方食管扩张
CT	主要用于食管癌临床分期、确定治疗方案和治疗后随访，尤其是增强 CT，可以清楚显示食管与邻近器官的关系，对食管造影提示有外侵可能者应进行胸部 CT 检查。如果食管壁局部厚度超过 5mm，与周围组织界限模糊，提示食管有外侵。CT 还有助于确定放射治疗靶区，便于制订治疗计划	
超声内镜检查(EUS)	判断食管癌的浸润层次、向外扩展深度以及有无周围淋巴结或邻近脏器转移等，对肿瘤分期、制订治疗方案、评估外科手术切除可能性以及判断预后有很大帮助	
食管脱落细胞检查	【补充 TANG】简便易行的普查筛选诊断方法。 在食管癌高发区进行此项普查可发现早期患者，早期病变阳性率可达 90%~95%，治疗效果佳。 具体方法：吞入双腔塑料带网气囊食管细胞采集器，充气后缓慢拉出带网气囊，取网内附着物做脱落细胞检查	

注：对隐伏型等早期食管癌无明确食管造影阳性征者应进行食管镜检查。

[经典例题 2]

食管癌早期的典型 X 线表现是

A. 黏膜呈局限性管壁僵硬　　　　　　　B. 长的不规则线状狭窄

C. 贲门部呈光滑鸟嘴状狭窄　　　　　　D. 食管黏膜呈珠状改变

E. 外压狭窄，黏膜光滑完整

[参考答案] 2.A

四、鉴别诊断

早期食管癌(无典型症状)：需要与反流性食管炎、食管憩室和食管静脉曲张相鉴别。

中晚期食管癌(出现咽下困难)：需要与食管良性肿瘤、贲门失弛缓症相鉴别。

1. 食管憩室　是指食管壁的一层或全层局限性膨出，形成与食管腔相通的囊袋。临床上早期常无症状。若发生炎症水肿时，可有咽下哽噎感或胸骨后、背部疼痛感。当憩室增大，可在吞咽时有咕噜声。若憩室内有食物潴留，可引起颈部压迫感。淤积的食物分解腐败后可发生恶臭味，并致黏膜炎症水肿，引起咽下困难或食物反流。

查体：颈部可扪及质软肿块，压迫时有咕噜声。巨大憩室可压迫喉返神经而出现声音嘶哑。如反流食物吸入肺内，可并发肺部感染。

诊断：主要依靠食管 X 线钡剂造影检查，有时需做食管镜检查排除癌变。

2. 贲门失弛缓症　是指吞咽时食管体部无蠕动，贲门括约肌松弛不良。多见于 20～50 岁，女性稍多。病因未明，发作常与精神因素有关，病程较长，症状时轻时重。

主要症状：咽下困难、胸骨后沉重感或阻塞感。热食较冷食易于通过，有时咽固体食物因可形成一定压力，反而可以通过。初为间歇发作，随着疾病进展，以后呈持续性进食困难。食管扩大明显时，可容纳大量液体及食物。在夜间可发生气管误吸，并发肺炎。

诊断：依靠食管吞钡造影，典型特征：食管蠕动消失，食管下端及贲门部呈漏斗状或鸟嘴状，边缘整齐光滑，上端食管明显扩张，可有液面，钡剂不能通过贲门。吸入亚硝酸异戊酯或口服、舌下含服硝酸异山梨酯可以使贲门弛缓，受阻钡剂通过。纤维食管镜检查亦可以确诊，并可以排除癌肿。

3. 食管良性肿瘤　较少见。最常见（3/4）的是食管平滑肌瘤。其他还有血管瘤等。

（1）临床表现：肿瘤较大可以堵塞食管腔，出现咽下困难、呕吐和消瘦等症状。部分可有吸入性肺炎、胸骨后压迫感或疼痛感。血管瘤患者可发生出血。

（2）诊断：不论有无症状，均需进行 X 线检查和内镜检查。食管平滑肌瘤因发生于肌层，故黏膜完整，食管 X 线钡剂造影检查可出现"半月状"压迹或"涂抹征"。食管镜检查可见肿瘤表面黏膜光滑、正常。这时，切勿进行食管黏膜活检致使黏膜破坏。

五、治疗综合治疗　手术、放射治疗和化学治疗

1. 手术　目前常规手术方法：经胸食管癌切除术。

最常替代食管的器官是胃，其他有结肠和空肠。食管癌完全性切除手术应常规行区域淋巴结切除，最少切除 11 个淋巴结以进行准确的分期。术后严重并发症包括：吻合口瘘、急性脓胸、吻合口狭窄等。

早期食管癌范围较小，仅有黏膜层浸润者，可经内镜切除，根据术后病理评估决定是否需要补充外科手术。

2. 放疗　增加手术切除率，提高远期生存率。

3. 化疗　提高疗效，缓解症状，延长存活期。

六、预防

避免高危因素：如吸烟和重度饮酒、防霉、去除亚硝胺、改变不良饮食生活习惯和改善营养卫生。高发区高危人群——进行食管癌筛查可早期发现食管癌，提高生存率。

第三节　急性胃炎

胃炎是胃黏膜对胃内各种刺激因素的炎症反应，显微镜下表现为组织学炎症。

一、病因和发病机制

1. 病因　感染、药物、应激、乙醇、变质、粗糙和刺激性食物、腐蚀性物质、十二指肠液反流至胃内、缺血、放射、机械创伤。

（1）药物：非甾体抗炎药、某些抗肿瘤药、口服氯化钾或铁剂等，直接损伤胃黏膜上皮层，或通过抑制环氧合酶而抑制生理性前列腺素的产生，后者在维护黏膜屏障完整方面起重要作用。

（2）严重创伤、大手术、大面积烧伤（Curling 溃疡）、颅内病变（Cushing 溃疡）或多器官功能衰竭等引

起胃黏膜屏障受损。

（3）乙醇等直接破坏黏膜屏障。

（4）十二指肠液反流至胃腔，胆汁和胰液中的胆盐、磷脂酶 A 和其他胰酶破坏胃黏膜屏障。

（5）急性感染引起。

2. 发病机制　损伤因子与防御因子间的平衡遭破坏，有害因素削弱了胃黏膜防御机制的某些成分。

二、临床表现

表1-6　三种急性胃炎的特点（TANG）

药物和应激导致的胃炎	腹部症状轻微（如上腹不适或隐痛）或无症状，或症状被原发病掩盖。内镜下：急性糜烂出血，严重者发生急性溃疡并大量出血，主要表现为呕血或黑便，出血量大时可引起低血压、休克、贫血
急性胃肠炎（急性感染或食物中毒，合并肠炎）	上腹痛、恶心、呕吐和食欲不振伴腹泻（部分患者可无腹泻），可出现脱水，甚至低血压
腐蚀性胃炎	由于吞服强酸、强碱及其他腐蚀剂所导致的黏膜损伤。上腹剧痛、频繁呕吐、寒战、高热

三、诊断

根据病因（或诱因）、临床表现，可作出临床诊断。

确诊：急诊胃镜检查，一般应在出血后 24～48 小时内进行，腐蚀性胃炎急性期，禁忌行胃镜检查。胃镜表现：弥漫分布的充血、水肿、多发性糜烂、出血灶和浅表溃疡。黏膜活检病理学特征：胃黏膜固有层可见以中性粒细胞为主的炎细胞浸润。恢复期可见瘢痕形成和胃变形。

［经典例题 1］

急性糜烂性胃炎确诊应依据

A. 胃液分析
B. 上消化道出血的临床表现
C. X 线胃肠钡餐检查
D. 急诊胃镜检查
E. 腹部 B 超检查

［参考答案］1. D

四、治疗

1. 对症治疗（解痉止痛药缓解疼痛）、去除病因（避免服用对胃黏膜有刺激性的药物，若为细菌感染所致，应给予抗感染治疗）。

2. 抑酸剂　常规给予 H_2 受体拮抗剂或质子泵抑制剂。

3. 具有黏膜保护作用的药物。

4. 合理饮食，避免进食对胃黏膜有刺激性的食物。

5. 出血明显者　补充血容量、纠正休克。可采用冰生理盐水 100～200ml 加去甲肾上腺素 8～16mg 口服或经胃镜止血治疗。详见后续"消化道大出血"章节。

第四节　慢性胃炎

分成：浅表性（又称非萎缩性）、萎缩性和特殊类型三大类。考试重点要求慢性萎缩性胃炎。

一、核心考点

表 1-7　慢性萎缩性胃炎 B/A 型胃炎的鉴别（TANG 总结）

	B 型	A 型
又名	多灶萎缩性胃炎	自身免疫性胃炎
主要病因	幽门螺杆菌（HP）	自身免疫
常见部位	多灶性分布，以胃窦为主	胃体部
主要表现	症状轻或者无症状，可表现为上腹痛或不适、上腹胀、早饱、嗳气、恶心等消化不良症状；症状的有无及严重程度与内镜所见并无相关性	自身抗体攻击壁细胞，使壁细胞总数减少，导致—— 1）胃酸分泌减少或丧失； 2）内因子（由壁细胞分泌）丧失，引起维生素 B_{12} 吸收不良而导致恶性贫血，可伴有舌炎，及其他维生素 B_{12} 缺乏的症状
辅助检查	HP 检测：详见消化性溃疡章节	血壁细胞抗体（+），伴恶性贫血者还可查到内因子抗体
胃酸水平（TANG 补充）	正常或偏低	显著降低
血清促胃液素水平（TANG 补充）	改变不明显	显著增高

[经典例题 1]

男性，28 岁。反复上腹部疼痛 5 年，伴反酸嗳气，最具诊断意义的检查项目是

A. 胃镜　　　　　　　　　　　　B. 消化道钡餐

C. 胃液分析　　　　　　　　　　D. 大便隐血试验

E. 腹部 B 超

[参考答案] 1. A

二、其他考点

（一）治疗

1. 根除幽门螺杆菌，适用于下列 HP 感染的慢性胃炎（B 型）患者：

（1）有明显异常的慢性胃炎（胃黏膜有糜烂、中至重度萎缩及肠化生、异型增生）。

（2）有胃癌家族史。

（3）伴糜烂性十二指肠炎。

（4）消化不良症状经常规治疗疗效差者。

目前由于幽门螺杆菌耐药问题，建议采用 PPI、铋剂联合两种抗生素的四联疗法。对耐药率高的抗生素可换用其他抗菌药物。

表 1-8　根除幽门螺杆菌的常用四联治疗方案

质子泵抑制剂加胶体铋	抗菌药物（选择两种）
PPI（如奥美拉唑 40mg/d）	克拉霉素 1000mg/d
枸橼酸铋钾 480mg/d	阿莫西林 2000mg/d
	甲硝唑 800mg/d

注：上述剂量分 2 次服，疗程 7 天、10 天或两周（研究报道显示长疗程的疗效优于短疗程）

2. 对症治疗

（1）上腹痛、反酸、胃黏膜有糜烂时可用抗酸或抑酸制剂。

（2）上腹胀满、胃排空差或有反流时可用促动力剂，如多潘立酮等。

（3）缺铁性贫血者补充铁剂。恶性贫血者（A 型）终身注射维生素 B_{12}。

3. 胃黏膜保护药、中药。

4. 一般治疗 戒除烟酒、避免服用对胃有刺激性的食物及药物。

（二）诊断

胃镜及黏膜活组织检查最可靠的诊断方法。幽门螺杆菌检测有助于病因诊断。自身免疫性胃炎者应检测血清抗壁细胞抗体及促胃液素。

表 1-9 两种慢性胃炎的胃镜表现（TANG）

慢性浅表性胃炎	红斑（点、片状或条状）、黏膜粗糙不平、出血点/斑
慢性萎缩性胃炎	黏膜呈颗粒状、黏膜血管显露（常考）、色泽灰暗、皱襞变小

注：内镜下两种胃炎皆可伴有糜烂。结合胃黏膜病理学检查可确诊。

第五节　消化性溃疡

一、概述

消化性溃疡（PU）指发生在胃和十二指肠的慢性溃疡，即胃溃疡（GU）和十二指肠溃疡（DU），因溃疡形成与胃酸/胃蛋白酶的消化作用有关而得名。

二、病因和发病机制

1. 胃酸和胃蛋白酶分泌异常——【补充 TANG】"无酸无溃疡"。

（1）迷走神经张力和兴奋性亢奋。

（2）壁细胞和主细胞数量增多，同时对促胃液素、组胺、迷走神经刺激的敏感性增强。

（3）胃黏膜内生长抑素和前列腺素量活性下降，导致胃黏膜保护功能降低。

2. 幽门螺杆菌（HP）感染——【补充 TANG】曾获诺贝尔奖。

幽门螺杆菌（HP）感染与消化性溃疡的发生密切相关。十二指肠溃疡患者 95% 以上 HP 阳性，胃溃疡患者 80% HP 阳性。另外，HP 阳性者 1/6 发展为溃疡。

3. 胃黏膜的保护功能降低 长期服用非甾体抗炎药（NSAIDs）如阿司匹林，及长期饮酒，会破坏胃黏膜保护屏障。

4. 其他 吸烟、遗传、应激、胃十二指肠运动异常等。

三、病理

胃镜下所见典型的胃溃疡多见于胃角和胃窦小弯，活动期消化性溃疡一般为单个，也可多个，呈圆形或卵圆形。大多数活动性溃疡直径<10mm，边缘光整，底部由肉芽组织构成，覆以灰黄色渗出物，周围黏膜常有炎症水肿。显微镜下，溃疡所致的黏膜缺损超过黏膜肌层。溃疡深者可累及胃壁肌层甚至浆膜层，累及血管时可导致出血，侵及浆膜层时引起穿孔。愈合期溃疡，可见瘢痕。十二指肠球部溃疡的形态与胃溃疡相似。多发生在球部，以紧邻幽门环的前壁或后壁多见，十二指肠球部可因反复发生溃疡。瘢痕收缩而形成假性憩室。显微镜下，溃疡所致的黏膜缺损超过黏膜肌层。

四、临床表现

主要症状：上腹痛，典型的消化性溃疡腹痛有如下特点：

1. 慢性 病史可达数年至数十年。

2. 周期性 发作与自发缓解相交替。常有季节性，多在秋冬或冬春之交发病，可因精神情绪不良或过劳而诱发。

3. 节律性 发作时上腹痛呈节律性。

（1）饥饿痛：DU 表现为疼痛在两餐之间发生，持续至下餐进食后缓解，部分患者（DU 较多见）疼痛还会在午夜发生（夜间痛）。

（2）餐后痛：GU 表现为餐后约 1 小时发生，经 1~2 小时后逐渐缓解，至下餐进食后再重复上述节律。

上腹痛常可在服用抗酸药后缓解。

4. 疼痛部位　多位于上腹部或偏右，溃疡活动时上腹部可有局限性压痛，缓解期无明显体征。

5. 不典型患者的表现　少部分患者无上述典型疼痛，而仅为无规律性的上腹隐痛或不适。部分患者可症状轻或无症状，而以出血、穿孔等并发症为首发症状。

具或不具典型疼痛者均可伴有反酸、嗳气、上腹胀、恶心、呕吐等症状。

五、并发症

1. 出血　消化性溃疡最常见的并发症，也是上消化道大出血最常见的病因。由于溃疡侵蚀血管引起。

2. 穿孔　溃疡穿透浆膜层则并发穿孔。

表 1-10　消化性溃疡导致穿孔的分型及表现

类型	见于	导致的临床表现
急性穿孔(常见)	溃疡常位于十二指肠前壁或胃前壁	急性弥漫性腹膜炎(胃肠内容物进入腹腔引起)
慢性穿孔(穿透性溃疡)	十二指肠或胃后壁的溃疡深至浆膜层时已与邻近的组织或器官发生粘连，穿孔时胃肠内容物不流入腹腔	腹痛规律改变，变得顽固而持续，疼痛常放射至背部
形成瘘管	溃疡穿破入空腔器官	

3. 幽门梗阻　主要是由 DU 或幽门管溃疡引起。

胃内容物排空受阻，表现为上腹胀满不适，疼痛于餐后加重，并有恶心、呕吐，大量呕吐后症状可以缓解，呕吐物含发酵的酸性宿食。严重呕吐可致失水和低氯低钾性碱中毒。可出现胃型及胃蠕动波，清晨空腹时检查胃内有振水音。常发生营养不良和体重减轻。分为：

(1)暂时性梗阻(溃疡急性发作时，因炎症水肿和幽门部痉挛而引起)：可随炎症的好转而缓解。

(2)慢性梗阻：由于瘢痕收缩而呈持久性。

4. 癌变　少数 GU 可发生癌变，癌变发生于溃疡边缘。一般见于有长期慢性 GU 病史、年龄 45 岁以上、溃疡顽固不愈的患者。

[经典例题 1]

消化性溃疡并幽门梗阻时最典型的临床表现是

A. 呕吐物有粪味　　　　　　　　　B. 呕吐大量宿食
C. 呕吐大量胆汁　　　　　　　　　D. 餐后上腹饱满
E. 进脂餐后腹痛
[参考答案] 1. B

六、辅助检查

1. 胃镜及胃黏膜活组织检查　确诊首选。

内镜下：溃疡边缘光整，底部覆有灰黄色或灰白色渗出物，周围黏膜可有充血、水肿，愈合期可见再生上皮及皱襞向溃疡集中。分为三个病期：活动期(A)、愈合期(H)和瘢痕期(S)。

2. X 线钡剂造影检查　适用于胃镜检查有禁忌或不接受胃镜检查者。

溃疡的 X 线征象有两种：

(1)直接征象：龛影，有确诊价值。

(2)间接征象：局部压痛、十二指肠球部激惹和球部变形、胃大弯侧痉挛性切迹，仅提示可能有溃疡。

3. HP 检测。

表 1-11 消化性溃疡的 HP 检测

		阳性意义	特点
侵入性	胃黏膜组织染色	HP 现症感染	阳性率高，结果准确
	快速尿素酶试验	阳性为现症感染	简单，与胃黏膜组织染色结合，可提高诊断准确率
	HP 培养		技术要求高，主要用于科研或药物敏感性判断
非侵入性	^{13}C 或 ^{14}C 尿素呼气试验	HP 现症感染	阳性率高，结果准确
	粪便 HP 抗原检测		准确性与呼气试验相近
	血清抗 HP 抗体测定	受试者感染了 HP，但不表示目前仍有 HP 存在	间接检查

注意假阴性的可能——若患者近期应用了杀灭 HP 的药物如：抗生素、PPI、铋剂等，会使除血清学之外的其他检查呈假阴性结果。

4. 胃液分析和血清促胃液素测定　仅在疑有促胃泌素瘤时做鉴别诊断之用。

[经典例题 2]

证实幽门螺杆菌现症感染的检查方法中不包括

A. 血清幽门螺杆菌抗体检测

B. ^{13}C 尿素呼气试验

C. 胃黏膜活检幽门螺杆菌培养

D. 胃黏膜活检快速尿素酶试验

E. 粪便幽门螺杆菌抗原检测

[参考答案] 2. A

七、诊断和鉴别诊断

1. 慢性病程、周期性发作的节律性上腹疼痛是诊断消化性溃疡的重要线索。确诊为胃镜检查。X 线钡餐检查发现龛影亦有确诊价值。

2. 鉴别诊断

主要是与胃癌相鉴别。恶性溃疡（胃癌）的内镜特点：①溃疡不规则，较大；②底凹凸不平、苔污秽；③边缘呈结节状隆起；④周围皱襞中断；⑤胃壁僵硬、蠕动减弱。活检可确诊。

对疑诊胃癌但活检阴性者，必须在短期内复查胃镜再次活检。对初诊为胃溃疡者，须治疗后复查胃镜并重复活检。

八、非手术治疗

药物治疗已经取得了良好的疗效，是目前最主要的治疗。治疗目的：消除病因、缓解症状、愈合溃疡、防止复发和防治并发症。

1. 一般治疗　避免过劳和精神紧张。调整饮食，戒烟、酒。尽可能停用 NSAID。

2. 药物治疗

（1）针对病因的治疗：根除幽门螺杆菌——彻底治愈溃疡病的关键。

根除幽门螺杆菌不但可促进溃疡愈合，而且可预防溃疡复发，从而彻底治愈溃疡。因此，无论初发或复发、活动或静止、有无并发症，均应予以根除幽门螺杆菌治疗。

（2）缓解症状和促进溃疡愈合作用的药物，分为抑制胃酸分泌和保护胃黏膜两大类。

表 1-12　消化性溃疡药物治疗总表(TANG 小结)

针对病因	根除幽门螺杆菌	四联(铋、XX 拉唑+两种抗生素)	
缓解症状和促进溃疡愈合	抑制胃酸:溃疡的愈合与抑酸治疗的强度和时间成正比。PPI 总疗程:DU4 周;GU6~8 周	PPIs——XX 拉唑	作用于壁细胞胃酸分泌终末步骤中的关键酶 H^+-K^+-ATP 酶,使其不可逆失活,因此抑酸作用比 H_2RA 更强且作用持久
		H_2RAs——XX 替丁(补充 TANG:更适用于夜间胃酸水平较高者)	
		碱性抗酸药:如氢氧化铝	中和胃酸,迅速缓解疼痛症状。但溃疡愈合疗效低,故多作为活动性溃疡的辅助治疗
	保护胃黏膜	铋制剂	除具类似铝制剂(下述)的作用机制外,还有抑制幽门螺杆菌作用。不良反应:短期服用可导致舌苔和粪便发黑,长期服用可能导致铋在体内过量积蓄,故不宜长期服用(DU 4~6 周;GU 6~8 周)
		铝制剂	抗溃疡机制:其黏附覆盖在溃疡面上,阻止胃酸/胃蛋白酶侵蚀溃疡面;促进内源性前列腺素合成;刺激表皮生长因子分泌;全身不良反应少,便秘常见
		米索前列醇	抑制胃酸分泌、增加胃十二指肠黏膜的黏液和碳酸氢盐分泌和增加黏膜血流;常见不良反应:腹泻。孕妇忌服(引起子宫收缩)

[经典例题 3]

男性,45 岁。反复上腹痛 3 个月。胃镜检查见十二指肠球部溃疡。快速尿素酶试验阳性。最佳的治疗方案是

A. 质子泵抑制剂+铋制剂+两种抗生素

B. 胃黏膜保护剂+H_2受体拮抗剂

C. H_2受体拮抗剂+两种抗生素

D. 质子泵抑制剂+胃黏膜保护剂

E. 质子泵抑制剂+三种抗生素

[参考答案] 3. A

九、外科治疗

主要针对并发症,如急性胃十二指肠溃疡穿孔,以穿孔缝合术为主,术后仍需要正规的抗溃疡药物治疗。

部分——胃大部切除术;迷走神经切断术已基本不用。

十、手术适应证、主要手术方法及术后并发症

1. 主要手术方法

(1)穿孔缝合术:适用于胃、十二指肠溃疡急性穿孔。注意:①在溃疡穿孔处一侧沿胃或十二指肠纵轴进针,贯穿全层,从穿孔处另一侧出针;②防止缝到对面胃壁;③穿孔处胃壁水肿明显,打结时要松紧适度,以免缝线切割组织,缝合结扎后可将大网膜游离部分覆盖于修补部位,并再次结扎缝线;④对怀疑恶变者,应在穿孔处取组织做病理检查。

（2）胃大部切除术：主要适用于胃十二指肠溃疡保守治疗无效，或合并穿孔、出血、癌变、幽门梗阻者。切除范围：胃远端 2/3～3/4 并包括幽门、近胃侧部分十二指肠球部。重建胃肠连续性，可选择毕（Billroth）Ⅰ式、毕Ⅱ式和胃空肠 Roux-en-Y 式式。

毕Ⅰ式：胃与十二指肠吻合，比较符合原来的生理状况，要注意吻合口不得有张力。

毕Ⅱ式：十二指肠断端缝闭，胃和空肠吻合，吻合口径一般为 3～4cm，过大易发生倾倒综合征，过小影响胃排空。

2. 胃大部切除术后并发症（核心重要考点 TANG——10 = 早期 5 + 远期 5）

表 1-13 胃大部切除术后并发症大总结（TANG）

胃大部切除术后并发症		病因及表现		处理
术后早期并发症	术后出血	包括胃肠道腔内出血和腹腔内出血。前者可先通过内镜下处理，如无缓解，应再次手术。①术后 24 小时内，多系术中止血不确切；②术后 4～6 天，多由于吻合口黏膜坏死而出血；③术后 10～20 天，多由缝线处感染、腐蚀血管所致		绝大多数采用非手术疗法即可止血；保守疗法无效的大出血需再次手术止血
	十二指肠残端破裂	表现类似溃疡急性穿孔		立即手术
	术后肠胃壁缺血坏死、胃肠吻合口破裂或漏	术后 5～7 天，突然有局限性腹膜刺激征表现，或者腹部 X 线平片在膈下可见游离气体，则可明确诊断		立即禁食、胃肠减压、严密观察，一旦发生坏死穿孔，出现腹膜炎体征，应立即手术
	术后梗阻	输入段梗阻	急性完全性输入段梗阻，属急性闭袢性梗阻，可发生肠段坏死穿孔，表现：上腹部剧烈疼痛，呕吐物不含胆汁	手术
			慢性不完全性输入段梗阻	症状长期不能自行缓解时，可手术
		吻合口梗阻	多因吻合口过小、水肿或内翻过多所致	首先行胃肠减压，消除水肿，通常可缓解，若上述治疗失败，需再次手术
		输出段梗阻	上腹部饱胀，呕吐物含胆汁，X 线钡餐确诊	如不能自行缓解，应立即手术
	术后胃瘫	胃排空障碍为主的综合征，表现在开始进流质或半流质时，出现恶心、呕吐，呕吐物多呈绿色，易出现水、电解质、酸碱紊乱和营养障碍		早期处理：置胃管减压和静脉补液，静脉滴注甲氧氯普胺和红霉素，原则上不宜再手术治疗。恢复时间较长

胃大部切除术后并发症		病因及表现	处理
术后远期并发症	倾倒综合征：胃大部切除术后失去了幽门的节制功能，导致胃内容物排空过快，多见于毕Ⅱ式术后	早期倾倒综合征：由于高渗性食物过快进入空肠导致肠道内大量分泌细胞分泌血管活性物质，将大量细胞外液吸入到肠腔，使循环血容量骤减所致，表现为心悸、恶心、呕吐、乏力、出冷汗、面色苍白、腹泻等	少食多餐，避免过甜高渗食品，可以用生长抑素治疗，手术宜慎重
		晚期倾倒综合征：进食后2~4小时食物大量进入肠道，致胰岛素分泌增多而发生反应性低血糖	饮食调整，减缓碳水化合物吸收，必要时可应用生长抑素
	碱性反流性胃炎	三联征：胸骨后或上腹部烧灼痛、胆汁性呕吐、体重减轻。系由碱性肠液反流至残胃导致黏膜充血、水肿、糜烂所致	综合治疗：保护胃黏膜、调节胃动力
	吻合口溃疡	常于术后2年内发病，症状与原来溃疡相似，疼痛更剧，易出血	先进行溃疡的正规非手术治疗
	残胃癌	因良性病变施行胃大部切除术至少5年后发生在残胃的原发性癌。最常发生于手术后10年以上	再次手术做根治切除
	营养性并发症	营养不足，体重减轻	调节饮食，少食多餐，选择高蛋白、低脂肪食谱，补充维生素
		贫血	胃酸不足可致缺铁性贫血，可给予铁剂治疗；内因子缺乏可致巨幼红细胞性贫血，可给予维生素 B_{12}、叶酸等治疗，严重者可给予输血
		腹泻与脂肪泻：粪便中排出的脂肪超过摄入的7%称为脂肪泻	进少渣易消化高蛋白饮食，应用考来烯胺(消胆胺)和抗生素
		骨病：多发生于术后5~10年，女性多见	补充钙和维生素D

[经典例题4]

男性，65岁。因胃溃疡并发多次上消化道大出血，行胃大部切除术。

(1)该患者术后可能出现的营养性并发症不包括

A. 体重减轻   B. 溶血性贫血

C. 腹泻   D. 脂肪泻

E. 骨病

(2)该患者术后4天出现黑便，最可能的原因是

A. 小弯侧关闭止血不确切   B. 吻合口出血

C. 术后胃内残余血   D. 应激性溃疡

E. 吻合口部分黏膜坏死脱落

(3)术后9天，已进流质饮食，突然出现呕吐，禁食后症状好转。钡餐检查见输出段有较长狭窄，形似漏斗。该患者可选择的治疗措施不包括

A. 补液   B. 胃肠减压

C. 应用甲氧氯普胺   D. 肌内注射新斯的明

E. 即刻手术

[参考答案] 4.B、E、E

第六节　胃　癌

一、病因

1. 地域环境及饮食生活因素　盐腌食品（亚硝酸盐、真菌毒素、多环芳烃化合物）；缺乏新鲜蔬菜与水果。吸烟者的胃癌发病危险较不吸烟者高 50%。

2. 幽门螺杆菌感染　引发胃癌的主要因素之一。

3. 癌前病变　易发生胃癌的胃疾病包括胃息肉、慢性萎缩性胃炎、胃部分切除术后的残胃及 Ménétrier 病。胃腺瘤直径超过 2cm 时癌变机会加大。胃黏膜上皮的异型增生属于癌前病变。

4. 遗传和基因。

二、病理

1. 肉眼分型

表 1-14　胃癌的肉眼分型（TANG 小结）

早期胃癌：仅限于黏膜或黏膜下层者，不论病灶大小或有无淋巴结转移。病理呈高级别上皮内瘤变或腺癌	Ⅰ型（隆起型）	癌灶突向胃腔
	Ⅱ型（浅表型或平坦型）	癌灶比较平坦没有明显的隆起与凹陷。Ⅱa：浅表隆起型；Ⅱb：浅表平坦型；Ⅱc：浅表凹陷型
	Ⅲ型（凹陷型）	较深的溃疡
进展期胃癌：①中期——癌组织超出黏膜下层侵入胃壁肌层；②晚期——达浆膜下层或超出浆膜向外浸润至邻近脏器或有转移	Borrmann Ⅰ型（结节型）	为突入胃腔生长的息肉型或结节型癌肿
	Borrmann Ⅱ型（溃疡局限型）	癌肿呈溃疡型生长，边界隆起呈围堤状，周围浸润不明显
	Borrmann Ⅲ型（溃疡浸润型）	癌肿中央呈溃疡型生长，并向周围浸润，边界欠清
	Borrmann Ⅳ型（弥漫浸润型）	癌肿沿胃壁各层弥漫性浸润生长，累及广泛，使整个胃僵硬呈皮革状，又称皮革胃，几乎都是低分化腺癌或印戒细胞癌引起，恶性度极高

小胃癌：直径 10mm 以下；微小胃癌：直径在 5mm 以下。

一点癌：胃镜黏膜组织活检中查见癌，但手术切除后的胃标本未见癌。

2. 组织学分型（世界卫生组织 1979 年提出的国际分类法）

（1）普通型：①乳头状腺癌；②管状腺癌；③低分化腺癌；④黏液腺癌；⑤印戒细胞癌。

（2）特殊类型：①腺鳞癌；②鳞状细胞癌；③类癌；④未分化癌。

3. 胃癌的扩散与转移

（1）直接浸润：贲门胃底癌易侵及食管下段，胃窦癌可向十二指肠浸润。胃癌突破浆膜后，易扩散至网膜、结肠、肝、脾、胰腺等邻近器官。当癌组织浸润胰腺后，可能刺激腹腔神经丛引起腰背部疼痛。当胃癌组织侵及黏膜下层后，可沿组织间隙与淋巴网蔓延，扩展距离可达癌灶外 6cm，向十二指肠浸润常在幽门下 3cm 以内。

（2）淋巴结转移：主要转移途径。进展期胃癌的淋巴结转移率高达 70% 左右，早期胃癌也可有淋巴转移。终末期胃癌可经胸导管向左锁骨上淋巴结转移，或经肝圆韧带转移至脐部。

（3）血行转移：晚期，以肝脏转移为多，其他常见转移的器官肺、胰、骨骼等。癌细胞进入门静脉或体循环向身体其他部位扩散。

（4）腹膜种植转移：胃癌组织浸润至浆膜外，癌细胞脱落并种植在腹膜和脏器浆膜上，形成转移结节。女性患者胃癌可形成卵巢转移性肿瘤，称 Krukenberg 瘤。直肠前凹的转移癌，直肠指诊可以发现。癌细胞腹膜广泛播散时，可出现大量癌性腹水。

三、临床表现与诊断

1. 临床表现

(1) 早期胃癌：多数无明显症状，无特异性。

(2) 进展期胃癌：最常见为疼痛与体重减轻。上消化道症状较明确，如上腹不适、进食后饱胀，随着病情进展上腹疼痛加重，食欲下降、乏力、消瘦，恶心、呕吐。

肿瘤部位不同，有特殊表现：

①幽门附近的胃癌：有幽门梗阻的表现；

②贲门胃底癌：可有胸骨后疼痛和进行性吞咽困难；

③肿瘤破坏血管：可有消化道出血症状（呕血、黑便等）；

④腹部持续疼痛：提示肿瘤扩展超出胃壁。

(3) 胃癌扩散的症状和体征：锁骨上淋巴结肿大、腹水、黄疸、腹部包块、直肠前凹扪及肿块等。晚期可出现贫血、消瘦、营养不良甚至恶病质。

2. 诊断

(1) X 线钡剂造影检查：适用于不能接受内镜检查者。

(2) 胃镜检查：诊断胃癌最有效的方法。

(3) 腹部 B 超：观察胃的邻近脏器受浸润及转移情况。

(4) 螺旋 CT 与正电子发射成像（PET）检查：有助于胃癌的诊断和术前临床分期；PET 可以判断淋巴结与远处转移病灶情况。

X 线钡餐检查、纤维胃镜检查和胃液细胞学检查是三项关键性手段，三者联合应用可使早期诊断率提高到 98%。

[经典例题 1]

老年男性，出现间断上腹痛 20 余年，2 个月来加重伴饱胀，体重下降 8kg，Hb 90g/L。最可能的诊断是

A. 慢性肝炎　　　　　　　　　　　B. 胃癌

C. 慢性胆囊炎　　　　　　　　　　D. 胰腺炎

E. 功能性消化不良

[参考答案] 1. B

四、治疗与预防

1. 外科手术　治疗胃癌的主要方法，也是目前治愈的唯一方法，主要行根治性手术。

(1) 胃癌根治性切除的手术原则：整块切除包括癌灶和胃的全部或部分，按临床分期标准清除胃周围的淋巴结，重建消化道。

①早期胃癌——D_2 以下的胃切除术，可获得治愈性切除。

②进展期胃癌应行标准治疗——D_2 淋巴结廓清的胃切除术。

③原发灶无法切除者——姑息性手术，可分为姑息性胃切除术、胃空肠吻合术、空肠造口术等。

(2) 术式。

表 1-15　胃癌的术式选择（TANG 小结）

术式	细节
根治性胃远端大部切除、胃近端大部切除或全胃切除	前两者的胃切断线均要求距肿瘤肉眼边缘 5cm 以上，而且均应切除胃组织 3/4～4/5。胃近端大部切除及全胃切除均应切除食管下端即距离贲门 3～4cm。胃远端大部切除、全胃切除均应切除十二指肠第一段即距离幽门 3～4cm

术式	细节
微创手术	腹腔镜胃癌根治手术
胃部分切除术	仅行胃癌原发病灶的局部姑息性切除——用于年高体弱患者或胃癌大出血、穿孔，病情严重不能耐受根治性手术者
胃癌扩大根治术	包括胰体及脾在内的根治性胃大部切除或全胃切除术
联合脏器切除	切除胃大部和全部联合肝或横结肠等其他脏器
内镜治疗早期胃癌	胃镜下行胃黏膜切除或剥离术

2. 其他治疗

（1）化疗

1）早期胃癌：不伴有任何转移病灶，根治术后原则上不必辅助化疗。

2）下列情况者应行辅助化疗：①病理组织分化差；②癌灶面积大于 $5cm^2$；③进展期胃癌无论淋巴结有无转移者；④多发癌灶；⑤周围淋巴结有转移；⑥年龄低于 40 岁。

（2）放疗：仅适用于缓解疼痛症状，敏感度较低，较少采用。

（3）免疫治疗：晚期有一定疗效。

3. 预防　养成良好的饮食习惯，切忌暴饮暴食，避免进食过硬、过烫和过于刺激的食物，以免损伤胃黏膜。不食用污染和霉变食物，避免或减少摄入盐腌、烟熏和油炸类的食品。

重视普查，积极治疗与胃癌发生有关的疾病，如萎缩性胃炎伴肠上皮化生、久治不愈的胃溃疡和胃息肉等，根除幽门螺杆菌感染。对高发区及高危人群进行胃癌及癌前病变的普查普治，密切随访。做到"三早"——早发现、早诊断、早治疗——才能提高胃癌的疗效。

第二章 肝脏疾病

第一节 肝硬化

本单元核心考点可概括为：2 大主要病因、2 大临床表现、4 个侧支循环、6 个并发症。

一、病因

国内主要见于乙型病毒型肝病患者，在国外主要由于慢性酒精中毒。详细病因及导致肝硬化的机制。

表 1-16　肝硬化的病因和发病机制

病因	致病因素或病因
病毒感染	主要为乙型、丙型或与丁型肝炎病毒重叠感染
酒精中毒	长期大量饮酒
胆汁淤积	持续肝内胆汁淤积或肝外胆管阻塞
免疫紊乱	自身免疫系统异常反应
毒物或药物	长期接触工业毒物或药物造成中毒性肝炎
循环障碍	慢性心力衰竭（循环淤血）、缩窄性心包炎、肝静脉阻塞综合征等
隐源性	原因不明，称为隐源性肝硬化

二、临床表现

1. 代偿期　非特异性表现　乏力、食欲缺乏为突出表现，可伴有恶心、腹胀、上腹部不适或隐痛、轻度腹泻等，类似慢性肝炎。

2. 失代偿期　两大表现：肝功能减退和门脉高压症。

（1）肝功能减退

1）全身：乏力，精神不振，黄疸、面色晦暗，体重减轻，肌肉萎缩，肢体水肿。

2）消化系统：食欲减退、腹胀、腹泻、腹痛。

3）血液系统：出血倾向和贫血：鼻黏膜及牙龈出血、皮肤紫癜和胃肠道出血，贫血。

4）内分泌功能紊乱：肝脏灭活雌激素功能减退，可出现蜘蛛痣、毛细血管扩张、肝掌，男性睾丸萎缩、性欲减退、毛发脱落、乳腺发育；女性有月经失调、闭经、不孕等。糖尿病风险增大，容易出现低血糖表现。

（2）门脉高压症：三大表现　腹水、脾大、侧支循环建立和开放。

1）腹水：是肝硬化失代偿期最常见（发生率为 75% 以上）和最突出的表现。机制：

①门静脉压力增高，导致腹腔内血管床静水压增高，组织液回吸收减少；

②低蛋白血症：白蛋白<30g/L 时，血浆胶体渗透压降低，致血浆外渗；

③继发性醛固酮和抗利尿激素增多；

④有效循环血量不足；

⑤肝淋巴液生成过多，超过胸导管的引流能力，淋巴液自肝包膜和肝门淋巴管渗至腹腔。

2）脾大：脾脏因长期淤血而大，多为轻、中度肿大，消化道出血后可暂时性缩小。脾大伴有白细胞及血小板减少，称为脾功能亢进。可有出血倾向。

3) 侧支循环建立和开放:(4支重要的侧支循环)食管和胃底静脉、腹壁静脉、痔静脉、腹膜后静脉。

① 食管和胃底静脉曲张:肝硬化的特征性表现。

最具临床意义的是食管下段、胃底形成的曲张静脉。此处的静脉压力差最大,肝硬化患者胃酸反流可腐蚀食管下段黏膜,如因坚硬粗糙食物的机械损伤以及咳嗽、呕吐、用力排便等使腹内压增高,可能导致曲张静脉的破裂引发致命性的大出血。

② 腹壁静脉曲张特点:"水母头状",曲张静脉以脐为中心,脐上的血流向上、脐下的血流向下,脐周静脉明显曲张。鉴别诊断——由下腔静脉阻塞引起的腹壁静脉曲张:血流方向,无论是脐上还是脐下均向上,曲张静脉多分布在侧腹壁。

[经典例题1]

关于肝硬化腹水形成的因素,不正确的是

A. 门静脉压力增高　　　　　　　　　　B. 原发性醛固酮增多

C. 低白蛋白血症　　　　　　　　　　　D. 肝淋巴液生成过多

E. 抗利尿激素分泌过多

[参考答案] 1. B

三、并发症

表 1-17　肝硬化 6 大并发症(TANG 总结)

	最可考点	其他细节
上消化道出血	最常见的并发症	突然大量呕血和(或)排黑便,易导致失血性休克,诱发肝性脑病,死亡率高。出血病因:食管胃底静脉曲张破裂、门脉高压性胃病、消化性溃疡等
肝性脑病	最严重的并发症,也是肝硬化最常见的死亡原因	诱因:摄入蛋白过量、消化道出血、感染、电解质紊乱等。主要表现为性格异常、意识障碍、昏迷等
感染	最常见——自发性腹膜炎	患者机体抵抗力低下,并发感染,如自发性腹膜炎、肺炎、胆道感染及败血症等。自发性腹膜炎致病菌多为 G^- 杆菌,主要表现为腹痛、腹胀、腹水迅速增长或持续不退,可有程度不等的腹膜炎体征。腹水检查:白细胞$>500×10^6$/L或多形核白细胞$>250×10^6$/L,腹水细菌培养(+)
原发性肝细胞癌	短期内肝脏迅速增大、持续性肝区疼痛、不明原因发热,腹水检查为血性,B超等检查提示肝脏有占位,AFP升高	
电解质和酸碱平衡紊乱	①低钠血症:与长期摄入不足(原发性)、长期利尿、大量放腹水、抗利尿激素增多(稀释性)等因素有关;②低钾低氯血症,可引起代碱,诱发肝性脑病;③酸碱平衡紊乱:最常见——呼碱或代碱,其次是呼碱合并代碱	
肝肾综合征(HRS)	特征性表现:"三低一高"——①自发性少尿或无尿;②低尿钠;③稀释性低血钠;④氮质血症	肾脏本身无重要病理改变,故为功能性肾衰竭。机制:肝硬化大量腹水等因素使机体有效循环血量不足,导致肾皮质血流量和肾小球滤过率持续降低

敲黑板

肝肾综合征诊断的新标准(美国肝病学会 2007 年推荐):①肝硬化合并腹水;②血肌酐升高$>133μmol/L$;③在应用白蛋白扩张血容量并停用利尿剂至少 2 天后血肌酐不能降至 $133μmol/L$ 以下,推荐白蛋白输注剂量为 $1g/(kg·d)$;④无休克;⑤近期未使用肾毒性药物;⑥不存在肾实质疾病的表现如蛋白尿$>500mg/d$,镜下血尿(>50 红细胞/高倍视野)和(或)超声检查发现肾脏异常。

四、辅助检查(按重要性排序 TANG)

1. 肝功能检查　代偿期轻度异常;失代偿期:①血清白蛋白降低,球蛋白升高,A/G 倒置;②凝血酶原时间延长,凝血酶原活动度下降;③转氨酶、胆红素升高;④总胆固醇及胆固醇降低,血氨可升高;⑤GGT、ALP 可升高,合并肝癌时明显升高;⑥尿素氮、肌酐升高;⑦电解质紊乱:低钠、低钾;⑧肝脏纤维组织增生可引起血清Ⅲ型前胶原肽(PⅢP)、透明质酸、板层素浓度明显增高。

2. 病原学检查　在病毒性肝炎肝硬化者中可检测到乙型、丙型、丁型肝炎病毒标记物。

3. 超声显像　肝被膜增厚,肝脏表面不光滑,肝实质回声增强,粗糙不匀称,门脉直径增宽,脾大,腹水。

4. 内镜检查　可确定有无食管胃底静脉曲张,阳性率较钡餐 X 线检查高;了解静脉曲张的程度,并对其出血的风险性进行评估。食管胃底静脉曲张是诊断门静脉高压的最可靠指标。在并发上消化道出血时,急诊胃镜检查可判明出血部位和病因,并可进行止血治疗。

5. 上消化道 X 线检查　食管静脉曲张时,可表现为食管下段虫蚀样或蚯蚓状充盈缺损,胃底静脉曲张表现为菊花样充盈缺损。

6. 腹水检查

表 1-18　肝硬化及其并发症的腹水比较

疾病	腹水性质	腹水常规细胞分类特点	进一步检查
肝硬化(无并发症)	漏出液改变	白细胞<100×10^6/L	
合并自发性腹膜炎	漏-渗液之间或渗出液改变	白细胞常>500×10^6/L,以中性粒细胞升高为主	腹水培养
合并结核性腹膜炎	渗出液改变	白细胞增多,以淋巴细胞增加为主	腹水 ADA 抗酸杆菌检查
原发性肝癌	可呈渗出液改变	常以红细胞为主	细胞学检查

7. 肝穿刺活组织检查　假小叶形成——确定诊断的依据。

8. 其他检查

(1)CT:肝脏各叶比例失常,密度降低,呈结节样改变,肝裂增宽、脾大、腹水。

(2)门静脉压力测定:经颈静脉插管测定肝静脉楔入压与游离压,二者之差为肝静脉压力梯度(HVPG),反映门静脉压力。正常多小于 5mmHg,大于 10mmHg 则为门脉高压症。

(3)腹腔镜:可直接观察到肝脏外形、表面、色泽、边缘及脾脏情况,并可以进行目标穿刺活检。对诊断有困难者有价值。

(4)血常规:失代偿期可有贫血。脾功能亢进时白细胞和血小板减少。

(5)尿常规:可出现胆红素和尿胆原增加。

(6)免疫功能检查。

五、诊断及鉴别诊断

1. 主要诊断依据

(1)有病毒性肝炎、长期大量饮酒、血吸虫病、遗传等相关病史。

(2)出现肝功能损害和门脉高压症的临床表现。

(3)肝功能检查异常:转氨酶、胆红素升高,血白蛋白降低,白蛋白/球蛋白倒置,凝血功能障碍等。

(4)影像学检查提示肝脏质地硬,表面有结节,形态改变,脾大,腹水等表现。

(5)肝活组织检查见到假小叶形成。

2. 鉴别诊断

表 1-19 肝硬化的鉴别诊断小结（TANG）

肝硬化相关表现		鉴别疾病	鉴别手段
肝脾大		血液病、代谢性疾病	肝穿刺活检
腹水的鉴别诊断		结核性腹膜炎、缩窄性心包炎、癌性腹水、慢性肾小球肾炎、自身免疫性疾病	腹腔镜检查
肝硬化并发症的鉴别	食管胃底静脉曲张破裂出血	其他原因引起的上消化道出血如：溃疡病、急性糜烂出血性胃炎、胃癌	内镜检查
	肝性脑病	其他原因引起的意识障碍如低血糖昏迷、脑卒中	病史采集、体格检查、血糖测定和头部 CT
	肝肾综合征	慢性肾炎、急性肾小管坏死	尿液测定、肾功能检测、血电解质和酸碱测定

[经典例题 2]

肝硬化的诊断下列哪项意义较大

A. 深度黄疸

B. 肝脾肿大

C. 食管吞钡 X 线检查显示虫蚀样或蚯蚓状充盈缺损

D. 蜘蛛痣与肝掌

E. γ 球蛋白明显增高

[参考答案] 2. C

六、治疗与预防

1. 一般治疗

（1）饮食：以高热量、维生素丰富、质量高而易消化的食物为宜。在有肝功能严重损害或出现肝性脑病或其前兆时，应禁食或限制蛋白质；有腹水时应选用少盐或无盐饮食；有静脉曲张时应避免粗糙食物。

（2）支持治疗：静脉输入高渗葡萄糖液以补充热量，输液中可加入维生素 C、胰岛素、氯化钾等。病情较重者可输入白蛋白、新鲜血浆。

（3）休息：代偿期可适当活动，失代偿期尤其是出现并发症时需卧床休息。

2. 药物治疗 尚无特效药，以少用药、选用必要的药为原则。

①乙肝：抗病毒药；②抗纤维化治疗；③保护肝细胞药物；④维生素类药物。

3. 腹水的治疗（核心考点）

（1）一般治疗：卧床休息，限盐限水——每日钠盐入量在 60～90mmol/d（食盐 1.5～2g/d）。进水量控制在 1000ml/d 左右，大量腹水或明显低钠血症者应限制在 500ml/d 以内。

（2）利尿剂治疗：联合应用潴钾利尿剂（如螺内酯、氨苯蝶啶）和排钠利尿剂（如呋塞米、氢氯噻嗪）可发挥协同作用，并能减少电解质紊乱的发生。螺内酯和呋塞米的比例为 100mg：40mg。开始用螺内酯 100mg/d，呋塞米 40mg/d。可逐渐加量。

利尿剂量过大、利尿速度过快可诱发肝性脑病和肝肾综合征。利尿治疗以每天减轻体重不超过 0.5kg 为宜，以免诱发肝性脑病、肝肾综合征。腹水渐消退者，可将利尿剂逐渐减量。

（3）提高血浆胶体渗透压：定期少量、多次静脉输注血浆或白蛋白。

（4）顽固性腹水治疗：①放腹水加输白蛋白。②腹水浓缩回输：适应证为难治性腹水，禁忌证是感染性腹水。③颈静脉肝内门体分流术（TPIS）：以介入放射学的方法在肝内门静脉与肝静脉的主要分支间建立分流通道。可降低门脉压力、创伤小、安全性高，适用于食管静脉曲张破裂大出血和难治性腹水。④肝移植。

4. 并发症的治疗

（1）自发性腹膜炎：强调早期、足量和联合应用抗菌药物。应选择主要针对 G^- 杆菌、腹水浓度高、肾毒性小的广谱抗菌药物，以第三代头孢菌素为首选，可联合半合成广谱青霉素与 β-内酰胺酶抑制剂的混合物，静脉给药。一般用药48小时复查腹水常规，如多形核白细胞计数减少一半以上可认为抗菌药物有效，继续至腹水白细胞恢复正常数天后停药。

（2）其他并发症：上消化道出血：详见后述"消化道大出血"章。肝性脑病：参见本节"肝性脑病"部分。肝肾综合征：无有效治疗方法，预防更为重要。肝肺综合征：吸氧和高压氧舱适用于轻型及早期患者。肝移植是患者长期存活的唯一方法。原发性肝癌：手术、介入、局部放疗、生物治疗。

5. 门脉高压症的手术治疗　详见下一节。

6. 肝移植　适用于常规内外科治疗无效的终末期肝病。

7. 预防　在我国最常见的病因是病毒性肝炎，主要是乙型病毒性肝炎，其次是丙型肝炎，所以预防本病首先要重视病毒性肝炎的防治。早期发现和隔离病人给予积极治疗。注意饮食，合理营养，节制饮酒，加强劳动保健，避免各种慢性化学中毒也是预防的积极措施。对于有上述病因而疑有肝硬化者应及时进行全面体检及有关实验室检查，争取在代偿期得到合理积极治疗，防止向失代偿期发展。定期体格检查，同时避免各种诱因，预防和治疗可能出现的并发症。

第二节　门静脉高压症

一、病因和发病机制

各种原因使门静脉的血流受阻和/或血流量增加时，可以引起门静脉系统压力的增高。继而引起脾大和脾功能亢进、食管胃底静脉曲张和腹水等。

由于正常的肝内门静脉通路受阻，所以门静脉系与腔静脉系之间存在的4个交通支(胃底-食管下段交通支、直肠下段-肛管交通支、前腹壁交通支、腹膜后交通支)可大量开放、扩张、扭曲形成静脉曲张。其中最具临床意义是食管下段和胃底形成的曲张静脉，可能导致曲张静脉的破裂引发致命性的大出血。

二、治疗

1. 非手术治疗

（1）建立有效静脉通道，补充血容量。但应注意避免过量扩容以防止门静脉压力反跳性增加而再次出血。

（2）药物：急性出血首选血管收缩药——生长抑素、垂体后叶素和血管加压素等。

（3）内镜：内镜下食管曲张静脉套扎术——更简单和安全，目前已公认为控制急性出血的首选方法。胃底静脉曲张可行组织胶注射治疗。另可进行硬化剂注射疗法，将硬化剂直接注射到曲张静脉腔内，主要并发症是食管溃疡、狭窄或穿孔。

（4）三腔管压迫止血：用于对药物治疗或内镜治疗无效或无条件及时行内镜治疗的患者。

可使80%食管胃底曲张静脉出血得到控制，其并发症包括吸入性肺炎、食管破裂及窒息。三腔管一般放置24小时，如出血停止应先排空食管气囊，后排空胃气囊，放置三腔管的时间最长不宜超过3~5天，否则会引发食管或胃底的溃烂、坏死等。因此，每隔12~24小时，应将气囊放空10~20分钟。

（5）经颈静脉肝内门体分流术(TIPS)：可明显降低门静脉压力，能治疗急性出血和预防出血，其主要问题是支撑管进行性狭窄和并发肝功能衰竭和肝性脑病。目前其主要适应证是药物和内镜治疗无效、肝功能差的曲张静脉破裂出血患者和等待行肝移植的患者。

2. 手术治疗　适用于对于上述治疗无效的 Child A、B 级患者。

目的：预防和控制食管胃底曲张静脉破裂出血。首选断流术。

急诊手术适应证：①以往有大出血病史，或本次出血来势凶猛，出血量大，或经短期积极止血治疗无效者；②经充分的内科治疗仍不能控制出血，或短暂止血后又复发出血者。对于没有黄疸、腹水的患者（Child A、B 级）发生大出血，应争取及时或短时间准备后手术。Child C 级患者不宜行急诊手术。

（1）断流手术：脾切除，同时阻断门奇静脉间的反常血流，达到止血目的。

脾切除加贲门周围血管离断术最为常用，急诊手术首选。该术式最为有效，对患者打击较小，能达到止血目的，同时又能维持入肝血流，对肝功能影响较小，手术死亡率及并发症发生率较低，术后生存质量高，且操作较简单。

其他术式：食管下端横断术、胃周围血管缝扎术、胃底横断术、食管下段胃底切除术等。

（2）门体分流术——最大的不足：易导致肝性脑病。

1）非选择性门体分流术：治疗出血效果好，但肝性脑病发生率高达 30%~50%，易引起肝衰竭。

将入肝的门静脉血完全转流入体静脉，包括：门静脉与下腔静脉端侧/侧侧分流术、肠系膜上静脉与下腔静脉"桥式"分流术和近端脾-肾静脉分流术等。

2）选择性门体分流术：可降低食管胃底曲张静脉的压力，同时保存门静脉的入肝血流，故肝性脑病的发生率低。但有大量腹水及脾静脉口径较小的患者，一般不选择这一术式。代表术式是远端脾-肾静脉分流术。

限制性门体分流术——包括限制性门-腔静脉分流和门-腔静脉"桥式"分流，可以充分降低门静脉压力，制止食管胃底曲张静脉出血，同时保证部分入肝血流。

敲黑板

对于有食管胃底静脉曲张、但没有出血的患者，特别是对没有食管胃底静脉曲张者倾向于不做预防性手术，治疗重点应为内科护肝治疗。但如果有重度食管胃底静脉曲张，特别是内镜下见曲张静脉表面有"红色征"，可酌情考虑行断流术。

3. 脾大的治疗

严重脾大，合并明显的脾功能亢进最多见于晚期血吸虫病或脾静脉栓塞的患者，可行单纯性脾切除术。

4. 肝硬化引起的顽固性腹水的治疗

内科保守治疗无效者肝移植、TIPS、腹腔-上腔静脉转流术。

5. 关于预防性手术 目前对于有食管胃底静脉曲张、但没有出血的患者，特别是对没有食管胃底静脉曲张者倾向于不做预防性手术，治疗重点应为内科护肝治疗。

表 1-20 食管胃底静脉曲张破裂出血的预防（TANG 小结）

	针对	预防措施
一级预防	已有食管胃底静脉曲张，但未曾出血者	A. 口服 PPI 或 H_2RA——减少胃酸对食管黏膜损伤； B. 口服非选择性 β 受体拮抗剂，如普萘洛尔或联用 5-单硝酸异山梨酯——减低门静脉压力，治疗时心率不低于 55 次/分； C. 中度食管静脉曲张，不伴有胃底静脉曲张者——内镜套扎治疗
二级预防	已经发生过出血者	A. 口服 PPI 或 H_2RA B. 非选择性 β 受体拮抗剂 C. 长效生长抑素类似物 D. TIPS、部分门体分流术，脾动脉栓塞术

[经典例题 1]

女性，53 岁。乙型肝炎病史 30 余年。2 小时前进食烧饼后突然出现呕血，量约 800ml，查体无阳性发现。如果该患者需要接受急诊手术，最佳手术方式是

A. 选择性门体分流术   B. 非选择性门体分流术

C. 贲门周围血管离断术   D. 经颈静脉肝内门体分流术

E. 脾切除术

[参考答案] 1. C

第三节　肝性脑病

由严重肝病引起、以代谢紊乱为基础的中枢神经系统功能失调综合征，主要临床表现为意识障碍、行为异常和昏迷。

一、病因与诱因

1. 病因　肝硬化、门体分流手术、重症肝炎、急性肝衰竭、肝癌、妊娠期急性脂肪肝、严重胆系感染。

2. 诱因

(1)上消化道出血：大出血时，门静脉血供下降、有效循环血容量不足，加重肝脏缺氧，促使肝细胞坏死。胃肠道积血为促使血氨升高的重要因素。

(2)感染：感染时组织分解代谢增强，发热、缺氧均可增加氨的毒性。

(3)水、电解质平衡失调：低钾性碱中毒影响氨(NH_3)的离子化($NH_3 \rightarrow NH_4^+$)，使体内 NH_3 增加，NH_3 易透过血脑屏障进入脑细胞引起肝性脑病。

(4)摄入含氮物质过多：肉食和含氮药物摄入过多，超过肝脏代谢能力，或有门体侧支循环存在时，氨直接进入体循环而发生氨中毒。

(5)其他：酗酒、便秘、麻醉、安眠药、手术均对肝、脑、肾增加代谢负担或抑制脑功能，诱发肝性脑病。大量放腹水亦可诱发。

二、发病机制

1. 神经毒素学说　氨是促发肝性脑病最主要的神经毒素。

(1)氨的形成与代谢

血氨的来源：主要来自肠道、肾脏和骨骼肌。胃肠道(主要是右半结肠)是氨进入血液循环的主要门户。正常人胃肠道每日可产氨4g，大部分是尿素经肠道细菌尿素酶分解产生，小部分由食物中的蛋白质被肠道细菌分解产生。氨在肠道的吸收主要形式是非离子型氨(NH_3)，NH_3 以弥散方式进入肠黏膜，其吸收率比离子型氨(NH_4^+)高。游离的 NH_3 有毒性，能透过血脑屏障；NH_4^+ 相对无毒，不能透过血脑屏障。NH_3 与 NH_4^+ 的相互转化受 pH 梯度的影响。当结肠内 pH>6 时，NH_3 大量弥散入血，而 pH<6 时，NH_3 则从血液转至肠腔，随粪便排泄。

血氨的去路：机体清除氨的途径：①肝——合成尿素：绝大部分来自肠道的氨在肝中经鸟氨酸代谢循环转变为尿素；②肾——排泄氨的主要场所，除排出大量尿素外，也以 NH_4^+ 的形式排出大量氨；③脑、肝、肾——组织在三磷酸腺苷(ATP)供能条件下，利用、消耗氨合成谷氨酸和谷氨酰胺；④肺——呼出少量氨。

(2)血氨升高的原因：生成过多，代谢清除过少。

①肝功能严重受损时，肝脏利用氨合成尿素的能力大大降低；②肝功能衰竭或门体分流存在时，由肠吸收的氨未经肝解毒作用而直接进入体循环；③多种原因影响氨进入脑组织的量和(或)脑组织对氨的敏感性改变。

(3)与氨中毒相关的因素：①低钾性碱中毒：促使 NH_3 透过血脑屏障，产生毒性；②摄入过多的含氮食物、药物或上消化道出血：均可使肠内产氨增多；③低血容量与缺氧：可使血氨升高，降低脑细胞对氨的耐受性；④便秘：使含氨、胺类和其他毒性衍生物与结肠黏膜接触时间延长，增加吸收；⑤感染：使产氨增加；⑥低血糖：使脑内去氨活动停滞，氨毒性增加；⑦其他：镇静、催眠剂可直接抑制大脑和呼吸中枢，造成或加重组织缺氧；麻醉和手术可加重肝、脑、肾的负担。

（4）氨对中枢神经系统的毒性作用：干扰脑的能量代谢，使高能磷酸化合物浓度降低。

2. 神经递质变化学说　大脑神经元表面 γ-氨基丁酸（GABA）受体与苯二氮䓬（BZ）受体及巴比妥受体紧密相连，组成 GABA/BZ 复合物。复合物中任何一个受体被激活均可使氯离子内流而使神经传导被抑制。

3. 假性神经递质学说　当假性神经递质被脑细胞摄取并取代了突触中的正常递质，则神经传导发生障碍。

4. 色氨酸学说　肝病时游离色氨酸增多。游离色氨酸可通过血脑屏障，在脑内代谢生成 5-羟色胺（5-HT）及 5-羟吲哚乙酸等抑制性神经递质，参与肝性脑病的发生。

5. 锰离子　肝病时锰离子不能正常由肝脏分泌入胆道，在脑部沉积损伤脑组织并影响其他神经递质元系统在成星形细胞功能障碍。

三、临床表现

急性肝性脑病：常见于急性重型肝炎，有大量肝细胞坏死和急性肝功能衰竭，诱因不明显，患者在起病数日内即进入昏迷直至死亡，昏迷前可无前驱症状。

慢性肝性脑病：多见于肝硬化终末期患者和(或)门腔分流手术后，以慢性反复发作性木僵与昏迷为突出表现，昏迷逐步加深，最后死亡。常有明确诱因如：进大量蛋白食物、上消化道出血、感染、放腹水、大量排钾利尿。分为四期：

表 1-21　肝性脑病分期

肝性脑病分期	症状	体征	脑电图
0 期（潜伏期）	无行为、性格异常	无神经系统病理征，只在心理测试或智力测试时有轻微异常	正常
一期（前驱期）	轻度性格改变和行为失常	扑翼样震颤	多数正常
二期（昏迷前期）	以意识错乱、睡眠障碍、行为异常为主。定向力、理解力均减退，不能完成简单的计算和智力构图；言语不清、书写障碍、举止反常	扑翼样震颤；腱反射亢进；肌张力增高；踝阵挛；Babinski 征(+)	特征性改变
三期（昏睡期）	大部分时间呈昏睡状态，但可以唤醒。精神错乱	扑翼样震颤仍可引出，各种神经体征持续或加重	异常波形
四期（昏迷期）	神志完全丧失	浅昏迷对痛刺激和不适体位尚有反应；深昏迷时各种反射消失，瞳孔常散大。扑翼样震颤无法引出	明显异常

[经典例题1]

肝性脑病前驱期的主要表现是

A. 性格改变
B. 计算能力减退
C. 巴宾斯基（Babinski）征阳性
D. 定向力减退
E. 生理反射亢进

[参考答案] 1. A

四、辅助检查

1. 血氨　慢性肝性脑病——血氨升高，急性——可正常。

2. 脑电图　不仅有诊断价值，而且有一定的预后意义。

3. 简单心理智能测验　方法简单、无须特殊器材——筛选检查。

4. 影像学检查　头部 CT 或 MRI——急性：脑水肿；慢性：脑萎缩。

五、诊断及鉴别诊断

1. 肝性脑病的主要诊断依据

(1)严重肝病和(或)广泛门体侧支循环建立。

(2)有肝性脑病的诱因。

(3)精神紊乱、昏睡或昏迷,可引出扑翼样震颤。

(4)反映肝功能的血生化指标明显异常和(或)血氨增高。

(5)脑电图异常或心理智能测验、诱发电位、头部 CT 或 MRI 检查等异常。

2. 鉴别诊断　其他能引起昏迷的疾病如糖尿病、低血糖、尿毒症、脑血管意外、全身感染和镇静剂过量等。以精神症状为唯一表现者易被误诊为精神病,因此凡遇到精神错乱者,应警惕肝性脑病的可能性。

六、治疗原则

1. 及早识别肝性脑病及去除病因

(1)饮食(重要考点):限制蛋白质摄入,但必须保证热能供给。Ⅰ~Ⅱ期——限制蛋白质在 20g/d 之内,Ⅲ~Ⅳ期——禁止从胃肠道补充蛋白质,可鼻饲或静脉注射 25%的葡萄糖溶液。病情好转,逐步增加蛋白质的摄入量(每 3~5 天增加 10g)。蛋白致脑病的作用顺序是:肉类>牛乳蛋白>植物蛋白,故纠正肝性脑病患者的负氮平衡以植物蛋白为最好。

(2)镇静剂:若出现躁狂等精神症状时,可试用异丙嗪、氯苯那敏等抗组胺药。注意!禁用巴比妥类、苯二氮䓬类镇静剂(能诱发或加重肝性脑病)。

(3)避免诱因的发生:纠正水电解质和酸碱平衡紊乱——利尿剂的剂量不宜过大,避免导致低钾性碱中毒;止血和清除肠道积血;防止便秘,防止低血糖发生;预防及控制感染——选用对肝脏损害较小的广谱抗生素;慎用对肝脏功能有损害的药物。

2. 药物治疗。

表 1-22　肝性脑病的药物治疗总结表(TANG)

治疗目的及药物		机制
减少肠道氨的生成和吸收	乳果糖	口服到达结肠后被乳酸杆菌、粪肠球菌等分解成为乳酸、乙酸,从而降低肠腔内 pH 值,减少氨的生成和吸收,并能促进血液中的氨进入肠道
	口服抗生素	利福昔明、新霉素、甲硝唑,可抑制肠道产尿素酶的细菌,减少氨生成
	导泻或灌肠	清除肠内积食和积血;常用口服或鼻饲 25%硫酸镁 30~60ml 导泻;生理盐水或弱酸性溶液灌肠可保持肠道呈酸性环境;乳果糖灌肠最常用,禁用肥皂水灌肠(碱性)
	预防及治疗便秘	
促进体内氨代谢	谷氨酸	与氨结合形成谷氨酰氨而降低血氨,可根据血钾和血钠浓度选用谷氨酸钾或谷氨酸钠,该药为碱性,碱血症者不宜使用
	精氨酸	促进尿素循环而降低血氨。该药呈酸性,适用于碱中毒者
减少或拮抗假性神经递质	支链氨基酸	支链氨基酸是维持大脑正常功能所必需的物质,而芳香氨基酸则对大脑功能有害。HE 时伴有芳香氨基酸增多,支链氨基酸减少。补充支链氨基酸可与芳香氨基酸拮抗。还有助于调节氮平衡

3. 人工肝、肝移植　终末期肝病、严重或顽固性肝性脑病。

4. 其他对症治疗

(1)保护脑细胞功能:降低颅内温度,减少能量消耗,保护脑细胞功能。

(2)保持呼吸道通畅:深昏迷者,可做气管切开,以促进排痰和方便给氧。

(3)预防脑水肿:静滴高渗葡萄糖、甘露醇。

第四节　细菌性肝脓肿

当患者抵抗力低下、细菌循各种途径(补充 TANG，主要是胆道逆行感染)侵入肝脏，发生化脓性感染，形成细菌性肝脓肿。

一、临床表现

高热、可伴有寒战，多为弛张热。肝区疼痛，为持续性胀痛或钝痛。另可有非特异性消化道症状如恶心、呕吐、食欲缺乏等。

体检：肝大、压痛和肝区叩击痛。右季肋部可呈饱满状态或局部隆起，或有皮肤凹陷性水肿。

B超是首选的检查方法，可明确其部位和大小。

X线胸腹部检查：右叶脓肿可使右膈肌升高；肝阴影增大；有时可出现右侧反应性胸膜炎或胸腔积液。左叶脓肿，X线钡餐检查有时可见胃小弯受压、推移现象。必要时可做CT检查。

实验室检查：白细胞计数增高，明显核左移。

二、诊断与鉴别诊断

根据病史、临床表现以及B超检查即可作出诊断。

鉴别诊断：

1. 阿米巴性肝脓肿发病较缓慢，大便或乙状结肠镜检查可发现阿米巴滋养体或包囊，多在肝右叶，单发，B型超声波穿刺脓液为棕褐色无臭脓液。

2. 原发性肝癌 AFP升高，超声、CT、MRI可鉴别。

3. 胆道感染　胆囊肿大，Murphy征阳性，或有Charcot三联征，B超可鉴别。

4. 右膈下脓肿　继发于腹腔内感染或腹部大手术后，全身症状不如肝脓肿严重，用力吸气可加剧肩部疼痛，X线检查可见膈下有液气平，B超可鉴别。

[经典例题1]

男性，42岁。寒战、发热5天，右季肋部疼痛2天，疼痛于深呼吸及咳嗽时加重。查体：巩膜轻度黄染，肝肋下2cm，Murphy征阴性，肝区叩击痛阳性。胸部X线片：右侧膈肌抬高，肋脊角消失。肝脏B超：肝右叶可见6cm×5cm低回声区，边界欠清晰，中心有液性暗区。首先考虑的诊断是

A. 肺炎　　　　　　　　　　　　　　　B. 肝脓肿

C. 肝结核　　　　　　　　　　　　　　D. 结核性胸膜炎

E. 肝癌

[参考答案] 1. B

三、治疗原则

细菌性肝脓肿是一种严重的疾病，必须早期诊断，积极治疗。

1. 全身支持疗法　给予充分营养，纠正水和电解质平衡失调，必要时多次小量输血和血浆以纠正低蛋白血症，增强机体抵抗能力。

2. 抗生素　应使用大剂量、足疗程。未确定病原菌前，应经验性选用广谱抗生素，通常为三代头孢联合应用甲硝唑，或氨苄西林、氨基糖苷类联合应用。然后根据细菌培养(以原发化脓病灶的脓液或血液作培养)和抗生素敏感试验结果选择有效抗生素。

3. 经皮肝穿刺脓肿置管引流术　适用于单个较大的脓肿。在超声引导下行穿刺。置管引流术后的第二或数日起，即可用等渗盐水(或加抗菌药物)缓慢冲洗脓腔和注入抗菌药物。待治疗到冲洗出液体变清澈，超声检查脓腔直径约小于2cm，即可拔管。

4. 切开引流　适用于较大脓肿，估计有穿破可能，或已穿破胸腔或腹腔；胆源性肝脓肿；位于肝左外叶脓肿，穿刺易污染腹腔；慢性肝脓肿。手术途径为经腹腔切开引流。手术中脓腔内放置橡胶管引流。

注意：①脓肿已向胸腔穿破者，应同时引流胸腔；②胆道感染引起的肝脓肿，应同时引流胆道；③血源性肝脓肿应积极治疗原发感染灶。

5. 肝叶切除　病期长的慢性局限性壁厚脓肿。

多发性肝脓肿一般不适于手术治疗。

6. 中医中药。

第五节　原发性肝癌

一、病因和病理

原发性肝癌与肝硬化、病毒性肝炎、黄曲霉素、嗜酒及饮水污染等因素有关。

按肿瘤大小分为：微小肝癌（直径≤2cm），小肝癌（>2cm，≤5cm），大肝癌（>5cm，≤10cm）和巨大肝癌（>10cm）。

大体病理形态分三型：结节型、巨块型和弥漫型。

从病理组织学上可分为三类：肝细胞型（我国绝大多数为此型）、胆管细胞型和混合型。

原发性肝癌极易侵犯门静脉分支，甚至阻塞门静脉主干；肝外血行转移最多见于肺，其次为骨、脑等。淋巴转移至肝门淋巴结最多。

二、临床表现　早期缺乏典型症状，出现典型症状往往已非早期。

1. 肝区疼痛　半数以上患者以此为首发症状。

多为持续性钝痛、刺痛或胀痛。主要由于肿瘤增长使肝包膜张力增加所致。如病变累及横膈，疼痛可牵涉至右肩背部。

当肝癌结节发生坏死、破裂引起腹腔出血时，可出现急腹症表现。

2. 肝大　中、晚期肝癌最常见的主要体征。

肝大呈进行性，质地坚硬，边缘不规则，表面不平呈大小结节或巨块。

3. 黄疸　晚期出现，可因肝细胞损害所致，或由肿块压迫或侵犯肝门附近的胆管，或癌组织和血块脱落引起胆道梗阻所致。

4. 全身和消化道症状　乏力、消瘦、食欲减退、腹胀等。晚期可出现恶病质表现。少数患者由于癌本身代谢异常，可出现伴癌综合征，以自发性低血糖症、红细胞增多症较常见，还可有高血钙、高血脂、高胆固醇血症等。

5. 转移灶表现　肺、骨、脑等转移灶的症状。

[经典例题1]

肝硬化患者近期肝脏进行性增大，应首先考虑的情况是

A. 并发肝癌　　　　　　　　　　　　　B. 肝淤血

C. 门静脉高压加重　　　　　　　　　　D. 肝硬化加重

E. 肝炎活动

[参考答案] 1. A

三、辅助检查

1. 肝癌血清标志物检测

（1）血清甲胎蛋白（AFP）测定：诊断肝细胞癌有相对的专一性。

放射性免疫法测定持续血清AFP≥400μg/L，或逐渐升高，持续不降，或>200gμg/L持续8周，并能排除妊娠、活动性肝病、生殖腺胚胎源性肿瘤等，即可考虑肝癌。

临床上3%的肝癌患者AFP为阴性。如同时检测AFP异质体，可使提高诊断率。

（2）血液酶学及其他肿瘤标记物检查：缺乏特异性，多作为辅助诊断。

包括：血清 γ-谷氨酰转移酶及其同工酶、异常凝血酶原、α-L-岩藻糖苷酶、$α_1$-抗胰蛋白酶、酸性同工铁蛋白等。

2. 影像学检查

表 1-23　肝癌的影像学检查（最可考点 TANG）

影像学检查		其他细节
超声检查	目前肝癌的首选筛查方法；可作为高发人群中的普查工具	能发现直径 1.0cm 左右的微小癌灶。彩色多普勒血流成像可分析测定进出肿瘤的血液流量，有助于鉴别病变的良恶性质，并有助于引导肝穿刺活检
CT	对手术方案设计有一定帮助。可检出直径 1.0cm 左右的微小癌灶。应用动态增强扫描可提高分辨率并有助于鉴别血管瘤	应用 CT 动态扫描与动脉造影相结合的 CT 血管造影（CTA），可提高小肝癌的检出率
磁共振成像（MRI）	对良、恶性肝内占位病变，特别与血管瘤的鉴别优于 CT	进行血管和胆道的重建成像，可显示出这些管腔内有无癌栓
正电子发射计算机断层成像（PET-CT）、单光子发射计算机断层成像（SPET-CT）		提高诊断和判断疾病进展的准确性
选择性腹腔动脉或肝动脉造影检查：创伤性检查，当上述检查不易确诊，必要时才考虑采用		
放射性核素肝扫描：不易发现直径小于 3cm 的肿瘤。采用 ECT 可提高诊断符合率		
肝穿刺活检	在 B 超或 CT 引导下行细针穿刺细胞学检查，适用于经过各种检查仍不能确诊，但又高度怀疑，或已不适合手术而需定性诊断以指导下一步治疗者，必要时还可行腹腔镜检查或剖腹探查	

[经典例题 2]

普查原发性肝癌最常用的影像学检查是

A. 放射性核素肝扫描　　　　　　　　B. 肝脏 CT

C. 肝脏 MRI　　　　　　　　　　　　D. 肝脏 B 超

E. 腹部 X 线片

[参考答案] 2. D

四、诊断

1. 影像学标准　两种影像学检查均显示有>2cm 的肝癌特征性表现。

2. 影像学结合 AFP 标准　一种影像学检查显示有>2cm 的肝癌特征性表现，同时伴有 AFP≥400μg/L（排除妊娠、生殖腺胚胎源性肿瘤、活动性肝炎）。

3. 组织学诊断标准　对影像学尚不能确定诊断的≤2cm 的肝内结节，应通过肝穿刺活检以证实原发性肝癌的组织学特征。

五、治疗与预防

(一)治疗

1. 外科治疗　在早期，手术切除是首选的、最有效治疗方法。

(1)手术切除：手术适应证：①患者一般情况较好，无明显心、肺、肾等重要脏器质性病变；②肝功能正常，或仅有轻度损害，按肝功能分级属于 A 级，或属 B 级，经短期护肝治疗后恢复到 A 级；③无广泛肝外转移性肿瘤。

1)下述情况可做根治性肝切除：①单发的微小肝癌、小肝癌；单发的向肝外生长的大肝癌或巨大肝癌，表面较光滑，周围界限较清楚，受肿瘤破坏的肝组织少于 30%；②多发性肿瘤，肿瘤结节小于 3 个，局限在肝的一段或一叶内。

2)下述情况仅可做姑息性肝切除：①3~5 个多发性肿瘤，局限于相邻 2~3 个肝段或半肝内，影像学显示无瘤肝组织明显代偿性增大，达全肝 50%以上；如超越半肝范围，可分别做局限性切除；②左半肝或右半肝的大肝癌或巨大肝癌，边界较清楚，第一、二肝门未受侵犯，影像学显示无瘤侧肝明显代偿性增大，达全肝组织的50%以上；③位于肝中央区的大肝癌，无瘤肝组织明显代偿性增大，达全肝组织的50%以上；④Ⅰ或Ⅷ段的大肝癌或巨大肝癌；⑤肝门部有淋巴结转移者，如原发肿瘤可切除，应做肿瘤切除，同时进行肝门部淋巴结清扫，淋巴结难以清扫者，术后可进行放疗；⑥周围脏器受侵犯，如原发肿瘤可切除，应连同受侵犯脏器一并切除。远处脏器单发转移性肿瘤，可同时做原发肝癌切除和转移瘤切除。

（2）对不能切除的肝癌的外科治疗：可采用肝动脉结扎、肝动脉化疗栓塞、射频、冷冻、微波、激光等治疗。对肿瘤较小，但不能或不宜手术切除者，特别是肝切除术后早期肿瘤复发者，多在超声引导下进行经皮穿刺无水乙醇注射疗法、射频消融等。

（3）术后复发肝癌的外科治疗：可再次切除。

（4）肝癌破裂出血的外科治疗：肝动脉结扎、动脉栓塞术、射频或冷冻治疗，情况差者仅做填塞止血。条件允许，可行急诊肝叶切除术。对于出血量小，患者生命体征平稳，而估计肿瘤不可切除者，可在严密观察下输血，应用止血药物等非手术治疗。

2. 化疗　原则上不做全身化疗。可在剖腹探查发现肿瘤无法切除时进行肝动脉或门静脉插管置泵做区域化疗或化疗栓塞。也可行介入治疗（肝动脉化疗栓塞治疗等），可使肿瘤明显缩小，部分患者可获手术切除的机会。

3. 放疗　适用于一般情况较好，肝功能尚好，不伴有肝硬化，无黄疸、腹水，无脾功能亢进和食管静脉曲张，癌肿较为局限，尚无远处转移，但又不适合手术切除或术后复发者。

4. 肝移植　对于肝癌合并肝硬化患者，肝移植可将整个病肝切除，是治疗肝癌和肝硬化的有效手段。

5. 药物治疗　分子靶向药物索拉非尼是目前唯一获批治疗晚期肝癌的分子靶向药物。其他生物和免疫治疗：白介素-2、卡介苗、免疫核糖核酸、干扰素、胸腺肽等。

（二）预防

1. 预防病毒性肝炎，最主要是乙肝，其次是甲型和丙型病毒性肝炎。措施：甲型和乙型肝炎疫苗注射、饮食卫生、隔离活动期乙肝和甲肝患者。

2. 避免长期大量饮白酒；避免进食黄曲霉菌污染的食品，如花生米、玉米；避免有机物污染的饮水。

3. 有癌肿遗传因素及肝硬化者定期查体。

第三章 胆道疾病

第一节 胆石病

一、临床表现

1. 胆囊结石

主要为胆固醇结石或以胆固醇为主的混合性结石和黑色胆色素结石。

（1）胆绞痛：是其典型表现。

（2）胃肠道症状。

（3）胆囊积液：胆囊结石长期嵌顿或阻塞胆囊管但未合并感染时，胆汁中的胆色素被胆囊黏膜吸收，并分泌黏液性物质，而致透明无色胆囊积液，称为"白胆汁"。

（4）Mirizzi综合征：一种少见现象。嵌顿胆囊颈部的和较大的胆囊管结石，可压迫引起肝总管狭窄或导致胆管瘘，临床表现为发作的胆囊炎、胆管炎及梗阻性黄疸，称Mirizzi综合征。发生的重要条件解剖学变异（胆囊管与肝总管平行）。

2. 肝外胆管结石

继发性结石为胆囊结石排进胆管并停留在胆管内所致。

原发性结石多为棕色胆色素结石或混合性结石。

平时可无症状，当结石阻塞胆管并继发感染时，可出现Charcot三联征。

（1）典型临床症状：Charcot三联征——腹痛，寒战高热和黄疸。

①腹痛：剑突下及右上腹部绞痛，呈阵发性或为持续性疼痛阵发性加剧，可向右肩背部放射，伴恶心、呕吐。

②寒战、高热：弛张热，可高达39~40℃。

③黄疸：胆石梗阻所致黄疸多呈间歇性和波动性。完全性梗阻，特别是合并感染时，则黄疸明显，呈进行性加深。黄疸时尿色变深，粪色变浅至陶土样。

（2）体格检查：剑突下和右上腹部深压痛。感染严重可有腹膜刺激征象，并可出现肝区叩痛。胆囊可被触及，有触痛。

（3）实验室检查

①血：白细胞计数及中性粒细胞比例升高；血清胆红素值及结合胆红素比值升高，血清转氨酶和（或）碱性磷酸酶升高；

②尿：胆红素升高，尿胆原降低或消失；

③便：粪中尿胆原减少。

（4）影像学检查：B超首选。

PTC及MRCP可明确结石的部位、数量、大小，以及胆管梗阻的部位和程度。

CT只在上述检查结果有疑问或不成功时才考虑使用。

二、诊断

1. 胆囊结石　确诊依靠影像学检查：B超首选，准确率达96%；其他还有CT、MRI。

2. 肝外胆管结石　典型Charcot三联征者诊断不难；如仅有三联征中1~2项表现，则需借助实验室和影像学检查以明确诊断。

[经典例题1]

胆囊结石诊断首选的检查方法

A. B超   B. 腹部X线平片
C. CT   D. 口服胆囊造影
E. MRI

[参考答案] 1. A

三、治疗

1. 胆囊结石

对于无症状的胆囊结石，不需立即行胆囊切除，只需观察和随诊。

有下列情况时，应考虑手术治疗：①结石数量多及结石直径≥2～3cm；②胆囊壁钙化或瓷性胆囊；③伴有胆囊息肉≥1cm；④胆囊壁增厚(>3mm)即伴有慢性胆囊炎。

腹腔镜胆囊切除——治疗有症状和(或)并发症的胆囊结石的首选方法。

2. 肝外胆管结石　手术为主。手术原则：①术中尽可能取尽结石；②解除胆道狭窄和梗阻，去除感染病灶；③术后保持胆汁引流通畅，预防胆石再发。

T管引流胆汁量平均每天200～400ml，超过表示胆总管下端有梗阻。拔T管需注意：①拔除T管前应常规行T管造影；②造影后应开放T管引流24小时以上，再次夹管2～3天，仍无不适症状，可以拔管；③对长期使用激素，低蛋白症及营养不良，老年人或一般情况较差者，T管周围瘘管形成时间亦较长，应推迟拔管时间；④拔管时切忌使用暴力，以防撕裂胆管及瘘管。

[经典例题2]

女性，47岁。胆结石12年，首选的治疗方法是

A. 溶石治疗   B. 胆囊切除
C. 体外冲击波碎石治疗   D. 抗感染治疗
E. 排石治疗

[参考答案] 2. B

第二节　急性胆囊炎

分为结石性胆囊炎(95%)和非结石性胆囊炎(5%)。

一、临床表现、诊断及鉴别诊断

1. 病史　典型发病过程：突发右上腹阵发性绞痛，疼痛常放射至右肩部、肩胛部和背部。伴恶心、呕吐、厌食等消化道症状，常在饱餐、进油腻食物后，或在夜间发作。如病变发展，疼痛可转为持续性并阵发性加剧。几乎每个急性发作患者都有疼痛，如无疼痛可基本排除本病。轻度发热，通常无畏寒，如出现明显寒战高热，表示病情加重或已发生并发症，如胆囊积脓、穿孔等，或合并有急性胆管炎。

2. 体格检查　右上腹压痛、反跳痛及肌紧张，Murphy征阳性。有些可扪及肿大而有触痛的胆囊。如病变发展快，胆囊发生坏死、穿孔，导致弥漫性腹膜炎表现。

3. 实验室检查　白细胞有轻度升高为$(12～15)×10^9/L$。部分患者血清转氨酶、AKP、血清胆红素、淀粉酶升高。

4. 影像学检查　B超可显示胆囊增大，囊壁增厚甚至有"双边"征，以及胆囊内结石光团。

5. 鉴别诊断　消化性溃疡穿孔、急性胰腺炎、高位阑尾炎、肝脓肿、胆管癌、结肠肝曲癌或小肠憩室穿孔，以及右侧肺炎、胸膜炎和肝炎等。

[**经典例题 1**]

女性，45岁。1天前进高脂餐后出现右上腹剧烈绞痛，阵发性加剧，并向右肩背部放射，伴恶心、呕吐、发热，体温38℃。该患者最可能的诊断是

A. 肝脓肿   B. 胃溃疡穿孔

C. 急性肺栓塞   D. 急性胆囊炎

E. 急性胰腺炎

[参考答案] 1. D

二、急症手术适应证

1. 发病在48~72小时以内、经非手术治疗无效或病情加重者。

2. 有并发症者 胆囊穿孔、弥漫性腹膜炎、急性化脓性胆管炎、急性坏死性胰腺炎等。

三、术式

1. 胆囊切除术。

2. 对高危患者，或局部炎症水肿、粘连重，解剖关系不清者，在急症情况下，应选用胆囊造口术作为减压引流，3个月后病情稳定后再行胆囊切除术。

四、非手术治疗

禁食、输液、纠正水、电解质及酸碱代谢失衡，全身支持疗法；选用对革兰氏阴性、阳性细菌及厌氧菌均有作用的广谱抗生素或联合用药。使用维生素K、解痉止痛等对症处理。非手术疗法既可作为治疗，也可作为术前准备。大多数患者经非手术疗法治疗，病情能够控制，待以后行择期手术。

第三节　急性梗阻性化脓性胆管炎

一、病因

急性梗阻性化脓性胆管炎是胆管急性完全梗阻和化脓性感染的结果。梗阻的最常见原因是胆管结石，其次为胆道蛔虫和胆管狭窄，胆管、壶腹部肿瘤，原发性硬化性胆管炎，胆肠吻合术后，经T管造影或PTC术后亦可引起。致病菌主要为革兰阴性细菌(大肠杆菌、克雷伯菌、变形杆菌、假单胞菌)和革兰阳性菌(粪链球菌、肠球菌)；合并厌氧菌感染者常见。

二、临床表现

1. 症状 Reynolds五联征。

Charcot三联征(腹痛、寒战高热、黄疸)+休克、神经中枢系统受抑制表现(神情淡漠、嗜睡、神志不清，甚至昏迷；合并休克时也可表现为躁动、谵妄)。发病急骤，病情进展快。

2. 体格检查 体温常持续升高达39~40℃或更高。脉搏快而弱，达120次/分以上，血压降低，呈急性重病容，可出现皮下瘀斑或全身发绀。剑突下及右上腹部有不同范围和不同程度的压痛或腹膜刺激征；可有肝大及肝区叩痛；有时可扪及肿大的胆囊。

3. 实验室检查 白细胞计数多>20×10^9/L，中性粒细胞比例升高，胞质内可出现中毒颗粒。血小板计数可低达($10 \sim 20$)×10^9/L；肝、肾功能受损，凝血酶原时间延长，低氧血症，失水，酸中毒和电解质紊乱。

4. 影像学检查 因病情危重，床旁B超最为实用。

三、诊断

结合临床典型的五联症表现、实验室及影像检查可作出诊断。不具备典型五联症者，体温持续在39℃以上，脉搏>120次/分，白细胞>20×10^9/L，血小板降低时，即应考虑为AOSC。

四、治疗

原则是紧急手术解除胆道梗阻并引流，及早而有效地降低胆管内压力。只有解除胆管梗阻，才能控制胆道感染，制止病情进展。

1. 非手术治疗　既是治疗手段，又可作为术前准备。术前治疗应控制在 6 小时内。

包括：①维持有效的输液通道，尽快恢复血容量，用晶体液加入胶体液联合扩容；②联合应用足量抗生素，应先选用针对 G^- 杆菌及厌氧菌的抗生素；③纠正水、电解质紊乱和酸碱失衡，常见为等渗或低渗性缺水及代谢性酸中毒；④对症治疗：降温、维生素和支持治疗；⑤如经短时间治疗后患者仍不好转，应考虑应用血管活性药物以提高血压、肾上腺皮质激素保护细胞膜和对抗细菌毒素，应用抑制炎症反应的药物，吸氧以纠正低氧状态；⑥经以上治疗病情仍未改善，应在抗休克的同时紧急行胆道引流治疗。

2. 手术治疗　首要目的——抢救生命：力求简单有效——胆总管切开减压、T 管引流。

要注意仔细探查胆管，充分解除胆管梗阻。胆囊病变多为继发，一般不做急症胆囊切除术，可留待二期手术。多发性肝脓肿是严重而常见的并发症，应注意发现和同时处理。单纯胆囊造口术常难以达到有效的胆道引流，一般不宜采用。胆管减压引流首选内镜 EST 取石和经内镜鼻胆管引流术（ENBD），或经内镜壶腹括约肌切开取石，如无改善，及时改行开腹手术。

[经典例题 1]

急性重症胆管炎并发休克，最重要的治疗措施是

A. 扩容治疗
B. 应用升压药物
C. 解除胆道梗阻，通畅引流
D. 纠正水、电解质平衡紊乱
E. 大量使用有效抗生素

[参考答案] 1. C

第四章　胰腺疾病

第一节　急性胰腺炎

多种病因导致胰酶在胰腺腺泡内被激活，引起胰腺组织自身消化、出血、水肿甚至坏死的炎症反应。临床以急性上腹痛、发热、恶心、呕吐和血胰酶增高等为特点。

一、病因

常见病因：胆石症、大量饮酒和暴饮暴食。

1. 胆道疾病　胆石症、胆道感染或胆道蛔虫等均可引起急性胰腺炎，以胆石症最常见。

"共同通道学说"：在解剖上有 70%~80% 的胆总管与胰管汇合成共同通道开口于十二指肠壶腹部，因此胆系结石在排出过程中一旦嵌顿在壶腹部，将会导致上行胆管炎与急性胰腺炎发生。

其他机制：①梗阻：各种因素导致壶腹部狭窄或（和）Oddi 括约肌痉挛，胆道内压力超过胰管内压力，造成胆汁逆流入胰管；②Oddi 括约肌功能不全：壶腹部或胆道炎症引起暂时性 Oddi 括约肌松弛，胆石等移行中损伤胆总管，使富含肠激酶的十二指肠液反流入胰管，损伤胰管；③胆道炎症时细菌毒素、非结合胆红素、游离胆酸、溶血磷脂酰胆碱等，也可能通过胆胰间淋巴管交通支扩散到胰腺，激活胰酶。

2. 大量饮酒和暴饮暴食

（1）大量饮酒导致

①乙醇刺激 Oddi 括约肌痉挛和十二指肠乳头水肿，胰液排出受阻，使胰管内压增加；

②通过刺激胃酸分泌，使胰泌素与缩胆囊素（CCK）分泌，促使胰腺外分泌增加，使胰管内压增加；

③长期酗酒者胰液内蛋白含量增高，易沉淀在胰管中而形成蛋白栓，致胰液排出受阻。

（2）暴饮暴食：致使短时间内大量食糜进入十二指肠，引起 Oddi 括约肌痉挛和十二指肠乳头水肿，同时刺激大量胰液与胆汁分泌，由于胰液和胆汁排泄不畅，引发急性胰腺炎。

3. 其他　胰管阻塞、内分泌与代谢障碍、手术与创伤、药物、病毒或衣原体感染等。

二、发病机制——胰腺自身消化理论

1. 生理状态　正常胰腺分泌的消化酶有两种形式：一种是有生物活性的酶如脂肪酶、淀粉酶和核糖核酸酶等；另一种是以前体或酶原形式存在的无活性的酶，如胰蛋白酶原、前磷脂酶、前弹性蛋白酶、糜蛋白酶原、激肽释放酶原和前羟肽酶等。在正常情况下，胰酶绝大多数是无活性的酶原，酶原颗粒与细胞质是隔离的，并且胰腺腺泡的胰管内含有胰蛋白酶抑制物质，灭活少量有生物活性或提前激活的酶，构成胰腺避免自身性消化的生理性防御屏障。正常情况下，当胰液进入十二指肠后，在肠激酶作用下，首先胰蛋白酶原被激活，形成胰蛋白酶，在胰蛋白酶作用下各种无活性的胰消化酶原被激活为有活性的消化酶，对食物进行消化。

2. 急性胰腺炎时　与自身消化理论相关的机制：①各种病因导致胰腺腺泡内无活性的酶原激活，发生胰腺自身消化的连锁反应；②胰腺导管通透性增加，使有生物活性的胰酶渗入胰腺组织，加重胰腺炎症。各种消化酶原激活后，起主要作用的活化酶有：磷脂酶 A_2、弹性蛋白酶、脂肪酶、激肽释放酶或胰舒血管素，详细作用见下表：

表1-24　急性胰腺炎发病机制小结（TANG）

活化酶	作用	后果
磷脂酶 A_2	分解细胞膜的磷脂，产生溶血脑磷脂和溶血磷脂酰胆碱	胰实质凝固性坏死、溶血及脂肪组织坏死
激肽释放酶	使激肽酶原变为缓激肽和胰激肽，使血管舒张和通透性增加	休克、水肿
弹性蛋白酶	溶解血管弹性纤维	血栓形成出血
脂肪酶	参与胰腺及周围组织脂肪坏死和液化	

上述消化酶共同作用，造成胰腺实质及邻近组织的损伤和坏死，细胞的损伤和坏死又促使消化酶释出，形成恶性循环。坏死的产物、胰腺消化酶和胰腺炎症又可通过血液循环和淋巴管途径，输送到全身，引起多脏器损害及多种并发症。

三、分型及病理改变

表1-25　急性胰腺炎分型及病理改变

	又名	临床表现	肉眼改变	镜下表现
轻症急性胰腺炎（mild acute pancreatitis，MAP）	急性水肿型	多见，病情自限，预后良好，以胰腺水肿为主	胰腺水肿、肿大、分叶模糊，质脆，胰腺周围有少量脂肪坏死，病变累及部分或整个胰腺	间质水肿、充血、散在点状脂肪坏死和炎症细胞浸润，无明显胰实质坏死和出血
重症急性胰腺炎（severe acute pancreatitis，SAP）	急性坏死型	少见，病死率高，胰腺出血坏死，常继发感染、腹膜炎和休克等多种并发症	胰腺红褐色或灰褐色，分叶结构消失，并有新鲜出血区。较大范围的脂肪坏死灶，散落在胰腺及胰腺周围组织，称为钙皂斑。病程较长者可并发假性囊肿、脓肿或瘘管形成	凝固性坏死，细胞结构消失。坏死灶被炎性细胞浸润包绕。常见淋巴管炎、静脉炎、血栓形成及出血坏死

重症患者由于胰液外溢和血管损害，部分病例可有心包积液、化学性腹水和胸水，易继发细菌感染。发生急性呼吸窘迫综合征时可见肺水肿、肺出血和肺透明膜形成，也可见肾小管坏死、肾小球病变、脂肪栓塞和弥散性血管内凝血等病理变化。

四、临床表现

1. 症状

（1）腹痛：主要表现和首发症状。

疼痛部位多位于中上腹，可向腰背部呈带状放射，取弯腰抱膝位可缓解。突然起病，程度轻重不一，可为刀割样痛、钝痛、钻痛或绞痛，呈持续性，可有阵发性加剧，不能为胃肠解痉药缓解，进食可加重。轻症3~5天即可缓解。重症腹部剧痛持续时间较长，因为渗液扩散，可引起全腹痛。少数年老体弱患者可无腹痛或轻微腹痛。

腹痛机制：①炎性渗出液和胰液外溢刺激腹膜和腹膜后组织；②胰腺急性水肿，炎症刺激和牵拉包膜上的神经末梢；③胰管阻塞或伴胆囊炎、胆石症引起疼痛；④胰腺炎症累及肠道，导致肠胀气和肠麻痹。

（2）恶心、呕吐和腹胀：呕出食物和胆汁，吐后腹痛不减轻。同时有腹胀，甚至出现麻痹性肠梗阻。

（3）低血压或休克：多见于重症，可出现皮肤苍白、烦躁不安、湿冷。主要因为有效血容量不足，缓激肽类物质导致周围血管扩张，并发消化道出血。

（4）发热：多数有中度以上发热，持续3~5天。发热持续一周以上不退或逐渐升高、伴有白细胞计数升高者应怀疑有继发感染，如胰腺脓肿等。

（5）手足搐搦：大量脂肪组织坏死分解出的脂肪酸与钙结合成脂肪酸钙，钙大量消耗导致低血钙所致；也与胰腺炎时刺激甲状腺分泌降钙素有关——提示预后不良。

2. 体征

（1）轻症：上腹部压痛，但较主诉腹痛程度相对轻，可有腹胀和肠鸣音减弱，一般无腹肌紧张和反跳痛。

（2）重症

1）腹部体征：上腹或全腹明显压痛，并出现腹肌紧张和反跳痛。肠鸣音减弱或消失，并可出现移动性浊音，并发脓肿时可触及有明显压痛的腹部包块。伴有麻痹性肠梗阻时可有明显腹胀，腹水征常呈阳性。

2）黄疸：当胰头炎性水肿压迫胆总管或胆总管壶腹部结石时可出现。后期出现黄疸应考虑并发胰腺假性囊肿或脓肿压迫胆总管或因为肝细胞损害所致。

敲黑板

少数患者可出现两个"征"（常考 TANG）：

①Grey-Turner 征：两侧胁腹部皮肤表现为暗灰蓝色（胰酶、坏死组织及出血沿腹膜间隙与肌层渗入到腹壁下所致）；

②Cullen 征：脐周皮肤青紫。

五、并发症

表 1-26　急性胰腺炎的并发症总结（TANG）

全身并发症：多器官功能衰竭（MOF）	急性呼吸窘迫综合征	进行性呼吸窘迫、发绀等，常规氧疗不能缓解
	急性肾衰竭	少尿、蛋白尿和血尿素氮、肌酐进行性增高等
	心力衰竭、心包积液和心律失常	
	胰性脑病	精神异常（幻觉、幻想、躁狂状态）和定向力障碍
	消化道出血	上消化道出血常因应激性溃疡或黏膜糜烂所致，下消化道出血可因胰腺坏死穿透横结肠所致
	高血糖	暂时性
	慢性胰腺炎	少数演变为慢性胰腺炎
	脓毒血症和真菌感染	早期以 G⁻杆菌感染为主，后期常为混合菌感染，且脓毒血症往往与胰腺脓肿同时存在；重症患者极易产生真菌感染（机体抵抗力极低+长期大量使用抗生素）
局部并发症	胰腺脓肿	起病 2~3 周后，由于胰腺及胰周坏死继发感染而形成脓肿。此时出现腹痛、高热、上腹肿块和中毒症状
	假性囊肿（囊壁仅见坏死肉芽和纤维组织，无上皮，故名）	在病后 3~4 周形成，由于胰液和液化的坏死组织在胰腺内或周围包裹所致。多位于胰腺体尾部，直径几毫米至几十厘米，可压迫相邻近组织引起相应症状。囊肿穿破可致胰源性腹水

六、实验室及辅助检查（极其重要考点 TANG）

表 1-27　急性胰腺炎辅助检查（重要小结 TANG）

实验室指标		细节考点
淀粉酶	血清（胰）淀粉酶	起病后 2~12 小时开始升高，24 小时达高峰，48 小时开始下降，持续 3~5 天。两个注意：①淀粉酶的高低不反映病情轻重——重症急性胰腺炎淀粉酶值可正常或低于正常；②淀粉酶增高不一定是胰腺炎——其他急腹症如胆石症、消化性溃疡穿孔、胆囊炎、肠梗阻等都可升高，但不超过 2 倍。而超过正常值 3 倍以上可确诊急性胰腺炎
	尿淀粉酶（官方教材已删除，我们暂时保留 TANG）	升高较晚，在发病后 12~14 小时开始升高，持续 1~2 周，下降缓慢，但尿淀粉酶水平可受尿量影响
	腹水、胸水淀粉酶	明显升高，且呈血性

续表

实验室指标		细节考点
	血清脂肪酶	起病24~72小时后开始上升,持续7~10天,对就诊较晚者有诊断价值,特异性也较高
生化	血糖	暂时性升高;持久空腹血糖>10mmol/L反映胰腺坏死,提示预后不良
	血钙	低钙血症(<2mmol/L)多见于重症急性胰腺炎,低血钙程度与临床严重程度相平行,若血钙低于1.5mmol/L提示预后不良
	水、电解质、酸碱平衡及代谢紊乱	低血钾、脱水; 呕吐频繁可有代谢性碱中毒; 重症者明显脱水与代谢性酸中毒
	其他	(少见)高胆红素血症、血清AST、LDH增加、高甘油三酯血症
	C-反应蛋白(CRP)	监测与评估急性胰腺炎的严重程度,胰腺坏死时明显升高
	血常规	白细胞增多及中性粒细胞核左移
影像学	腹部B超	常规初筛; 胰腺肿大,胰内及胰周围回声异常;可了解胆囊和胆道情况;后期做B超对假性囊肿和脓肿有诊断意义
	CT	尤其对鉴别轻症和重症胰腺炎具有重要价值,可诊断、鉴别诊断、进行分级、评估严重程度; 增强CT——诊断胰腺坏死的最佳检查方法
	腹部X线平片	"结肠切割征"和"哨兵袢"——胰腺炎的间接指征; 还可排除其他急腹症如内脏穿孔等;发现肠麻痹或麻痹性肠梗阻征;提示腹水

七、诊断与鉴别诊断

(一)区别轻症与重症胰腺炎(临床预后截然不同)

1. 确定是否为急性胰腺炎 诊断一般应在患者就诊后48小时内明确。应具备下列3条中任意2条:①急性、持续中上腹痛;②血淀粉酶或脂肪酶>正常值上限3倍;③急性胰腺炎的典型影像学改变。

2. 病情严重程度分级(TANG小结)

表1-28 病情严重程度分级(TANG小结)

急性胰腺炎分级		器官功能衰竭、并发症	其他表现
轻症急性胰腺炎(MAP)	水肿性胰腺炎,占急性胰腺炎的60%	无	主要表现为上腹痛、恶心、呕吐,可有腹膜炎,但多局限于上腹部,体征较轻,经及时的液体治疗,通常在1~2周内恢复,病死率极低
中度重症急性胰腺炎(MSAP)	占30%	一过性器官功能衰竭(48小时内可以自行恢复)	伴有局部或全身并发症。早期病死率低,后期如坏死组织合并感染,病死率增高
重症急性胰腺炎(SAP)	占10%	持续的器官功能衰竭(超过48小时),且不能自行恢复,涉及的器官系统包括呼吸系统、心血管系统和肾脏	
危重急性胰腺炎	器官衰竭>48小时,伴感染性胰腺坏死		

3. 寻找病因 尽早解除病因有助于缩短病程、预防向重症胰腺炎转化,避免复发。可采用核磁胰胆管成像寻找胰胆管疾病方面的病因。

(二)鉴别诊断

1. 消化性溃疡急性穿孔。

2. 急性胆囊炎和胆石症。

3. 急性肠梗阻。

4. 心肌梗死 有冠心病病史,突然发病,疼痛有时限于上腹部。心电图显示心肌梗死图像,血清心肌酶升高。血、尿淀粉酶正常。

八、治疗

1. 非手术治疗 适用于轻症胰腺炎及尚无外科干预指征的中度重症和重症急性胰腺炎。

(1) 禁食、胃肠减压：防止呕吐、减轻腹胀、降低腹内压。禁食期主要靠完全肠外营养 (TPN)。待病情稳定、肠功能恢复后可早期给予肠内营养，酌情恢复饮食。

(2) 补液、防治休克：补充电解质，纠正酸中毒，预防、治疗低血压，维持循环稳定，改善微循环。

(3) 镇痛解痉：解痉止痛药常用山莨菪碱、阿托品等，效果不明显时可予以弱阿片类中枢镇痛药物、非甾体镇痛药。吗啡虽可引起 Oddi 括约肌张力增高，但对预后并无不良影响。

(4) 抑制胰腺分泌：生长抑素及胰蛋白酶抑制剂；PPIs 或 H_2RAs 间接抑制胰腺分泌。

(5) 抗生素：有感染证据时，可经验性或针对性地使用抗生素。常见致病菌：大肠埃希氏菌、铜绿假单胞菌、克雷伯菌和鲍曼不动杆菌。

(6) 中药治疗：呕吐基本控制后，经胃管注入中药 (复方清胰汤加减：银花、连翘等)。每天 3～6 次，注入后夹管 2 小时。

重症急性胰腺炎因病情危重和需要器官功能支持，往往需进入重症监护室治疗，必要时予以机械通气和床旁透析。

2. 手术治疗

(1) 手术适应证：①不能排除其他急腹症时；②胰腺和胰周坏死组织继发感染；③虽经合理支持治疗，而临床症状继续恶化；④胆源性胰腺炎；⑤病程后期合并肠瘘大出血或胰腺假性囊肿；⑥腹腔间隔室综合征，即出现腹部严重膨隆、腹壁高度紧张，伴有心、肺、肾功能衰竭，经内科治疗无效。

(2) 手术方式：最常用的是坏死组织清除加引流术。坏死组织较多时，切口可部分敞开，以利于术后反复清除坏死组织。

手术可同时行"三造瘘术"，即胃造瘘、空肠造瘘及胆总管引流术。继发肠瘘者，可行瘘口外置或近端肠造瘘。若形成假性胰腺囊肿，可经皮穿刺置管引流，或手术行内、外引流术。也可使用内镜 (胃镜、腹腔镜等) 行坏死组织清除术。

对于伴有胆道结石性梗阻、胆道感染的重症胰腺炎患者，应在 72 小时内早期手术；若条件允许，可行内镜下 Oddi 括约肌切开取石、鼻胆管引流术。经非手术治疗病情缓解的患者，可于急性胰腺炎治愈 2～4 周后行胆道手术。

[经典例题 1]

男性，45 岁。进食高脂餐并饮酒后上腹持续疼痛 8 小时，呕吐 2 次后疼痛无缓解。查体：T 37.8℃，上腹偏左压痛、反跳痛阳性。

(1) 最有诊断意义的辅助检查是

A. 血清脂肪酶

B. 血常规

C. 血清淀粉酶

D. 立位腹部 X 线平片

E. 心电图

(2) 最可能的诊断是

A. 急性胃炎

B. 急性胆囊炎

C. 肠梗阻

D. 急性胰腺炎

E. 急性心肌梗死

（3）如需使用抗生素治疗，抗生素选择的最佳配伍是甲硝唑和

A. 阿奇霉素

B. 克林霉素

C. 环丙沙星

D. 头孢拉啶

E. 青霉素

[参考答案] 1. C、D、C

第二节　胰腺癌

本病早期诊断困难，出现典型症状时多属晚期，此时诊断胰头癌并不困难，但多已丧失手术机会，预后差。包括：胰头癌（占 70%～80%）、胰体尾癌。

一、临床表现

1. 症状　最常见腹痛、黄疸和消瘦。

胰头癌以腹痛、黄疸和上腹胀不适为主；胰体尾癌以腹痛、上腹胀不适和腰背痛多见。

（1）上腹疼痛、不适　常见的首发症状。

常位于中上腹深处，疼痛常呈持续性，餐后 1～2 小时加重。中晚期肿瘤侵及腹腔神经丛，出现持续性剧烈腹痛，可向腰背部放射，夜间或仰卧时加重，影响睡眠和饮食。

（2）黄疸是胰头癌最主要的临床表现，呈进行性加重。

癌肿距胆总管越近，黄疸出现越早。可伴皮肤瘙痒，尿色如浓茶，粪便呈陶土色。胰体尾癌黄疸少见。

（3）消瘦、乏力、体重下降，晚期恶病质。

（4）消化道症状：胆总管下端和胰腺导管被肿瘤阻塞，胆汁和胰液不能进入十二指肠，可导致食欲缺乏和消化不良。胰腺外分泌功能不全，可导致腹泻。晚期肿瘤侵及十二指肠可出现上消化道梗阻或出血。

（5）其他：糖尿病、血栓性静脉炎的表现。一般无胆道感染。

2. 体征　早期无明显体征，典型胰腺癌可见消瘦、上腹压痛和黄疸。可扪及囊性、无压痛、光滑并可推移的胀大胆囊，称为 Courvoisier 征。有黄疸时，可因胆汁淤积而出现肝大，质硬、表面光滑。晚期肿块多位于上腹部，呈结节状或硬块，一般较深，不活动。晚期可有腹水、锁骨上淋巴结肿大，或直肠指诊触及盆腔转移结节。

二、诊断

40 岁以上有以下症状时应重视：①持续性上腹不适，进餐后加重，伴有食欲缺乏；②不能解释的进行性消瘦；③新发糖尿病或糖尿病突然加重；④多发性深静脉炎或游走性静脉炎；⑤有胰腺癌家族史、慢性胰腺炎、大量吸烟者。

三、辅助检查

表 1-29　胰腺癌的辅助检查总表（TANG）

实验室检查	血、尿、粪——梗阻性黄疸	血	血清总胆红素和结合胆红素升高，碱性磷酸酶、转氨酶轻度升高；并发胰腺炎时，血清淀粉酶和脂肪酶可升高；糖耐量试验有异常曲线
		尿	胆红素阳性
		粪便	灰白色，粪胆原减少或消失
	肿瘤标记物		CEA 及 CA19-9 可升高，其中 CA19-9 的临床意义较大。CA19-9 联合其他肿瘤标志物检测可提高胰腺癌诊断的特异性和准确性。从粪便、血液和胰液中可检查到突变的 K-ras 基因

影像学	CT	胰腺区动态薄层增强扫描及三维重建——首选的影像学检查，对判定肿瘤是否侵犯大血管，进行术前可切除性评估具有重要意义。还可发现腹膜后淋巴结转移和肝内转移
	超声	胰腺常显示不清。可显示肝内、外胆管扩张，胆囊胀大，胰管扩张（正常直径≤3mm）
	内镜超声	优于普通 B 超。不受胃肠道气体的影响，并可穿刺取组织活检
	上消化道 X 线钡剂造影	可见十二指肠曲扩大，或十二指肠降段内侧呈"反3"形征象。低张力造影可提高阳性发现率，可以提示有无胰头占位病变
	ERCP	能直接观察十二指肠壁和壶腹有无癌肿浸润。直接收集胰液做细胞学检查及壶腹部活检做病理检查。必要时可同时放置胆道内支架减黄，为手术做准备
	PTC	适用于 ERCP 插管失败或胆总管下端梗阻不能插管时。在做 PTC 的同时行胆管内置管引流（PTCD）可减轻黄疸
	MRI 或磁共振胆胰管造影（MRCP）	MRCP 能显示胰、胆管梗阻部位、扩张程度
	选择性动脉造影	可显示肿瘤与邻近血管的关系，有助于判断病变范围和手术切除的可能性
	经皮细针穿刺细胞学检查	在超声或 CT 引导下穿刺肿瘤做细胞学检查阳性率可达 80% 左右，也可做 C-Ki-ras 基因监测

[经典例题 1]

男性，65 岁。进行性黄疸 3 个月，伴中上腹持续性胀感，夜间平卧时加重，消瘦显著。查体：慢性消耗性面容。皮肤、巩膜黄染。腹平坦，脐右上方深压痛，未触及块状物，Courvoisier 征阳性。首先考虑的诊断是

A. 慢性胆囊炎　　　　　　　　　　B. 胆石症

C. 原发性肝癌　　　　　　　　　　D. 胃癌

E. 胰头癌

[参考答案] 1.E

第五章　急性肠梗阻

一、病因与分类

1. 病因

表 1-30　肠梗阻的病因

机械性病因	肠腔堵塞：寄生虫、粪块、大胆石、异物等，一般梗阻不重
	肠管受压：肠粘连、索带压迫、扭转、嵌顿性疝、腹腔内肿瘤压迫等
	肠壁病变：先天性肠道闭锁、肿瘤、炎性狭窄、肠系膜血管栓塞或血栓形成等
动力性病因	急性腹膜炎、手术或毒素刺激、低血钾等使肠管麻痹，或神经刺激反射致肠管痉挛

2. 肠梗阻的分类

表 1-31　肠梗阻的分类总表（TANG）

分类依据	具体类型	
按病因	机械性肠梗阻	器质性原因使肠腔狭小而内容物不能通过
	动力性肠梗阻	肠麻痹而无器质性肠腔狭窄
按肠壁有无血运障碍	单纯性肠梗阻	只是肠内容通过受阻，无肠管血运障碍
	绞窄性肠梗阻	有肠壁血运障碍，肠管失去活力
按梗阻部位	高位梗阻	梗阻发生在空肠上段以上
	低位梗阻	梗阻发生在回肠末端和结肠
按梗阻程度	完全性肠梗阻	肠腔完全不通； 闭袢性肠梗阻——一段肠袢两端完全阻塞，如肠扭转，结肠肿瘤等
	不完全性肠梗阻	肠腔仅部分不能通过
按发展过程	急性肠梗阻，多见	
	慢性肠梗阻，多为低位结肠梗阻	

各类肠梗阻是在不断变化的，可相互转变。如单纯性可转化为绞窄性，不完全性可转为完全性梗阻。

［经典例题 1］

肠梗阻最常见的类型是

A. 痉挛性肠梗阻　　　　　　　　　B. 麻痹性肠梗阻

C. 血栓性肠梗阻　　　　　　　　　D. 血管栓塞性肠梗阻

E. 机械性肠梗阻

［经典例题 2］

男性，40岁。有胃溃疡穿孔手术史，3天前出现腹胀、腹痛伴呕吐、肛门停止排便排气，经检查诊断为肠梗阻，目前最为重要的是了解梗阻

A. 原因　　　　　　　　　　　　　B. 部位

C. 程度　　　　　　　　　　　　　D. 是否绞窄

E. 发生速度

[参考答案] 1.E；2.D

二、临床表现和诊断

1. 共同表现 痛、吐、胀、闭+腹部体征。

表 1-32 肠梗阻 4 大临床症状及核心考点（TANG）

4 大临床症状——痛（腹痛）、吐（呕吐）、胀（腹胀）、闭（停止排气排便）	
腹痛	①机械性肠梗阻：阵发性绞痛，伴有肠鸣、腹部"气块"在腹中蹿动。体检见有肠型和蠕动波、肠鸣音亢进、气过水音或金属音； ②麻痹性肠梗阻：胀痛； ③绞窄性肠梗阻：剧烈的持续性腹痛
呕吐	呕吐频率与吐出物——随梗阻部位高低而不同： ①高位：呕吐早、频繁，吐出物少、多为胃十二指肠内容； ②低位：呕吐出现迟、次数少、吐出物多、可为粪性。结直肠梗阻很晚才出现呕吐； 特殊：麻痹性肠梗阻——溢出性呕吐。 【呕吐原因】 ①早期：反射性，吐出物为食物或胃液，进食即吐； ②后期：反流性
腹胀	程度：与梗阻部位有关 ①高位：腹胀不明显； ②低位及麻痹性：全腹性腹胀显著； 【肠扭转】闭袢性肠梗阻——腹胀不均匀对称
停止排便排气	①完全性肠梗阻：不再排便排气 ②高位梗阻与肠套叠、肠系膜血管栓塞：可有少量排便

腹部体征：
①机械性：肠型，有轻压痛、肠鸣音亢进，但腹膜炎体征不明显；
②绞窄性：有腹膜刺激征，可触及有压痛的肿块；
③麻痹性：腹膨隆，肠鸣音减弱或消失；
直肠指检：如肿瘤所致，可触及肠内、肠壁或肠外肿块

2. 全身情况

（1）单纯性肠梗阻早期：无明显改变。

（2）晚期或绞窄性肠梗阻：唇干舌燥、眼窝内陷、皮肤弹性消失，尿少或无尿等明显缺水征，或脉搏细速、血压下降、面色苍白、四肢发凉等中毒和休克征象。

3. X 线检查 最常用立位腹部透视或平片。

肠梗阻发生 4~6 小时，肠内气体增多。立位 X 线腹部透视或平片可见多个液平面。

空肠黏膜环状皱襞可显示"鱼肋骨刺"状。而回肠黏膜无此征象。结肠显示有结肠袋形。

疑有肠套叠时应做钡灌肠摄片以协助诊断。CT——排除肿瘤。

4. 实验室检查 血、尿常规，血生化、血气分析。

（1）单纯性肠梗阻早期：变化不明显。病情发展——血液浓缩。

（2）绞窄性肠梗阻：白细胞计数和中性粒细胞比例增高，电解质酸碱平衡失调。呕吐物和大便做潜血试验，阳性者考虑肠管有血运障碍。

三、各种类型肠梗阻的特点

表 1-33 单纯性与绞窄性肠梗阻鉴别

鉴别要点	单纯性肠梗阻	绞窄性肠梗阻
全身情况	轻度脱水征	重病容，脱水明显
发病	渐起	急骤，易致休克

续表

鉴别要点	单纯性肠梗阻	绞窄性肠梗阻
腹痛	阵发性、伴有肠鸣音	持续、剧烈，无肠鸣音
呕吐	高位频繁、胃肠减压后可缓解	出现早、频繁，胃肠减压后不缓解
呕吐物	胃肠液	可为血性液体
触诊	无腹膜刺激征，可触及肿胀肠袢	有腹膜刺激征，无肿物可触及
肠鸣音	肠鸣音亢进，呈气过水音	不亢进，或消失
腹腔穿刺	阴性	可抽出血性液体
X 线	有液平	有孤立、胀大的肠袢

表 1-34 高位与低位肠梗阻的鉴别

鉴别要点	高位肠梗阻	低位肠梗阻
梗阻部位	空肠上段	回肠、结肠
呕吐	早、频	晚、少或无
呕吐物	多为胃内容、渐少	量不定、粪性物
腹胀	不明显	明显
X 线检查	无明显液平	有多个液平、阶梯状

四、各类肠梗阻的治疗

原则：纠正全身病理生理变化+解除梗阻。

1. 基本处理(无论非手术或手术治疗均需要)

(1)胃肠减压：吸出胃肠道内的气体和液体，降低肠腔内压力，改善肠壁血液循环，减轻腹胀和毒素吸收。

(2)纠正水、电解质紊乱和酸碱失衡：早期补液为主，后期可能需要输血浆或全血。

(3)防治感染：选择针对大肠埃希菌和厌氧菌的抗生素。

(4)对症：止痛剂应用：遵循急腹症治疗原则。给氧、解痉、营养支持(TPN)等。

2. 解除梗阻

表 1-35 解除肠梗阻的治疗手段(TANG)

	适应证	方法
非手术	①单纯性粘连性肠梗阻；②麻痹性肠梗阻；③炎症性不完全性肠梗阻；④蛔虫或粪块所致肠梗阻；⑤肠套叠早期	①胃肠灌注生植物油——驱虫；②低压空气或钡剂灌肠——肠套叠复位；③中医中药。 如梗阻加重为完全性机械性、有绞窄危险时转手术治疗
手术	①非手术治疗无效者；②绞窄性肠梗阻；③肿瘤和先天性畸形引起者	①解除梗阻病因：粘连松解；肠套叠或肠扭转复位；肠切开取异物； ②肠切除肠吻合术：用于肠管肿瘤、炎性肠狭窄、肠壁坏死(肠绞窄的判断：肠壁已呈黑色并塌陷；肠壁失去张力，无蠕动，肠管扩大，对刺激无收缩反应；相应的肠系膜终末小动脉无搏动，说明肠管无生机)； ③肠道短路手术：做梗阻近端与远端肠袢侧侧吻合术。适用于梗阻原因不能简单解除，或不能切除者。如肿瘤广泛浸润、肠粘连成团与周围重要组织粘连者； ④肠造口或肠外置术：适用于全身情况差不允许做复杂手术，又伴急性结、直肠梗阻者，可待以后二期手术治疗原发病； ⑤腹腔引流：腹腔内严重感染时(如绞窄性肠梗阻)

第六章　急性阑尾炎

一、阑尾的解剖和生理

1. 解剖(重点关注与外科密切相关的解剖知识)

阑尾是一条细长的盲管，起自盲肠根部，为三条结肠带的汇合点，内腔开口于回盲瓣远侧 2~3cm 处。其他与考试密切相关的解剖知识总结如下表：

表 1-36　阑尾解剖(TANG 小结)

解剖基础	可考细节
体表投影	常在右髂前上棘与脐连线的中外 1/3 处，称麦氏(McBurney)点。是阑尾手术切口的标志点。 阑尾位置变异很大，最常见，(2/3)的部位是盲肠内侧。 阑尾尖端指向有六种类型：①回肠前位；②盆位；③盲肠后位；④盲肠下位；⑤盲肠外侧位；⑥回肠后位
阑尾动脉	是无侧支的终末动脉，血运障碍时易发生阑尾坏死
阑尾静脉	最终汇入门静脉，当阑尾炎细菌栓子脱落时，可引起门静脉炎和细菌性肝脓肿
阑尾神经	由交感神经纤维经腹腔丛和内脏小神经传入，其传入的脊髓节段在第 10、11 胸节，当急性阑尾炎发作时，表现为脐周牵涉痛，属内脏性疼痛(迟钝、模糊、定位不明确)，而当炎症累及腹膜时则表现为躯体感觉性痛(敏感、定位准确)，表现为转移性右下腹痛
其他	阑尾系膜呈三角形，与回肠系膜相连，内有血管、神经和淋巴管，因其较短，常使阑尾远端弯曲而成半月形。阑尾的淋巴管引流到回结肠淋巴结

2. 阑尾生理

阑尾壁内有丰富淋巴组织——炎症刺激增生后，容易导致管腔堵塞。

阑尾黏膜深部的嗜银细胞——产生阑尾类癌的组织学基础。

二、病因和病理类型

1. 病因

(1)阑尾管腔阻塞：阑尾炎最常见的病因。由淋巴滤泡增生、粪石、异物、肿瘤等造成。

(2)细菌入侵：致病菌多为肠道内的 G⁻杆菌及厌氧菌。

(3)阑尾先天畸形。

2. 临床病理分型

表 1-37　临床病理分型

阑尾炎病理分型	病理改变和临床结果
急性单纯性阑尾炎	阑尾轻度肿胀，镜下各层均有水肿和中性粒细胞浸润，黏膜表面有小溃疡和出血点
急性化脓性阑尾炎	炎症加重，阑尾肿胀明显，浆膜高度充血，有脓性渗出物附着
坏疽性及穿孔性阑尾炎	病变进一步加剧时，阑尾管壁坏死或部分坏死，呈紫黑色或黑色，可发生穿孔，引起急性腹膜炎
阑尾周围脓肿	急性阑尾炎化脓坏疽时，大网膜将阑尾包裹并形成粘连，出现炎性包块或形成阑尾周围脓肿

三、临床表现

1. 症状

(1)腹痛：典型转移性右下腹痛。

起于脐周部和上腹部，6~8 小时后转移并固定在右下腹部，呈持续性加重，70%~80%急性阑尾炎具有这种典型的转移性腹痛的特点。注意：腹痛的部位可能因阑尾的位置变异而不同于典型位置。

（2）胃肠道症状：恶心、呕吐，腹泻。盆位阑尾炎时炎症刺激直肠和膀胱，可引起里急后重感和排尿疼痛；弥漫性腹膜炎时可致麻痹性肠梗阻。

（3）全身症状：乏力、头痛。炎症加重时可有出汗、口渴、脉速、发热等全身感染中毒症状。阑尾穿孔或门静脉炎时可出现畏寒、高热或轻度黄疸。

2. 体征

（1）右下腹压痛：右下腹麦氏点附近固定压痛点——阑尾炎最主要和典型的体征，是诊断阑尾炎的重要依据。

（2）腹膜刺激征：腹肌紧张、反跳痛和肠鸣音减弱或消失等，提示阑尾炎已发展到化脓、坏疽或穿孔而引起局限性或弥漫性腹膜炎阶段。

（3）右下腹包块：应考虑阑尾周围脓肿。

（4）其他可协助诊断的体征

表1-38　急性阑尾炎协助诊断的体征（重要考点小结 TANG）

	做法	阳性的临床意义
结肠充气试验	压住左下腹部，另一手反复压迫近侧结肠，双手交替向近端按压，把气体推向盲肠，冲击盲肠刺激炎性阑尾，引起右下腹痛者为阳性	辅助诊断阑尾炎
腰大肌试验	左侧卧位，使右下肢后伸，引起右下腹疼痛者为阳性	说明阑尾为盲肠后位，靠近腰大肌前方
闭孔内肌试验	仰卧位，屈曲右髋并被动内旋，引起右下腹疼痛者为阳性	说明阑尾靠近闭孔内肌（TANG 补充，低位，位于盆腔）
直肠指诊	直肠指诊直肠右前壁有触痛，提示阑尾位于盆腔或炎症已波及盆腔；如有直肠膀胱隐窝处积脓，直肠前壁不仅有触痛且有饱满感或波动感	

3. 实验室检查

（1）血常规：白细胞计数及中性粒细胞比例增高。

（2）尿常规镜检：阑尾炎症可刺激输尿管或膀胱，尿中可出现少量红细胞、白细胞，应除外泌尿系结石等病变。

[经典例题1]

急性阑尾炎常见的典型临床表现

A. 阵发性右下腹痛　　　　　　　　B. 转移性右下腹痛

C. 发热　　　　　　　　　　　　　D. 恶心、呕吐

E. 腰大肌试验阳性

[参考答案] 1. B

四、诊断与鉴别诊断

1. 诊断重要的依据

（1）典型的转移性右下腹痛伴恶心、呕吐。

（2）查体右下腹麦氏点压痛。

（3）实验室检查白细胞升高。

2. B超、CT 等影像学检查　在诊断中不是必需的，只有当诊断不确定时可选择应用。

3. 鉴别诊断

表 1-39　急性阑尾炎鉴别诊断

阑尾炎的鉴别诊断		病史	下一步处理
胃十二指肠溃疡穿孔		多有溃疡病史，表现为突然发作的剧烈腹痛。除右下腹压痛外，上腹部压痛和疼痛重于右下腹，腹壁板状强直、肠鸣音消失和腹膜刺激征也较明显	X线：膈下游离气体
妇产科疾病	异位妊娠破裂	停经史，突发下腹痛并有急性失血的症状和腹腔内出血的体征	病史追问、超声检查
	卵巢囊肿扭转	有明显腹痛和腹部肿块	
	急性输卵管炎、急性盆腔炎	脓性白带和盆腔对称性的压痛，可伴有腰痛	
右侧输尿管结石		突发阵发性剧烈绞痛，并向会阴部外生殖器放射	尿中查到大量红细胞；X线、超声
急性肠系膜淋巴结炎		儿童多见，常有上呼吸道感染史，腹痛位置可随体位变更	

其他：右侧肺炎、胸膜炎、急性胃肠炎、回盲部肿瘤、梅克尔憩室炎、慢性炎性肠病

五、治疗

绝大多数一旦确诊，应早期手术治疗。

表 1-40　急性阑尾炎手术方式

	手术方式
急性单纯性阑尾炎	阑尾切除术
急性化脓、坏疽性阑尾炎或穿孔性阑尾炎	阑尾切除术，如腹腔已有脓液，可清除脓液后关闭腹膜，根据腹腔感染程度、积脓多少决定是否放置腹腔引流管
阑尾周围脓肿	1）阑尾脓肿尚未破溃穿孔时——可切除阑尾； 2）如脓肿已局限在右下腹，病情又平稳——不要强求做阑尾切除术，给予抗生素，并加强全身支持治疗，以促进脓液吸收、脓肿消退。如无局限趋势，应行切开引流术

六、特殊类型阑尾炎

表 1-41　特殊类型阑尾炎

	特殊性	处理
婴幼儿	①病情发展较快且较重，早期即出现高热、呕吐等； ②右下腹体征不明显、不典型，局部明显压痛及肌紧张——重要体征； ③穿孔率可达80%，并发症及死亡率也较高	早期手术，纠正脱水，应用广谱抗生素等。如有穿孔应充分引流
老年人	①主诉不确切、体征不典型，临床表现轻而病理改变重，体温及白细胞升高均不明显，容易延误诊治；②阑尾缺血坏死、穿孔和其他并发症的发生率较高；③常因伴发心血管病、糖尿病、肾功能不全等，使病情更加复杂、严重	及时手术，同时注意内科疾病的处理
妊娠期	①因盲肠被子宫推压上移，压痛点偏向上外侧； ②因腹肌被伸直而使压痛和肌紧张等体征不够明显； ③因子宫增大，腹膜炎不易被局限而易在腹腔内扩散； ④炎症发展后易导致流产和早产	①妊娠后期的感染难以控制，应尽早行阑尾切除术，围手术期应加用黄体酮； ②手术切口需偏高，操作要细致，尽量不用引流管，减少对子宫的刺激； ③临产期如合并穿孔或全身感染症状严重时——剖宫产术，同时切除病变阑尾

[经典例题2]

老年急性阑尾炎的临床特点是

A. 常有寒战、高热
B. 腹痛、恶心明显
C. 显著腹肌紧张
D. 右下腹压痛明显
E. 阑尾容易缺血、坏死

[经典例题3]

年轻女性，26岁。妊娠7个月，因转移性右下腹痛2小时就诊。经检查诊断为急性阑尾炎，其治疗措施错误的是

A. 尽量不用腹腔引流
B. 围手术期加用黄体酮
C. 行阑尾切除术
D. 手术切口应偏低
E. 可应用广谱抗生素

[参考答案] 2.E；3.D

第七章 结、直肠癌

一、结肠癌

(一)病因、病理和分期

1. 病因

(1)环境污染：水中致癌化学物质，农药。

(2)饮食习惯：常年食用高蛋白、高脂肪食品和低纤维食品易患癌。

(3)结肠腺瘤，尤其是绒毛状腺瘤易发生癌变，家族性腺瘤息肉病、溃疡性结肠炎等慢性炎症在肠黏膜反复破坏和修复时可能癌变。

(4)遗传。

2. 病理与分型

表 1-42　结肠癌的病理与分型

结肠癌肉眼分型		特点
溃疡型——最常见		肿瘤中央有深的溃疡、周边不规则，易感染、出血，转移早
隆起型	多发于右半结肠	肿瘤主体向肠腔突出，因此可表现有腹部包块伴腹痛，特点是转移晚，预后好
浸润型	多发于左半结肠	肿瘤向肠壁各层呈弥漫性浸润生长，累及肠管全周，易致环状狭窄而出现肠梗阻表现

3. 常见的组织学类型

(1)腺癌：包括黏液腺癌和印戒细胞癌，占结肠癌大多数。

(2)黏液癌：预后较腺癌差。

(3)未分化癌：预后最差。

结肠癌转移途径：主要是直接浸润、淋巴转移；次为血行转移、腹膜种植，最常见的转移器官为肝，次为肺、骨。

(二)临床表现和诊断

1. 临床表现　部分患者可以早期出现排便习惯与粪便性状改变(表现为绞痛，腹泻与便秘交替，或黏液血便)。定位不确切的持续性腹部隐痛、腹部肿块、出现肠梗阻症状，对中、老年患者应警惕结肠癌诊断。亦可因慢性失血、癌肿破溃、毒素吸收等出现贫血、消瘦、乏力、低热等。不同部位的结肠癌肿有不同的临床特点：

表 1-43　结肠癌的临床表现

	主要功能	肿瘤常见的类型	主要临床表现
右半结肠	吸收水分及少量葡萄糖、电解质等，肠内容物主要为液体或半流体	隆起型或溃疡型，不易引起肠腔狭窄	以全身症状、贫血、腹部肿块为主要表现
左半结肠	分泌碱性黏液润滑肠黏膜，肠内容物多为成形大便	浸润型	以肠梗阻、便秘、腹泻、便血等症状为显著症状。乙状结肠系膜长且宽，肠管短，故较易出现肠扭转、梗阻的表现

2. 诊断　早期症状不明显，凡40岁以上有：①Ⅰ级亲属结直肠癌史者；②有癌症史或肠道绒毛状腺瘤或息肉病史者；③粪隐血试验阳性者；④有以下两项以上者：黏液血便、慢性腹泻、慢性便秘、慢性阑尾炎史、精神创伤史、接受过盆腔放疗病史者为高危人群。应做如下检查：

表1-44　疑诊结肠癌的辅助检查手段

粪隐血试验	普查筛检或早期诊断的线索
X线钡剂灌肠造影	可发现充盈缺损、肠腔狭窄、黏膜皱襞破坏等征象，显示癌肿部位和范围
纤维结肠镜	确诊价值。超声内镜还可判断肿瘤浸润深度及周围淋巴结转移情况，助于术前肿瘤分期
超声、CT、MRI	发现转移灶和肿瘤周围浸润情况
血清癌胚抗原（CEA）	60%结肠癌患者高于正常，主要用于手术效果的判断及术后复发的监测

[经典例题1]

结肠癌最早出现的临床症状是

A. 全身症状如贫血、消瘦、低热等　　　　B. 排便习惯和粪便性状的改变

C. 肠梗阻症状　　　　　　　　　　　　　D. 腹部肿块

E. 阵发性绞痛

[参考答案] 1. B

（三）治疗　手术为主，综合治疗

1. 手术方法

（1）根治性手术：切除癌肿所在肠袢+肠系膜和区域淋巴结。

（2）急症手术：局部癌肿切除+近端造口或者结肠双腔造口术。可以是暂时性的，待病情好转可再行根治术；也可以是永久性的，是一种姑息治疗。

适用于：伴有完全性肠梗阻、全身情况差不允许做根治性切除术者。

2. 术前准备

目的：使肠道空虚清洁，尽量减少肠腔内细菌数量，防止术后感染，有助于肠道功能恢复。手术准备时间为3天，口服无渣流质饮食，可术前服用聚乙二醇等泻剂清空肠道，术前一天服用甲硝唑。

3. 化疗　奥沙利铂（或伊立替丁）、氟尿嘧啶、四氢叶酸钙。

4. 分子靶向治疗。

二、直肠癌

（一）临床表现与诊断

1. 临床表现

（1）直肠刺激症状：便意频繁，排便不尽感，肛门下坠感。

（2）癌肿破溃感染症状：大便表面带血，严重时出现脓血便。

（3）肠壁狭窄症状：大便变形、变细，严重时出现低位肠梗阻的症状。

（4）直肠癌晚期：侵犯前列腺可发生尿频、尿痛、血尿；侵犯骶前神经则发生骶尾部持续性剧烈疼痛；有肝转移者出现肝大、腹水、黄疸、贫血、消瘦、水肿等表现。

2. 诊断

表1-45　直肠癌的诊断手段小结（重要小结 TANG）

直肠癌诊断手段	最可考点	其他细节
直肠指检	简单而最重要的检查方法，是临床门诊首选的检查方法	在直肠内触及包块，或者指套上有血迹，常提示癌肿的诊断。触到包块之后，应了解包块的大小、与肛门的距离、是否活动。可发现70%左右的直肠癌，而85%的直肠癌延误诊断是因为未行直肠指诊

直肠癌诊断手段	最可考点	其他细节
粪隐血检查	发现早期直肠癌的有效措施	阳性无症状者的癌肿发现率在1%以上
内镜检查	确诊	可明确肿瘤位置、大小、距肛缘距离等，并可行组织活检，明确病变性质，同时排除多发癌。已确定为直肠癌术前必须检查的项目之一
CEA	对术前诊断和术后预后估计有参考价值	
影像学检查	腹部超声	判断是否存在肝转移
	腔内超声	探查肿瘤浸润层次、肠周淋巴结转移情况及邻近脏器受累情况
	CT、MRI、PET/CT	评估直肠肿瘤大小、周围脏器受累及淋巴结转移情况，明确术后盆腔、会阴部有无复发
	钡剂灌肠检查	对直肠癌诊断意义不大，常用于结、直肠多发癌和息肉病的诊断

[经典例题2]

大肠癌诊断和术后监测最有意义的肿瘤标志物是

A. AKP
B. AFP
C. CA199
D. CA125
E. CEA

[参考答案] 2. E

（二）手术方法及适应证

直肠癌切除的范围包括癌肿在内的两端足够肠段（低位直肠癌的下切缘应距肿瘤边缘 2cm），全部直肠系膜或至少包括癌肿下缘下 5cm 的直肠系膜、周围淋巴结及受侵润的组织。

施行直肠癌根治术的同时，要充分考虑病人生活质量，术中尽量保护排尿功能和性功能。

经典术式——Miles 手术和 Dixon 手术，详见下表：

表 1-46　直肠癌的手术方式

	手术方式	适用于
局部切除术	经肛局部切除术、骶后路局部切除术	肿瘤位于直肠中下段，瘤体小（直径在 2cm 以下），大体形态为隆起型，组织分化程度高、T 分期为 T_1 期（局限于黏膜或黏膜下层）的直肠癌
腹会阴联合直肠癌根治术（Miles 手术）	切除范围包括乙状结肠远端、全部直肠、肠系膜下动脉及其区域淋巴结、全直肠系膜、肛提肌、坐骨直肠窝内脂肪、肛管及肛门周围约 5cm 直径的皮肤、皮下组织及全部肛管括约肌，于左下腹行永久性结肠造口	腹膜反折以下的直肠癌。以前应用最多的一种根治术式
经腹腔直肠癌切除术（Dixon 手术）	直肠前切除术是目前应用最多的直肠癌根治术；是否选择 Dixon 手术，主要取决于：全身状况，肿瘤分化程度、浸润转移范围，特别是肿瘤下缘距齿线的距离。要求癌肿距齿状线 5cm 以上，远端切缘距癌肿下缘 2cm 以上，以能根治、切除癌肿为原则	腹膜折返以上的直肠癌
经腹直肠癌切除、近端造口、远端封闭手术（Hartmann 手术）		全身情况差，不能耐受 Miles 手术，或急性梗阻不宜行 Dixon 手术的直肠癌患者

[经典例题 3]

腹膜反折之下的直肠癌，最常用的手术方式是

A. 拉下式直肠癌切除术   B. 经腹直肠癌切除，远端封闭，近端造瘘术

C. 经直肠镜肿瘤切除术   D. 经腹会阴联合直肠癌根治术

E. 直肠前切除术

[经典例题 4]

女性，52 岁。大便带血 3 个月，排便有下坠感，里急后重，直肠镜检查距齿状线 7cm 处可见一 3cm×3cm 肿块，菜花状，质脆，易出血，病理诊断为直肠腺癌。若选择手术，最佳术式为

A. 经腹会阴直肠癌根治术

B. 经腹直肠癌切除术

C. 经腹直肠癌切除、人工肛门、远端封闭手术

D. 拉下式直肠癌切除术

E. 局部切除加放疗

[参考答案] 3. D；4. B

(三)综合治疗

1. 新辅助放化疗

术前放化疗：使肿瘤体积缩小，达到降期作用，提高手术切除率及降低局部复发率。

术后：化疗推荐在 Ⅲ、Ⅳ 期直肠癌患者中使用，Ⅰ 期患者不建议使用。以氟尿嘧啶(5-fu)为基础用药或联合化疗；术后放疗适用于：晚期病人或手术未达到根治或术后局部复发的患者。

2. 电灼烧、冷冻、热疗凝固   主要用于低位肠腔梗阻癌肿不能切除者。

3. 其他   靶向治疗、基因治疗、免疫治疗。

(四)病因——同结肠癌

(五)病理

大体分型：①溃疡型：多见，占 50% 以上。此型分化程度较低，转移较早。②肿块型：亦称髓样癌、菜花形癌，向周围浸润少，预后较好。③浸润型：亦称硬癌、狭窄型癌，使肠腔狭窄，分化程度低，转移早，预后差。

组织学分类：①腺癌：主要为管状腺癌和乳头状腺癌，其次为黏液腺癌、印戒细胞癌；②腺鳞癌：亦称腺棘细胞癌，由腺癌细胞和鳞癌细胞构成，多为中分化至低分化，主要见于直肠下段和肛管；③未分化癌：预后差。

第八章 溃疡性结肠炎

一、病理改变

关键词(TANG)——直肠和结肠、连续、半层、浅溃疡、锯齿、铅管、慢性非特异性炎。

病变位于大肠，呈连续性弥漫性分布。多数在直肠乙状结肠、可扩展至降结肠、横结肠，也可累及全结肠。

1. 活动期改变　黏膜弥漫性充血、水肿，表现呈细颗粒状，脆性增加，糜烂及溃疡。结肠病变一般限于黏膜与黏膜下层(也就是"半层"TANG)，很少深入肌层，所以并发结肠穿孔、瘘管或周围脓肿少见。

少数：暴发型或重症患者病变累及结肠全层——中毒性巨结肠，并发急性穿孔。

显微镜下：固有膜内弥漫性淋巴细胞、浆细胞、单核细胞浸润，且有大量中性粒细胞浸润于固有膜、隐窝上皮(隐窝炎)、隐窝内(隐窝脓肿)及表面上皮。隐窝脓肿融合溃破形成溃疡。

2. 慢性期改变　黏膜不断破坏和修复，至正常结构破坏。显微镜下见隐窝结构紊乱，表现为腺体萎缩改变，伴杯状细胞减少和潘氏细胞化生。可形成炎性息肉。由于溃疡愈合瘢痕形成及黏膜肌层及固有肌层肥厚，使结肠变形缩短、结肠袋消失，甚至肠腔缩窄(补充 TANG：向心性狭窄)。少数患者发生结肠癌变。

二、临床表现

病程多呈慢性经过，发作期与缓解期交替，少数症状持续并逐渐加重。发作间歇期可因饮食不当、劳累、精神刺激、感染等诱因复发或加重症状。临床表现与病变范围、临床类型及病期等有关。少数急性起病。偶见急性暴发起病。

表 1-47　溃疡性结肠炎的表现(小结 TANG)

	溃疡性结肠炎的表现	机制
消化系统	腹泻：见于绝大多数患者 黏液脓血便——活动期的重要表现 1)大便次数及便血的程度反映病情轻重： ①轻者：每日排便 2~4 次，便血轻或无； ②重者：每日 10 次以上，脓血显见，甚至大量便血。 2)粪质亦与病情轻重有关： 多数为糊状，重者可致稀水样； 病变限于直肠、乙状结肠患者，除可有便频、便血外，偶尔反有便秘——病变引起直肠排空功能障碍所致	腹泻主要与炎症导致大肠黏膜对水钠吸收障碍以及结肠运动功能失常有关，粪便中的黏液脓血则为炎症渗出、黏膜糜烂及溃疡所致
	腹痛：有疼痛-便意-便后缓解的规律，常有里急后重。 轻型患者可无腹痛或仅有腹部不适。一般为轻度至中度腹痛，多为左下腹或下腹阵痛，亦可涉及全腹。 若并发中毒性巨结肠或炎症波及腹膜——持续性剧烈腹痛	
	体征：轻、中型——仅在左下腹轻压痛，可触及痉挛的乙状结肠。重型和暴发型——明显压痛和鼓肠。中毒性巨结肠、肠穿孔——腹肌紧张、反跳痛、肠鸣音减弱	
	其他：腹胀，严重病例有食欲缺乏、恶心、呕吐	
全身	①发热：中、重型患者活动期常有低度至中度发热；高热多提示并发症或见于急性暴发型； ②衰弱、消瘦、贫血、低蛋白血症、水与电解质紊乱：重症或病情持续活动可出现	

续表

		溃疡性结肠炎的表现	机制
并发症	肠外	外周关节炎、结节性红斑、坏疽性脓皮病、巩膜外层炎、前葡萄膜炎、口腔复发性溃疡等，这些肠外表现在结肠炎控制或结肠切除后可以缓解或恢复；骶髂关节炎、强直性脊柱炎、原发性硬化性胆管炎等，可与溃疡性结肠炎共存，但与溃疡性结肠炎本身的病情变化无关	
	中毒性巨结肠	多发生在暴发型或重症溃疡性结肠炎患者 ①四大诱因：低钾、钡剂灌肠、使用抗胆碱能药物或阿片类制剂 ②表现：病情急剧恶化，易引起急性肠穿孔，毒血症明显，有脱水与电解质平衡紊乱，出现鼓肠、腹部压痛，肠鸣音消失 ③机制：结肠病变广泛而严重，累及肌层与肠肌神经丛，肠壁张力减退，结肠蠕动消失，肠内容物与气体大量积聚，引起急性结肠扩张——横结肠最严重 ④X线腹部平片：结肠扩大，结肠袋形消失 ⑤血常规：白细胞计数显著升高	
	直肠结肠癌变	多见于广泛性结肠炎及全结肠炎，病程漫长者	
	其他	肠道大出血；肠穿孔，多与中毒性巨结肠有关；肠梗阻少见	

三、临床分型

表 1-48 溃疡性结肠炎的临床分型（小结 TANG）

严重程度	轻型	腹泻每日 4 次以下，便血轻或无，无发热、脉速，贫血无或轻，血沉正常
	重型	腹泻频繁(>6 次/日)并有明显黏液脓血便，有发热(体温>37.5℃)、脉速(脉搏>90 次/分)等全身症状，血沉加快(>30mm/h)、血红蛋白下降(<100g/L)
	中间型	轻型与重型之间
临床类型	初发型	无既往史的首次发作
	慢性复发型	临床缓解期后再次出现活动期表现
病变范围	直肠炎 左半结肠炎(结肠脾曲以远) 广泛性或全结肠炎(病变扩展至结肠脾曲以近至全结肠)	

四、辅助检查

表 1-49 溃疡性结肠炎的辅助检查

	溃疡性结肠炎的辅助检查	禁忌证
结肠镜（全结肠及回肠末段)检查	诊断与鉴别诊断的最重要手段之一。内镜下重要改变：①病变呈连续性、弥漫性分布，绝大部分从肛端直肠开始逆行向上扩展。病变明显处见弥漫性糜烂或多发性浅溃疡；②黏膜粗糙呈细颗粒状，弥漫性充血、水肿，血管纹理模糊，质脆、出血，可附有脓性分泌物；③慢性病变见假息肉及桥状黏膜，结肠袋变钝或消失 黏膜活检：弥漫性炎症细胞浸润。活动期表现为表面糜烂、溃疡、隐窝炎、隐窝脓肿；慢性期表现为隐窝结构紊乱、杯状细胞减少	有中毒巨结肠、可疑肠穿孔者
X 线钡剂灌肠检查	不作为首选检查。可见：①黏膜粗乱及/或颗粒样改变；②多发性浅溃疡，管壁边缘毛糙呈毛刺状或锯齿状以及见小龛影，亦可有炎症性息肉而表现为多个小的圆形或卵圆形充盈缺损；③结肠袋消失，肠壁变硬，肠管缩短、变细，可呈铅管状	重型或暴发型病例——加重病情或诱发中毒性巨结肠
粪便检查	肉眼：黏液脓血	
	显微镜检：红细胞和脓细胞	
	粪便病原学检查：目的是要排除感染性结肠炎，需反复多次进行(至少连续 3 次)，内容包括：①致病菌培养，排除痢疾杆菌、沙门菌、空肠弯曲菌、艰难梭状芽孢杆菌、耶尔森杆菌、真菌等感染；②取新鲜粪便，注意保温，找溶组织阿米巴滋养体及包囊；③有血吸虫疫水接触史者做粪便集卵和孵化以排除血吸虫病	

续表

溃疡性结肠炎的辅助检查	禁忌证
血液检查	①血红蛋白在轻型病例多正常或轻度下降，中、重型病例有轻或中度下降，甚至重度下降； ②白细胞计数在活动期可有增高； ③血沉加快和 C 反应蛋白增高是活动期的标志； ④严重或病情持续病例可有血清白蛋白下降	

五、诊断

反复发作的腹泻、黏液脓血便及腹痛是本病的主要临床症状。

排除诊断：本病并无特异性改变，各种病因均可引起类似的肠道炎症改变，故只有排除各种可能有关的病因后才能作出诊断。诊断要点：

1. 具有持续或反复发作腹泻和黏液脓血便、腹痛、里急后重，伴有(或不伴)不同程度全身症状。

2. 排除细菌性痢疾、阿米巴痢疾、慢性血吸虫病、肠结核等感染性肠炎及克罗恩病、缺血性肠炎、放射性肠炎。

3. 上述结肠镜检查重要改变中至少 1 项。

4. 黏膜活检组织学证实。

如果临床表现不典型而有典型结肠镜检查表现及黏膜活检组织学所见(或典型 X 线钡剂灌肠检查表现)者也可诊断本病。

有典型临床表现或典型既往史而目前结肠镜检查或 X 线钡剂灌肠检查无典型改变，应列为"疑诊"随访。

六、鉴别诊断

表 1-50　溃疡性结肠炎的鉴别

疾病	鉴别点
慢性细菌性痢疾	急性菌痢病史，粪便检查可分离出痢疾杆菌，结肠镜检查时取黏液脓性分泌物培养的阳性率较高，抗菌药物治疗有效
阿米巴肠炎	主要侵犯右侧结肠，也可累及左侧结肠，结肠溃疡较深，边缘潜行，溃疡间的黏膜多属正常。粪便或结肠镜取溃疡渗出物检查可找到溶组织阿米巴滋养体或包囊。抗阿米巴治疗有效
血吸虫肠病	疫水接触史，常有肝脾大，粪便检查可发现血吸虫卵，孵化毛蚴阳性，直肠镜检查在急性期可见黏膜黄褐色颗粒，活检黏膜压片或组织病理检查发现血吸虫卵
克罗恩病	腹痛多位于右下腹或脐周，间歇性发作，常为痉挛性阵发性疼痛伴腹鸣。粪便多数糊状，一般无脓血。若出现黏液血便及里急后重，提示病变涉及下段结肠或肛门直肠。病变累及肠壁全层，早期呈鹅口疮样溃疡
大肠癌	结肠镜与 X 线钡剂灌肠检查有鉴别价值
肠易激综合征	粪便有黏液但无脓血，显微镜检查正常，结肠镜检查无器质性病变
其他	其他感染性肠炎(如肠结核、沙门菌结肠炎、耶尔森杆菌肠炎、空肠弯曲菌肠炎、抗菌药物相关性肠炎、真菌性肠炎等)、缺血性结肠炎、放射性肠炎

表 1-51　溃疡性结肠炎与克罗恩病的鉴别

	结肠克罗恩病	溃疡性结肠炎
脓血便	有腹泻但脓血便少见	多见
病变分布	节段性	连续
末段回肠受累	常见	绝大多数直肠受累

续表

	结肠克罗恩病	溃疡性结肠炎
肛门周围病变	常见	少见
肠腔狭窄、瘘管	常见	少见
内镜下表现	溃疡多呈纵行，伴周围黏膜正常或鹅卵石样	溃疡浅，黏膜弥漫性充血水肿，颗粒状，脆性增加
组织学特征	裂隙状溃疡、上皮样肉芽肿、黏膜下层淋巴细胞聚集及局部炎症	固有膜弥漫性炎症、隐窝脓肿、隐窝结构明显异常、杯状细胞减少

七、治疗

缓解活动性炎症并维持缓解，减少复发，防治并发症。

1. 药物治疗

（1）5-氨基水杨酸（5-ASA）：适用于轻、中型患者或重型经糖皮质激素治疗已有缓解者。用药方法3~4g/d，分1~4次口服。病情缓解后需维持治疗。

柳氮磺吡啶（SASP）与5-ASA疗效相当，口服后大部分到达结肠，经肠菌分解为5-氨基水杨酸与磺胺吡啶，前者是主要有效成分，其滞留在结肠内与肠上皮接触而发挥抗炎作用。不良反应多于5-ASA。

SASP栓剂、5-ASA栓剂和5-ASA的灌肠剂，适用于病变局限在远端结直肠者。

（2）糖皮质激素：适用于氨基水杨酸制剂疗效不佳的轻、中型患者，特别适用于重型（大便次数大于6次）活动期患者。口服泼尼松40mg/d；重症患者先予较大剂量静脉滴注，7~14天后改为口服泼尼松40~60mg/d。病情缓解后逐渐减量至停药。布地奈德：新型糖皮质激素主要在肠道局部起作用，全身不良反应少。病变局限在直肠、乙状结肠者——激素加生理盐水保留灌肠。

（3）免疫抑制剂：用于对激素治疗效果不佳或对激素依赖的慢性持续型病例。加用硫唑嘌呤或巯嘌呤这类药物后可逐渐减少激素用量甚至停用。环孢素静脉滴注可暂时缓解症状而避免急诊手术。

2. 手术治疗

（1）紧急手术指征：并发大出血、肠穿孔、重型患者，特别是合并中毒性巨结肠经积极内科治疗无效且伴严重毒血症状者。

（2）择期手术指征：①并发结肠癌变；②慢性持续型病例内科治疗效果不理想而严重影响生活质量，或虽用糖皮质激素可控制病情但不能耐受者（不良反应太大）。

3. 一般治疗

富营养少渣饮食。病情严重应禁食，营养支持治疗。贫血者可输血，低蛋白血症者输注血白蛋白。对重症有继发感染者，应抗菌治疗。部分患者发病可能与牛乳过敏或不耐受有关，应限制乳制品摄入。

［经典例题1］

男性，30岁。间断黏液脓血便10年，抗生素治疗效果不佳。肠镜示：乙状结肠及直肠黏膜广泛充血糜烂，病理检查可见隐窝脓肿。应首选的治疗药物是

A. 蒙脱石散

B. 地衣芽孢杆菌制剂

C. 黄连素

D. 5-氨基水杨酸

E. 左氧氟沙星

[经典例题2]

病变好发于直肠和乙状结肠的是

A. 肠结核

B. 肠梗阻

C. 克罗恩病

D. 结核性腹膜炎

E. 溃疡性结肠炎

[参考答案] 1. D；2. E

第九章　痔

最常见的肛肠疾病，可发生在任何年龄。

一、分类

1. 内痔　肛垫的支持结构、静脉丛及动静脉吻合支发生病理性改变或移位。

2. 外痔　齿状线远侧皮下静脉丛的病理性扩张，可有血栓形成。

3. 混合痔　内痔通过丰富的静脉丛吻合支与相应部位的外痔相互融合。

二、诊断

1. 内痔

主要表现：出血和脱出，常见症状——无痛性间歇性便后鲜血。

好发部位：截石位 3、7、11 点。分为 Ⅰ～Ⅳ 度。

表 1-52　内痔的分度

	便血	脱出
Ⅰ度	便时带血、滴血或喷射状出血，便后出血可自行停止	无痔脱出
Ⅱ度	常有	排便时有痔脱出，便后可自行还纳
Ⅲ度	偶有	排便或久站，咳嗽、劳累、负重时痔脱出，需用手还纳
Ⅳ度	偶有	痔脱出不能还纳或还纳后又脱出

2. 外痔　主要表现为肛门不适、潮湿不洁、瘙痒，如血栓形成及皮下血肿则有剧痛，最常见于血栓性外痔。

3. 混合痔　内痔、外痔症状同时存在，Ⅲ度以上的内痔多为混合痔。混合痔逐渐加重，呈环状脱出肛门外，称环状痔。

4. 嵌顿性痔或绞窄性痔　脱出痔块被痉挛的括约肌嵌顿，以致水肿、淤血甚至坏死。

三、治疗

遵循 3 个原则：无症状的痔无须治疗，有症状的痔重在减轻、消除症状而非根治，以保守治疗为主。

方法：一般疗法：调整饮食、坐浴等；硬化剂注射、冷冻等方法；手术包括：结扎法、胶圈套扎疗法、痔切除术、吻合器痔上黏膜环切除术和血栓外痔剥离术等。

第十章 肛 裂

长期便秘导致齿状线以下肛管皮肤层裂伤后的小溃疡，常见于肛管后正中部位，方向与肛管纵轴平行，呈梭形，可引起肛周剧痛。

一、诊断

1. 典型表现　肛门疼痛、便秘和出血。

典型肛裂疼痛周期性：排便时疼痛（排便时烧灼样或刀割样疼痛）、间歇期（便后数分钟缓解期）、括约肌挛缩痛（肛管括约肌收缩痉挛，可持续半个到数小时），直至括约肌疲劳、松弛后疼痛缓解，又出现大便疼痛周期性表现。

常因惧怕疼痛不敢排便，加重便秘，形成恶性循环。便后可有少量出血。

2. 局部检查　发现肛裂"三联征"即可确诊，包括：肛裂、前哨痔和齿状线上相应的乳头肥大。

[经典例题1]

肛裂"三联征"是指

A. 肛裂、外痔、前哨痔

B. 肛裂、内痔、前哨痔

C. 内痔、外痔、前哨痔

D. 内痔、外痔、肛裂

E. 肛裂、前哨痔、肛乳头肥大

[参考答案] 1. E

二、治疗

1. 1：5000 高锰酸钾温水坐浴等外用药物治疗。

2. 口服缓泻剂或石蜡油，以利排便。

3. 多吃蔬菜水果纠正便秘。

4. 局部普鲁卡因麻醉，侧卧位，用手指扩张肛管。

5. 手术　经久不愈的肛裂可采用肛裂切除术、肛管内括约肌切断术治疗。

[经典例题2]

（共用选项题）

A. 便血量多而鲜红

B. 便血少而疼痛

C. 便血污秽而腥臭

D. 便血量多而色黑

E. 便污血而疼痛

（1）肛裂

（2）内痔

（3）血栓性外痔

（4）直肠癌

[参考答案] 2. B、A、E、C

第十一章 肛 瘘

肛瘘指肛门周围的肉芽肿性管道，是直肠肛管周围炎症的慢性期表现。由内口、瘘管、外口三部分组成。内口位于齿状线附近，多为一个，外口位于肛周皮肤上，可为一个或多个，经久不愈或反复发作。

一、诊断

在肛门周围发现单个或多个外瘘口，并不断有少量脓性、血性、黏液性分泌物排出，有时肛门部潮湿、瘙痒或形成溃疡。瘘管位置低者，自外口向肛门方向可触及索条样瘘管。瘘管造影发现有窦道存在即可作出诊断。

肛瘘的 Goodsall 规律：于肛门中央划一横线，外口在线后方者瘘管常呈弯型，内口多在后正中线处；若外口在线前方，则瘘管多为直型，内口在附近肛窦上。

二、治疗

肛瘘不能自愈，必须手术治疗（包括挂线疗法、肛瘘切开术、肛瘘切除术等）。治疗原则：将瘘管切开，形成完全敞开的创面，促使愈合。

医学教育网 www.med66.com

第十二章　直肠肛管周围脓肿

一、分型及诊断

绝大部分直肠肛管周围软组织内或其周围间隙内的肛腺感染引起肛瘘炎，加重后扩散至肛周部位形成以下几种脓肿：

表 1-53　直肠肛管周围脓肿

	局部症状	全身感染症状
肛门周围脓肿（最常见）	常位于肛门后方或侧方。肛周持续、跳动性疼痛，排便、受压及咳嗽时疼痛加重。病变处明显红肿、硬结、压痛，有波动感，穿刺抽出脓液可以诊断	不明显
坐骨肛管间隙脓肿	肛周及臀部不对称持续性胀痛而逐渐加重为明显跳痛，直肠指诊：患侧有压痛性包块，甚至有波动感，为主要诊断依据	间隙大，故脓肿大而深。开始就有全身感染症状，如发热、食欲缺乏、寒战、恶心
骨盆直肠间隙脓肿	局部症状不显著。多依靠直肠指诊引导下局部穿刺和肛管超声、CT 检查证实诊断	脓肿深而大，全身感染症状非常明显

其他：肛门括约肌间隙脓肿、直肠后间隙脓肿、高位肌间脓肿、直肠壁内脓肿等由于位置深，局部症状不明显，主要表现为会阴、直肠坠胀感、排便时疼痛加重，可有不同程度的全身中毒症状，直肠指检触及痛性包块可以诊断

[经典例题 1]

女性，30 岁。肛门周围胀痛，伴畏寒、发热 3 天。检查：肛门周围皮肤发红，压痛明显。最可能的诊断是

A. 肛门旁皮下脓肿　　　　　　　　B. 肛瘘

C. 混合痔　　　　　　　　　　　　D. 内痔

E. 肛瘘

[参考答案] 1. A

二、治疗

1. 非手术　联合应用抗生素、温水坐浴、局部理疗、控制炎症，口服缓泻剂以减轻排便时疼痛。

2. 手术　诊断一旦明确，脓肿形成有波动感，需手术切开引流。引流要充分、通畅。

第十三章　消化道大出血

一、上消化道出血

（一）病因

临床最常见的四大病因：消化性溃疡、食管胃底静脉曲张破裂、急性糜烂出血性胃炎和胃癌。其中急性糜烂出血性胃炎常由服用非甾体类抗炎药、大量饮酒或应激引起。

其他还有：食管贲门黏膜撕裂综合征（TANG 补充——不少见，近几年常见考题，主要特点是剧烈呕吐后呕鲜血）、血管畸形（动脉瘤破裂）、癌肿破裂、全身性疾病（爆发性肝炎等感染、血友病等血液病、系统性红斑狼疮）等。

（二）临床表现　　主要取决于：出血量及出血速度。

1. 呕血与黑便

（1）呕血：颜色视出血的部位、出血量的多少以及在胃内停留时间的长短而不同。

出血位于食管、出血量多、在胃内停留时间短——鲜红色或混有血凝块，或暗红色；

出血在胃内停留时间长或量较少，则因血红蛋白与胃酸作用形成酸化正铁血红蛋白，呕吐物可呈咖啡渣样或棕褐色。

（2）黑便：部分血液经肠道排出体外，血红蛋白的铁与肠道内硫化物结合成硫化铁可形成黑粪，典型的呈柏油样。出血量大时可呈暗红色血便。

2. 循环障碍

表 1-54　循环障碍

出血量/血容量	表现
10%~15%	除畏寒、头晕外，多无血压、脉搏等变化
20%~30%	急性失血症状：冷汗、心慌、脉搏增快、四肢厥冷
30%以上	急性周围循环衰竭表现：血压下降、脉搏频数微弱、呼吸急促及休克等

3. 血液学改变

（1）红细胞：贫血起初不明显，随后由于血液被稀释（输液及组织液渗出），红细胞比容及血红蛋白逐渐降低。急性出血为正细胞正色素性贫血，由于出血后骨髓代偿性增生，可暂时出现大细胞性贫血；慢性失血为小细胞低色素性贫血。网织红细胞（反映贫血程度）——出血 24 小时内增高，出血停止后逐渐降至正常。

（2）白细胞：大出血 2~5 小时，白细胞计数轻~中度升高，血止后 2~3 天恢复正常。但肝硬化伴脾功能亢进者白细胞可不升高。

4. 肠源性氮质血症

消化道大出血引起的肠道内大量血液蛋白质分解产物被吸收，血中尿素氮可暂时升高，常于出血后数小时开始上升，24~48 小时达高峰，大多不超过 14.3mmol/L，3~4 日后降至正常。

5. 发热

可能与周围循环衰竭，导致体温调节中枢功能障碍等因素有关。大出血后多在 24 小时内出现低热，持续 3~5 天后降至正常。

（三）辅助检查及诊断

1. 上消化道出血诊断的确立

根据呕血、黑粪和失血性周围循环衰竭的表现，呕吐物或黑粪潜血试验呈强阳性，红细胞计数、血红蛋白浓度及血细胞比容下降的实验室证据，可作出上消化道出血的诊断。

必须注意以下情况：

（1）排除消化道以外的出血（呼吸道咯血；口、鼻、咽喉部出血；进食引起的黑粪：如动物血、铁剂、铋剂或炭粉等药物）。

（2）判断是上消化道还是下消化道出血：呕血多提示上消化道出血，黑粪大多来自上消化道出血，而血便大多来自下消化道出血。但是，上消化道短时间内大量出血也可表现为暗红色甚至鲜红色血便，此时如不伴呕血，常难以与下消化道出血鉴别——应在病情稳定后立即行急诊胃镜检查。

胃管抽吸胃液观察上消化道出血情况适用于病情严重不宜行急诊胃镜检查的患者。

高位小肠乃至右半结肠出血，如血在肠腔停留时间久亦可表现为黑粪，这种情况应先经胃镜检查排除上消化道出血后，再行下消化道出血的有关检查。

2. 出血量的估计

（1）根据临床表现初步估计

表 1-55　上消化道大出血——出血量的估计（TANG 小结）

临床表现	粪便潜血试验出现阳性	黑粪	呕血	除局部症状外，不引起全身症状	出现头晕、心慌、乏力等全身症状	周围循环衰竭
估计每日出血量	>5~10ml	50~100ml	胃内血量在250~300ml	一次出血量不超过400ml	超过400~500ml	短时间超过1000ml

（2）严重程度的估计：最有价值的指标：血容量减少所导致的周围循环衰竭，而周围循环衰竭又是急性大出血致死的直接原因。

因此，对急性消化道大出血，应将对周围循环状态的检查放在首位，并据此作出相应的紧急处理。其中，血压和心率是关键指标——患者由平卧位变为坐位时出现血压下降（下降大于 15~20mmHg）、心率加快（上升大于 10 次/分），提示血容量明显不足。如心率大于 120 次/分、收缩压低于 90mmHg，伴有面色苍白、烦躁不安或神志不清、四肢湿冷则已进入休克状态，属大量出血，需积极抢救。

（3）其他判断依据

1）呕血与黑粪的量与频率

对出血量的估计虽有一定帮助，但由于呕血与黑粪分别混有胃内容物与粪便，且出血大部分积存于胃肠道，因此不可能据此对出血量作出精确的估计。

2）血常规（血红蛋白、红细胞计数及血细胞比容）：可估计失血的程度，但并不能在急性失血后立即反映，且受出血前有无贫血的影响。

3. 出血是否停止的判断　出现以下情况应考虑再出血或继续出血：

①反复呕血，或黑粪次数增多、粪质稀薄，伴有肠鸣音亢进；

②血红蛋白浓度、血细胞比容与红细胞计数继续下降，网织红细胞计数持续增高；

③周围循环衰竭经充分补液输血而未见明显改善，或虽暂时好转而又恶化；

④补液与尿量足够的情况下，血尿素氮再次或持续增高。

敲黑板

不能以黑粪作为继续出血的指标（原因：上消化道出血经治疗止血后，肠道积血需经 3 日左右才能排尽）。

4. 出血病因的诊断

（1）根据病史和临床表现初步判断

表 1-56　出血病因的诊断

病史及临床表现	可能病因
慢性、周期性、节律性上腹痛，特别是在出血前疼痛加剧，出血后减轻或缓解	消化性溃疡
服用损伤胃黏膜的药物（如非甾体抗炎药等）或应激状态	急性糜烂出血性胃炎
既往有病毒性肝炎、血吸虫病或酗酒病史，并有肝病与门静脉高压的临床表现；肝功能试验结果异常、血常规白细胞计数及血小板计数减少	肝硬化，食管胃底静脉曲张破裂
中年以上的患者近期出现上腹痛，伴有消瘦、厌食	胃癌

注意！上消化道出血的患者即使确诊为肝硬化，也不一定都是食管胃底静脉曲张破裂的出血，约有 1/3 患者出血来自消化性溃疡、急性糜烂出血性胃炎或其他原因，故应做进一步检查，以确定病因。

（2）进一步检查

表 1-57　上消化道大出血的辅助检查（重要考点小结 TANG）

	核心考点	其他细节
胃镜	明确上消化道出血病因的首选检查。 在出血后 24~48 小时内进行——急诊胃镜检查。并可同时进行内镜下止血治疗	在急诊胃镜检查前需要先纠正休克、补充血容量、改善贫血。 如有大量活动性出血，可以先插胃管抽吸胃内积血，并用生理盐水灌洗，以免积血影响观察
X 线钡餐检查	适用于有胃镜检查禁忌或不愿进行胃镜检查者。 对经胃镜检查出血原因未明，怀疑病变在十二指肠降段以下小肠段——有特殊诊断价值	在出血停止后进行
其他 （实际是下消化道出血的诊断手段 TANG）	选择性动脉造影、吞棉线试验、放射性核素^{99m}锝标记红细胞扫描，胶囊内镜及小肠镜检查——适用于不明原因的小肠出血的诊断 如患者处于上消化道持续严重大量出血紧急状态，以致胃镜检查无法安全进行，或因积血影响视野而无法判断出血灶，尤其是患者又有手术禁忌时，行选择性肠系膜动脉造影可能发现出血部位，并可同时进行介入治疗

[经典例题 1]

女性，35 岁。上腹灼痛 3 个月，柏油样便 2 日，为了确诊，首选检查是

A. 胃镜　　　　　　　　　　　　　　　　B. 大便隐血试验

C. 血常规　　　　　　　　　　　　　　　D. B 超检查

E. X 线钡餐透视

[参考答案] 1. A

敲黑板

【问题】为什么出血后 24~48 小时内的急诊胃镜，更有诊断价值？

答：有些病变如急性糜烂出血性胃炎可在几天内愈合而不留痕迹；有些病变如血管畸形在活动性出血或近期出血期间才容易发现。

（四）治疗

抗休克、迅速补充血容量应放在一切治疗措施的首位。

1. 一般急救措施

卧位休息，保持呼吸道通畅，避免呕血时血液吸入引起窒息，必要时吸氧。活动性出血期间应禁食。严密监测患者生命体征，如心率、呼吸、血压、尿量及神志变化。观察呕血与黑粪情况。定期复查血

红蛋白浓度、红细胞计数、红细胞比容与血尿素氮。必要时行中心静脉压测定、心电监护。

2. 积极补充血容量

立即配血，尽快建立有效的静脉输液通道，补充血容量。在配血过程中，可先输葡萄糖盐水或平衡液。如血源缺乏，可用右旋糖酐或其他血浆代用品暂时代替输血。改善急性失血性周围循环衰竭的关键是要输足全血。下列情况为紧急输血指征：

①改变体位出现晕厥、血压下降和心率加快；

②血红蛋白低于70g/L或血细胞比容低于25%；

③失血性休克。

输血量视患者周围循环及贫血改善情况而定，尿量是有价值的参考指标。应注意避免因输液或（及）输血过快、过多而引起肺水肿，原有心脏病或老年患者必要时可以根据中心静脉压调节液体的输入量和速度。

3. 止血措施

（1）食管、胃底静脉曲张破裂大出血的止血措施

出血量大、再出血率高、死亡率高，在止血措施上有其特殊性：

1）药物止血

表1-58 食管、胃底静脉曲张破裂大出血的止血措施——药物（TANG）

	机制	用法/不良反应
生长抑素	止血效果肯定，明显减少内脏血流量，并见奇静脉血流量明显减少，后者是食管静脉血流量的标志	常用药物
血管加压素、垂体后叶素（等量加压素与缩宫素）	通过对内脏血管的收缩作用，减少门脉血流量，降低门脉及其侧支循环的压力，从而控制食管、胃底静脉曲张破裂出血	血管加压素0.2U/min静脉持续滴注，根据治疗反应，可逐渐增加剂量至0.4U/min；不良反应大——腹痛、心律失常、血压升高、心绞痛，严重者可发生心肌梗死；有冠状动脉粥样硬化性心脏病者禁用
同时服用硝酸甘油	减少血管加压素引起的不良反应，同时硝酸甘油还有协同降低门静脉压的作用	硝酸甘油静脉滴注，根据血压来调整剂量。也可舌下含服硝酸甘油0.6mg，每30分钟1次

2）非药物治疗

表1-59 食管、胃底静脉曲张破裂大出血的止血措施——非药物（TANG）

	地位	适应证	具体做法	并发症/不足
内镜治疗	目前治疗食管静脉曲张破裂出血的首要措施	经药物治疗（必要时加气囊压迫）大出血基本控制、患者基本情况稳定后再进行	急诊内镜检查，可同时进行内镜治疗——内镜直视下注射硬化剂或用皮圈套扎曲张食管静脉，不仅能达到止血目的，而且可以有效防止早期再出血	局部溃疡、瘢痕狭窄、出血、穿孔
气囊压迫止血	已不作为首选止血措施	止血效果肯定。仅限于药物不能控制出血时作暂时止血用，以赢得时间去准备其他更有效的治疗措施	痛苦大、并发症多（如窒息、吸入性肺炎、食管炎、食管黏膜坏死、心律失常等）。由于不能长期压迫，停用后早期再出血率高
外科手术或经颈静脉肝内门体静脉分流术（TIPS）	应尽量避免	上述方法无效；TIPS——尤其适用于准备做肝移植的患者	并发症多、死亡率高

【三腔二囊管】

经鼻腔或口插入三腔二囊管，进入胃腔后先抽出胃内积血，然后注气入胃囊（囊内压50~70mmHg），

向外加压牵引，用以压迫胃底，若未能止血，再注气入食管囊（囊内压为 35~45mmHg），压迫食管曲张静脉。用气囊压迫过久会导致黏膜糜烂，故持续压迫时间最长不应超过 24 小时，放气解除压迫一段时间后，必要时可重复充盈气囊恢复牵引。

（2）非曲张静脉上消化道的止血措施

1）抑制胃酸分泌的药物

对消化性溃疡和急性胃黏膜损害所引起的出血常规给予 H₂ 受体拮抗剂或质子泵抑制剂，后者提高及维持胃内 pH 的作用优于前者。急性出血期采取静脉途径给药。

机制：血小板聚集及血浆凝血功能所诱导的止血作用需要在 pH>6.0 时才能有效发挥，而且新形成的凝血块在 pH<5.0 的胃液中会迅速被消化。因此，抑制胃酸分泌，提高胃内 pH 具有止血作用。

2）内镜治疗：适用于消化性溃疡出血持续或再出血者。如有活动性出血或暴露血管的溃疡应进行内镜止血。

3）手术治疗：经内科积极治疗仍出血不止危及患者生命，需不失时机地行手术治疗。具体手术指征和手术方式由病因决定。

4）介入治疗：严重消化道大出血，无法进行内镜治疗或效果不好，又不适宜手术者，可以考虑在选择性肠系膜动脉造影找到出血灶的同时进行血管栓塞治疗。

二、下消化道出血（极少有考题，TANG）

（一）病因

1. 最常见　大肠癌和大肠息肉。

2. 肠道炎症性病变　肠伤寒、肠结核、溃疡性结肠炎、克罗恩病和坏死性小肠炎。

3. 不明原因出血　指常规内镜（胃镜和结肠镜）或其他检查不能确定出血来源的持续或反复消化道出血——多为 Meckel 憩室、小肠肿瘤和血管病变。小肠出血比大肠出血少见。

（二）临床表现　主要取决于出血量及出血速度

1. 便血　鲜血便或暗红色大便，不伴呕血。但出血量大的上消化道出血亦可表现为暗红色大便；高位小肠出血乃至右半结肠出血，如血在肠腔停留较久亦可呈黑便。

2. 周围循环障碍、血液学改变、发热、氮质血症（近段小肠）　类似上消化道出血。

（三）进一步检查及诊断

1. 除外上消化道出血——胃镜。

2. 依据病史对下消化道出血做出定位及病因诊断

表 1-60　下消化道出血定位及病因诊断

		可能疾病
年龄	老年	大肠癌、结肠毛细血管扩张、缺血性肠炎
	儿童	Meckel 憩室、感染性肠炎、幼年性息肉、血液病
出血前病史	结核病、血吸虫病、腹部放疗史	可引起相应的肠道疾病
	动脉硬化、口服避孕药	缺血性肠炎
	血液病、风湿性疾病	原发病引起肠道出血
粪便颜色和性状	血色鲜红，附于粪便表面	肛门、直肠、乙状结肠病变
	便后滴血或喷血	痔或肛裂
	暗红色或猪肝色，停留时间长可呈黑便	右侧结肠出血；小肠出血与右侧结肠相似，但更易呈柏油样便
	黏液脓血便	溃疡性结肠炎、菌痢；大肠癌特别是直肠、乙状结肠癌

续表

		可能疾病
伴随症状	发热	肠道炎症性病变；由全身性疾病如白血病、淋巴瘤、风湿性疾病引起的肠出血
	不完全性肠梗阻症状	克罗恩病、肠套叠、肠结核、大肠癌
	不伴明显腹痛	息肉、未引起肠梗阻的肿瘤、无合并感染的憩室和血管病变

3. 进一步检查

(1)体格检查。

(2)实验室检查：疑伤寒者做血培养及肥达试验。疑结核者做结核菌素试验。疑全身性疾病者做相应检查。

(3)内镜及影像学检查：绝大多数下消化道出血的定位和病因需依靠内镜及影像学检查确诊(除某些急性感染性肠炎如伤寒、痢疾等之外)。

1)结肠镜检查：诊断大肠及回肠末端病变的首选检查方法。无论在何处发现病灶均应将镜端送至回肠末段。

2)X线钡剂造影：在大出血停止至少3天之后进行。

X线钡剂灌肠：多用于诊断大肠、回盲部及阑尾病变，主张进行双重气钡造影。

(4)特别强调

多次胃镜及结肠镜检查均未能发现出血病变，多数为小肠出血。可选择胶囊内镜或/及小肠镜检查。在出血活动期，应及时做放射性核素扫描或/及腹腔动脉造影，以期发现出血部位及病变。出血不止危及生命者可手术探查，探查时辅以术中内镜检查。

1)小肠镜或胶囊内镜检查：小肠镜可以直接观察十二指肠远侧段及空肠和回肠出血病变。胶囊内镜在胃肠道拍摄的图像通过无线电发送至体外接收器进行图像分析，用于小肠疾病的诊断。

2)X线小肠钡剂造影：诊断小肠病变的重要方法，但敏感性低。小肠气钡双重造影一定程度提高诊断正确率，但有一定难度。

3)放射性核素扫描或选择性腹部血管造影：必须在活动性出血时进行，适用于：内镜检查(特别是急诊内镜检查)及X线钡剂造影不能确定出血来源的不明原因出血；因为严重急性大量出血或其他原因不能进行内镜检查者。

放射性核素扫描——静脉推注用^{99m}Tc标记的患者自体红细胞做腹部扫描，在出血速度>0.1ml/min时，标记红细胞在出血部位溢出形成浓染区，由此可判断出血部位，并且可监测出血达24小时。该检查可作为出血初步定位，创伤少，但存在假阳性和定位错误。本检查对Meckel憩室合并出血有重要诊断价值，约90%的Meckel憩室合并出血者有异位胃黏膜存在，而异位胃黏膜对锝(Tc)有浓集作用。

选择性腹腔动脉造影——适用于持续大出血患者，在出血量>0.5ml/min时，可以发现造影剂在出血部位溢出，有比较准确的定位价值。对血管畸形和血管瘤等血管病变和血管丰富的肿瘤尚有定性价值。

4. 手术探查。

5. 诊断步骤 确诊一般并不困难。诊断困难的主要是反复发作的不明原因消化道出血。多次胃镜及结肠镜检查均未能发现出血病变，多数为小肠出血，可选择胶囊内镜或/及小肠镜检查。

(四)治疗

1. 一般急救措施及补充血容量 详见上消化道出血。

2. 止血治疗

(1)凝血酶保留灌肠：有时对左半结肠出血有效。

(2)内镜下止血。

(3)血管活性药物：某些出血量大且活动不止的，用血管加压素、生长抑素静滴可能有一定作用。如做动脉造影，可在造影完成后动脉滴注血管加压素0.1～0.4U/min，对右半结肠和小肠出血止血效果优于静脉给药。

（4）动脉栓塞治疗：超选择性插管，在出血灶注入栓塞剂。缺点是可能引起肠梗死，拟进行肠段手术切除的病例，可作为暂时止血用。

（5）紧急手术治疗：经内科保守治疗仍出血不止危及生命者。

3. 病因治疗

针对不同病因进行相应治疗。

第十四章　结核性腹膜炎

一、临床表现

1. 腹痛　早期不明显，后出现持续性钝痛或隐痛，也可以始终没有腹痛。疼痛多位于脐周、下腹，有时为全腹痛。当并发肠梗阻时，有阵发性绞痛。

2. 腹泻　常见，粪便多呈糊样。原因：腹膜炎导致肠功能紊乱；肠管内瘘。有时腹泻与便秘交替出现。

3. 腹部体征

(1)腹壁柔韧感：常见体征，是腹膜遭受轻度刺激或有慢性炎症的表现。

(2)腹部压痛：轻微，少数压痛严重，伴有反跳痛常见于干酪型结核性腹膜炎。

(3)腹水：少量至中等量。

(4)腹部肿块：多见于粘连型或干酪型，肿块多由肿大的肠系膜淋巴结、增厚的大网膜、粘连成团的肠曲或干酪样坏死脓性物积聚而成，常位于脐周。肿块大小不一、表面不平、边界不清，有时呈结节感，活动度差。

(5)肝大：由营养不良致脂肪肝或肝结核引起。

4. 并发症　肠梗阻常见。可发生肠瘘、腹腔脓肿形成等。

5. 全身症状　结核毒血症：发热和盗汗。热型以低热、中等热为最多，约1/3患者有弛张热，少数稽留热。高热伴有明显毒血症者，主要见于干酪型、渗出型，或见于伴有严重肠外结核病的患者。后期可有营养不良表现：消瘦、贫血、水肿、舌炎、口角炎等。

[经典例题 1]

结核性腹膜炎的腹痛特点不包括下列哪项

A. 可呈阵发性绞痛　　　　　　　　B. 可无明显腹痛

C. 多位于右上腹　　　　　　　　　D. 可表现为急腹症

E. 可表现为持续钝痛

[参考答案] 1. C

二、辅助检查

表 1-61　结核性腹膜炎诊断中辅助检查的意义(小结 TANG)

辅助检查		结果及意义
腹水检查	腹水常规	草黄色渗出液，静置后可有自然凝固块，少数为淡血色，偶见乳糜性；比重>1.018，蛋白质>25g/L，血清腹水白蛋白梯度(SAAG)<11g/L；白细胞>500×10^6/L，以淋巴细胞为主，普通细菌培养(-)。有时因低白蛋白血症，或合并肝硬化腹水，性质可接近漏出液
腹水检查	腹水特殊项目	腹水腺苷脱氨酶活性(ADA)升高时，可能为结核性腹膜炎；腹水葡萄糖<3.4mmol/L，pH<7.35，提示细菌感染
	腹水结核分枝杆菌培养	阳性率较低
	腹水细胞学检查	排除癌性腹水

续表

辅助检查		结果及意义
腹部 X 线平片		可见到钙化的肠系膜淋巴结结核；可发现肠粘连、肠结核、肠瘘、肠腔外肿块等征象
腹部 B 超		少量腹水需靠 B 超确定，并可为穿刺抽腹水定位
腹腔镜检查		对诊断有困难者具有重要意义，活组织检查具有确诊价值。腹腔镜下可见腹膜、网膜、内脏表面散在或集聚的灰白色结节，浆膜失去正常光泽、混浊粗糙，适用于有游离腹水的患者；禁用于腹膜有广泛粘连者
其他	血常规	轻~中度贫血；白细胞多正常，有腹腔结核病灶急性扩散或干酪型患者白细胞可增高
	红细胞沉降率	病变活动时血沉增快，病变趋于静止时可逐渐正常
	结核菌素(PPD)试验	强阳性有助于诊断
	γ 干扰素释放试验	阳性有助于诊断

三、诊断与鉴别诊断

1. 诊断依据　①中青年患者，有结核病史，伴有其他器官结核病的证据；②长期不明原因发热，伴有腹痛、腹胀、腹水、腹部包块、腹壁柔韧感；③腹水为渗出液，总蛋白>25g/L，SAAG<11g/L，白细胞>$500×10^6$/L，以淋巴细胞为主，ADA 活性增高，普通细菌培养(−)；④X 线检查发现肠粘连等征象；⑤PPD试验或 γ 干扰素释放试验呈强阳性。

不典型病例，主要是有游离腹水病例，可行腹腔镜检查并做活检可确诊。

有广泛腹膜粘连者应结合腹部、CT 等检查排除腹腔肿瘤，有手术指征者可剖腹探查。

2. 鉴别诊断

表 1-62　结核性腹膜炎鉴别诊断(小结 TANG)

需要鉴别的疾病		下一步检查
与以腹水为主要表现者鉴别	腹腔恶性肿瘤：腹膜转移癌、腹膜间皮瘤等	腹水细胞学检查； B 超、CT、内镜等检查寻找原发癌灶(以肝、胰、胃肠道及卵巢癌肿多见)； 对鉴别有困难者，可行腹腔镜检查； 必要时可行诊断性抗结核治疗
	肝硬化腹水	腹水性质——漏出液； 当肝硬化合并结核性腹膜炎时，介于漏出和渗出液之间； 如肝硬化患者腹水为渗出液改变，淋巴细胞为主，普通细菌培养(−)——合并结核性腹膜炎的可能
	其他疾病引起的腹水，如结缔组织病、Budd-Chiari 综合征、Meigs 综合征、缩窄性心包炎等	
与以腹部包块为主要表现者鉴别	腹部肿瘤；克罗恩(Crohn)病等	
与以发热为主要表现者鉴别——引起长期发热的其他疾病		
与以急性腹痛为主要表现者鉴别——结核性腹膜炎可因为干酪样坏死灶溃破或因为肠梗阻而发生急性腹痛，此时应与其他外科急腹症鉴别		

四、治疗

1. 抗结核化学药物治疗(关键)。

对一般渗出型病例，由于腹水及症状消失常不需太长时间，患者可能会自行停药而导致复发，故必须强调全程规则治疗；对粘连型或干酪型病例，由于大量纤维增生，药物不易进入病灶达到应有浓度，病变不易控制，必要时应考虑加强联合应用并适当延长疗程。

2. 大量腹水　可适当放腹水以减轻症状。

3. 手术适应证　①急性肠穿孔，或腹腔脓肿经抗生素治疗未见好转者；②并发完全性肠梗阻或有不全性肠梗阻经内科治疗未见好转者；③肠瘘经抗结核化疗与加强营养而未闭合者；④诊断有困难，与急腹症不能鉴别时——剖腹探查。

第十五章 继发性腹膜炎

一、继发性腹膜炎的病因及致病菌(结合鉴别诊断,列表如下)

表1-63 原发性和继发性腹膜炎的病因及致病菌

	病因/感染途径	致病菌
继发性腹膜炎(急性化脓性腹膜炎最常见)	腹腔内空腔脏器穿孔、外伤引起的腹壁或内脏破裂	主要是胃肠道内的常驻菌群,其中以大肠埃希菌最为多见;其次为厌氧拟杆菌、链球菌、变形杆菌。一般都是混合性感染,故毒性较强
原发性腹膜炎(自发性腹膜炎)	腹腔内无原发病灶。①血行播散;②上行性感染;③直接扩散;④透壁性感染	溶血性链球菌、肺炎双球菌或大肠埃希菌

[经典例题1]

继发性腹膜炎毒性强的原因主要是因为感染菌为

A. 铜绿假单胞菌

B. 各种细菌混合

C. 大肠埃希菌

D. 金黄色葡萄球菌

E. 溶血性链球菌

[参考答案] 1. B

二、临床表现和诊断

1. 症状 主要是持续性腹痛,可局限或弥漫至全腹,并伴有恶心、呕吐,体温常升高,脉搏增快。感染严重时出现中毒症状,如高热、脉速、呼吸浅快、口唇发绀、血压下降、神志恍惚或不清。

2. 体征 腹膜炎的标志性体征——腹膜刺激征:腹肌紧张、腹部压痛和反跳痛。

其他表现还有:腹胀,腹式呼吸减弱或消失。腹胀加重是病情恶化的一项重要标志。胃十二指肠穿孔时,肝浊音界缩小或消失。腹腔内积液较多时移动性浊音阳性,肠鸣音减弱或完全消失表示腹腔内炎症加重。盆腔已有感染或形成盆腔脓肿时直肠指诊有直肠前窝饱满和触痛。

3. 实验室检查 白细胞计数及中性粒分类升高。

4. 腹部X线、B超或CT检查 有助于诊断。

[经典例题2]

腹膜炎的主要标志是

A. 腹部移动性浊音

B. 剧烈的腹绞痛

C. 腹膜刺激征

D. 肠鸣音减弱或消失

E. 明显的腹胀

[经典例题3]

男性,52岁。腹部手术后1周,患者出现持续性高热,右肋缘下疼痛伴呃逆,WBC $24 \times 10^9/L$,胸片右侧中量胸腔积液,最可能的是

A. 肺部感染

B. 切口感染

C. 膈下脓肿

D. 盆腔脓肿

E. 肠间脓肿

[参考答案] 2. C；3. C

三、治疗

1. 非手术治疗

适应证：病情较轻，或病程较长超过24小时，且腹部体征已减轻或有减轻趋势者，或伴有严重心肺等脏器疾患不能耐受手术者。

治疗措施：①取半卧位，休克患者取平卧位或头、躯干和下肢各抬高约20°的体位；②禁食、胃肠减压；③纠正水、电解质紊乱；④针对最常见的主要致病菌选择合理、有效的抗生素；⑤对发生感染后代谢改变者，补充热量和营养支持；⑥镇静、止痛、吸氧。

2. 手术

(1)适应证：①经上述非手术治疗6~8小时后(一般不超过12小时)，腹膜炎症状及体征不缓解反而加重者；②腹膜炎病因不明确，且无局限趋势者；③腹腔内炎症较重，有大量积液，出现严重的肠麻痹或中毒症状，尤其是有休克表现者；④腹腔内原发病严重，如胃肠道穿孔或胆囊坏疽、绞窄性肠梗阻、腹腔内脏器损伤破裂、胃肠道手术后短期内吻合口瘘所致的腹膜炎。

(2)手术原则：①积极处理原发病，例如穿孔修补，坏死肠管切除；②用大量生理盐水反复冲洗，彻底清洁腹腔，关腹前一般不在腹腔内应用抗生素，以免造成严重粘连；③充分引流，放置腹腔引流管的指征：坏死病灶未能彻底清除或有大量坏死组织无法清除者，为预防胃肠道穿孔修补等术后发生渗漏者，手术部位有较多的渗液或渗血者，已形成局限性脓肿者；④术后继续禁食、胃肠减压、补液、应用抗生素和营养支持治疗，保证引流管通畅。

四、急性腹膜炎的病理生理

腹膜受消化液和细菌毒素刺激，充血水肿，并产生浆液性渗出液。巨噬细胞、中性粒细胞和浆液性渗出，加之细胞坏死、纤维蛋白凝固，形成脓性液体。毒素吸收可引起全身炎症反应及高热等。

病情较轻时，渗出物逐渐被吸收，炎症消散，自行修复而痊愈。病变局限于腹腔内的一个部位成为局限性腹膜炎，脓液积聚于膈下、髂窝、肠袢间、盆腔，形成局限性脓肿。腹膜炎治愈后，腹腔内多有粘连，可导致粘连性肠梗阻。

五、腹腔脓肿的诊断与治疗

分为膈下脓肿、盆腔脓肿和肠间脓肿。

病史及全身症状相似，包括：①具有急性腹膜炎、腹腔内脏器的炎性病变、腹部手术等病史；②全身症状：如发热，脓肿形成后可出现持续高热或中等程度的持续发热、脉率增快、乏力、衰弱、盗汗、厌食、消瘦、白细胞计数升高、中性粒细胞比例增高等表现。

1. 膈下脓肿

(1)诊断

局部症状：脓肿部位持续钝痛，常位于近中线的肋缘下或剑突下，深呼吸时加重，可引起呃逆、咳嗽、胸痛，并出现胸水或肺不张，严重者局部皮肤凹陷性水肿、皮温升高、肝浊音界扩大、呼吸音减弱或消失；

X线透视：患侧膈肌升高，随呼吸活动受限或消失，肋膈角模糊、积液，X线片显示胸膜反应、胸腔积液、肺下叶部分不张等，膈下可见占位阴影，左膈下脓肿，胃底可受压移位，部分脓肿腔内含有气体，可有液气平面。B超或CT有助于诊断。

(2)治疗：主要采用手术治疗：

①经皮穿刺置管引流术：主要方法。适应证：与体壁较靠近的、局限性单房脓肿。

②切开引流术适应证：肝右叶上、肝右叶下位置靠前及膈左下靠前的脓肿。

2. 盆腔脓肿

(1)诊断：全身中毒症状较轻，常出现直肠或膀胱刺激症状，如里急后重、大便频繁、黏液便、尿频、排尿困难等；直肠指检可发现肛管括约肌松弛，在直肠前壁可触及肿物膨起、伴触痛及波动感；B超（下腹部、经直肠或阴道等）及CT有助于诊断。

（2）治疗

①非手术治疗：适用于脓肿较小或尚未形成时。包括：抗生素，辅以热水坐浴、温热水灌肠及物理透热等治疗。

②手术：适用于脓肿较大者，经直肠前壁穿刺抽脓后切开引流；已婚女性可经阴道后穹隆穿刺后切开引流。

3.肠间脓肿

（1）诊断：①如脓肿周围广泛粘连，可发生不同程度的粘连性肠梗阻；②化脓感染的症状，并有腹胀、腹痛、腹部压痛或扪及包块。腹部立位X线片可见肠壁间距增宽及局部肠管积气，也可见小肠液气平面。

（2）治疗：应用抗生素、物理透热及全身支持治疗。如非手术治疗无效或发生肠梗阻时，应考虑剖腹探查解除梗阻，清除脓液并行引流术。如B超或CT检查提示脓肿较局限且为单房，并与腹壁贴靠——B超引导下经皮穿刺置管引流术。

第十六章 腹外疝

一、核心知识点——斜疝与直疝的鉴别诊断

表 1-64　本节三大核心考点之 1——斜疝与直疝的 8 大鉴别（TANG 小结）

	斜疝	直疝
好发人群	儿童、青壮年	老年人
突出途径	腹股沟管	直疝三角
是否进入阴囊	进入	不进入
疝块外形	椭圆形或梨形、上部呈蒂柄状	半球形，底宽
回纳后压住深环，增高腹内压，疝块	不再突出	仍突出
嵌顿机会	较多	极少
精索与疝囊的关系	精索在疝囊后方	精索在疝囊前外方
疝囊颈与腹壁下动脉的关系	疝囊颈在腹壁下动脉外侧	疝囊颈在腹壁下动脉内侧

[经典例题 1]

老年男性，68 岁。右侧腹股沟区可复性肿块 8 年，查体：患者直立时，在腹股沟内侧端、耻骨结节上外方有一 4cm×4cm 半球形肿物，未进入阴囊，平卧后自行消失

(1) 该患者最可能的诊断是

A. 股疝　　　　　　　　　　　　　B. 隐睾

C. 腹股沟直疝　　　　　　　　　　D. 腹股沟斜疝

E. 交通性鞘膜积液

(2) 该患者最有效的治疗方法是

A. 疝修补术　　　　　　　　　　　B. 禁烟、控制呼吸道感染

C. 注射硬化剂　　　　　　　　　　D. 疝囊高位结扎术

E. 用棉线束带或绷带压迫内环口

[参考答案] 1. C、A

二、为搞清楚上述核心知识点，需硬着头皮，彻底掌握以下基础知识点（TANG 补充）

（一）腹股沟管解剖

位于腹股沟韧带下半部内侧，是由外上斜向内下的肌肉筋膜裂隙，相当于腹内斜肌、腹横肌弓状下缘与腹股沟韧带之间的空隙。

男性长 4~5cm，内含精索；女性内有子宫圆韧带通过。

腹股沟管——前、后、上、下四个壁及内、外两个口。

表 1-65　本节三大核心考点之 2——腹股沟管四壁两口（TANG 小结）

	成分	与临床之间的关系
前壁	浅层为腹外斜肌腱膜，深层有腹内斜肌的部分肌纤维	把这两部分组织重叠缝合就能加强前壁的张力——Ferguson 法
后壁	腹横筋膜	加强后壁的修补术——Bassini、McVay、Halsted 及 Shouldice 法

续表

	成分	与临床之间的关系
上壁	(两块肌肉)腹内斜肌、腹横肌形成的弓状下缘	
下壁	(两个韧带)腹股沟韧带和陷窝韧带	
内口(深环)	位于腹股沟韧带中点上方约一横指处，腹壁下动脉的外侧，是由腹横筋膜外突形成的卵圆形裂隙	是斜疝内容物的进出口，临床中疝还纳后，用手指压住内口，再加腹压，疝块不会重新复出，这是斜疝的特点，是鉴别斜疝和直疝的重要体征
外口(浅环)	是腹外斜肌腱膜在耻骨结节外上方形成的三角形裂隙	

（二）Hesselbach 三角　　直疝三角——直疝

由三边组成：外侧边是腹壁下动脉，内侧边是腹直肌外缘，底边是腹股沟韧带。

直疝三角与腹股沟管深环之间有腹壁下动脉和凹间韧带相隔。

（三）腹股沟疝(斜疝和直疝)的病因和发病机制

1. 斜疝　腹内脏器或组织经腹股沟管突出而形成，是最常见的腹外疝。

约占全部腹外疝的 75%～90%，或占腹股沟疝的 85%～95%，男性更常见，男女发病率之比约为 15：1，右侧比左侧多见(右侧睾丸下降比左侧略晚，鞘突闭锁也较迟)。

（1）先天性斜疝：在胚胎发育过程中，睾丸由腹膜后第 2～3 腰椎旁开始逐渐下降，并依次带动腹膜、腹横筋膜及腹前外侧壁各肌经腹股沟管逐渐下移，最终推动皮肤形成阴囊。随之下移的腹膜形成一鞘突，睾丸则紧贴在其后壁。鞘突下段在婴儿出生后不久成为睾丸固有鞘膜，其余部分即自行萎缩闭锁而遗留一纤维索带。如鞘突不闭锁或闭锁不完全，就成为先天性斜疝的疝囊，构成斜疝或鞘膜积液，或同时存在。

（2）后天性斜疝：①腹股沟区解剖缺陷，腹壁薄弱；②腹横筋膜和腹横肌发育不全，不能关闭腹股沟管深环；③各种原因所致腹内压增高，如慢性咳嗽、前列腺肥大致排尿困难、便秘、腹水、妊娠等。往往是共同作用所致。

2. 直疝　由于腹壁松弛，腹压增高所致。因疝囊颈宽大，一般直疝少见嵌顿，也不进入阴囊。多发生于年老体弱者。

三、腹股沟疝治疗　　手术：最有效，一般均应尽早施行手术治疗

1. 手术原则　关闭内环、加强或修补腹股沟管管壁及腹壁薄弱部分。

【不宜手术的情况】①患者存在有可能导致腹内压增高的情况；②1 岁以内的婴儿、年老体弱多病不能耐受手术者。上述情况除非发生绞窄，一般不宜手术。

2. 手术方法

（1）单纯疝囊高位结扎术：显露疝囊颈，于此处行高位结扎或贯穿缝合。解剖上应达内环口，术中以腹膜外脂肪为标志。适用于：

1）婴幼儿：因其腹肌在发育中可逐渐强壮而使腹壁加强，单纯疝囊高位结扎常能获得满意的疗效，故无需施行修补术。

2）绞窄性斜疝：因肠坏死而局部有严重感染，或做肠切除肠吻合时手术区被污染者，通常采取单纯疝囊高位结扎避免施行修补术，因感染常使修补失败。

（2）疝修补术：单纯疝囊高位结扎不足以预防成人腹股沟疝的复发。成年腹股沟疝患者都存在程度不同的腹股沟管前壁或后壁薄弱或缺损，只有在疝囊高位结扎之后，继续加强或修补薄弱的腹股沟管前壁或后壁，治疗方为彻底。具体方法：

表 1-66 本节三大核心考点之 3——腹外疝 5 大修补术（TANG 整理）

修补加强	方法	具体式式	适用于
前壁	Ferguson 法	在精索的前方将腹内斜肌下缘与联合腱缝至腹股沟韧带上，消灭腹内斜肌下缘和腹股沟韧带之间的间隙	腹横筋膜无显著缺损、腹股沟管后壁尚健全的病例
后壁	Bassini 法	把精索提起，在其后方把腹内斜肌下缘和联合腱缝至腹股沟韧带上，置精索于腹内斜肌与腹外斜肌腱膜之间	腹横筋膜已哆开、松弛，腹股沟管后壁较为薄弱者，尤其适用于青壮年斜疝和老年人直疝
	Halsted 法	与 Bassini 法很相似，但把腹外斜肌腱膜也在精索后方缝合，从而把精索移至腹壁皮下层与腹外斜肌腱膜之间	
	McVay 法	在精索后方把腹内斜肌下缘和联合腱缝至耻骨梳韧带上	后壁薄弱严重患者、巨大斜疝，还可用于股疝修补，直疝患者更多用此术
	Shouldice 法	高位结扎疝囊后将腹横筋膜自耻骨结节处向上切开，直至内环，然后将切开的两叶予以重叠缝合，先将外下叶缝于内上叶和腹内斜肌的深面，再将内上叶的边缘缝于腹股沟韧带上。然后按 Bassini 法将腹内斜肌下缘和联合腱缝于腹股沟韧带深面。这样既加强了内环，又修补了腹股沟管薄弱的后壁	术后复发率低于其他方法。适用于较大的成人腹股沟斜疝和直疝

（3）无张力疝修补术：利用人工合成网片材料，在无张力的情况下进行疝修补术。

优点：克服了传统修补术的诸多弊端，同时患者下床早、恢复快。

缺点：潜在排异和感染危险 慎用于合并糖尿病以及嵌顿性疝、绞窄性疝有感染可能的患者。

（4）经腹腔镜疝修补术：微创外科——创伤小、痛苦少、恢复快、美观，并可同时发现和处理并发疝、双侧疝。

[经典例题 2]

绞窄性腹股沟斜疝在行肠切除吻合术后应行

A. 疝囊高位结扎　　　　　　　　B. Bassini 疝修补术

C. McVay 疝修补术　　　　　　　D. Shouldice 修补术

E. Ferguson 疝修补术

[参考答案] 2. A

四、斜疝临床病理类型

典型的腹股沟疝由疝囊、疝内容物和疝外被盖等组成。疝囊是壁层腹膜的憩室样的突出部，分为疝囊颈和疝囊体两部分。疝囊颈是疝囊比较狭窄的部分，是疝环所在的部位，又称疝门。

1. 易复性疝 平卧或用手推送，疝内容物容易回纳入腹腔。

2. 难复性疝 疝内容物反复突出致疝囊颈因摩擦而产生粘连，使疝内容物不能完全回纳入腹腔。这种疝的内容物大多为大网膜。巨大疝也常难以回纳。

滑动性疝也属难复性疝。指的是少数病程较长的疝，因内容物不断进入疝囊时产生的下坠力量将囊颈上方的腹膜逐渐推向疝囊，深环较宽大、后腹壁松弛，尤其是髂窝区后腹膜与后腹壁结合得极为松弛，更易被推移，以致盲肠(包括阑尾)、乙状结肠或膀胱随之下移而成为疝囊壁的一部分。

3. 嵌顿性疝 当疝环狭小而腹内压突然增高时，疝内容物可强行扩张疝囊颈而进入疝囊，随后因疝囊颈的弹性收缩，又将内容物卡住，使其不能回纳，称为嵌顿性疝或箱闭性疝。如其内容物为肠管，肠壁及其系膜可在疝环处受压，先使静脉回流受阻，导致肠壁淤血和水肿，疝囊内肠壁及其系膜渐增厚，肠管受压情况加重而更难回纳。肠管嵌顿后，可导致急性机械性肠梗阻。如为部分肠管壁被嵌顿，未发生完全性肠梗阻称 Richter 疝；如小肠憩室（常为 Meckel 憩室）被嵌顿则为 Littre 疝。注意：在疝环处肠管易受压迫坏死。

4. 绞窄性疝　嵌顿如不及时解除，肠管及其系膜受压情况不断加重可使动脉血流减少，最后导致完全阻断，即为绞窄性疝。此时肠系膜动脉搏动消失，肠壁逐渐失去其光泽、弹性和蠕动能力，最终坏死变黑。儿童疝环组织柔软，嵌顿后很少发生绞窄。

五、嵌顿性和绞窄性疝的处理原则

嵌顿性疝原则上需要紧急手术，下列情况可先试行手法复位：①嵌顿时间在 3~4 个小时内，局部压痛不明显，无腹膜刺激征；②年老体弱或伴有其他较严重疾病而估计肠祥尚未坏死者。

六、股疝

多见于 40 岁以上妇女，疝囊通过股环、经股管向卵圆窝突出的疝。

（一）诊断要点

腹股沟韧带下方卵圆窝处出现一半球形突起。由于囊颈较狭小，咳嗽冲击感也不明显，较易嵌顿和绞窄。有时可以肠梗阻表现出现。

平卧回纳内容物后，疝块有时并不完全消失（由于疝囊外有很多脂肪堆积，起缓冲作用）。

（二）治疗　股疝易嵌顿，确诊后应及时手术。

手术方法：疝囊高位结扎+修补术（最常用 McVay 法）。

另一方法：是在处理疝囊后，在腹股沟韧带下方把腹股沟韧带腔隙韧带和耻骨肌筋膜缝合在一起，借以关闭股环。

术中应注意疝内容肠管情况，有无生命力和是否为肠管壁疝。

疝手术治疗后，3~6 个月内避免重体力劳动及突然增高腹压，及时治疗咳嗽、便秘、排尿困难等，以防疝复发。

[经典例题 3]

腹外疝最易发生嵌顿的是

A. 斜疝
B. 直疝
C. 股疝
D. 切口疝
E. 脐疝

[参考答案] 3. C

第十七章　腹部损伤

一、概论

临床表现

1. 腹壁损伤(简单，无可考点)。

2. 实质性与空腔脏器破裂

表 1-67　实质与空腔脏器损伤的区别(小结 TANG)

	内出血	腹痛及腹膜刺激征	详细表现及伴随症状
实质脏器损伤	为主	腹痛呈持续性。 脾损伤后——不严重；肝内外胆管、胆囊或胰腺损伤——较严重	面色苍白、脉率加快，严重时脉搏微弱、血压不稳，甚至休克。体征最明显处一般即是损伤所在
空腔脏器破裂	不明显	强烈	伴胃肠道症状：恶心、呕吐、便血、呕血等，可有气腹征，稍后可出现全身感染的表现

二、诊断和鉴别诊断——诊断流程：四步走

1. 有无内脏损伤　通过：①详细了解受伤史；②全身情况观察：包括脉率、呼吸、体温和血压的测定，注意有无休克征象；③全面而有重点的体格检查；④必要的实验室检查。如发现下列情况之一者，应考虑有腹内脏器损伤：①早期出现休克征象者(尤其是出血性休克)；②有持续性甚至进行性腹部剧痛伴恶心、呕吐等消化道症状者；③有明显腹膜刺激征者；④有气腹表现者；⑤腹部出现移动性浊音者；⑥有便血、呕血或尿血者；⑦直肠指检发现前壁有压痛或波动感，或指套染血者。

2. 什么脏器受到损伤

单纯实质性器官损伤时，腹痛一般不重，压痛和肌紧张也不明显。出血量多时可有腹胀和移动性浊音。但肝、脾破裂后，因局部积血凝固，在测试移动性浊音时可出现固定性浊音。

空腔器官破裂所致腹膜炎，不一定在伤后很快出现，尤其是下消化道破裂，腹膜炎体征通常出现得较迟。有时肠壁的破口很小，可因黏膜外翻或肠内容残渣堵塞暂时闭合而不发展为弥漫性腹膜炎。

以下对于确定哪一类脏器破裂有一定价值：①有恶心、呕吐、便血、气腹者多为胃肠道损伤，再结合暴力打击部位、腹膜刺激征最明显的部位和程度，可确定损伤在胃、上段小肠、下段小肠或结肠；②有排尿困难、血尿、外阴或会阴部牵涉痛者，提示泌尿系脏器损伤；③有膈面腹膜刺激征表现同侧肩部牵涉痛者，提示上腹脏器损伤，其中尤以肝和脾的破裂为多见；④有下位肋骨骨折，提示有肝或脾破裂的可能；⑤有骨盆骨折者，提示有直肠、膀胱、尿道损伤的可能。

3. 是否有多发性损伤

4. 诊断遇有困难，可采取以下措施：

(1)其他辅助检查：①诊断性腹腔穿刺术和腹腔灌洗术；②X 线检查；③B 超检查；④CT 检查；⑤其他检查：选择性血管造影、MRI、腹腔镜等。

(2)进行严密观察

表 1-68　腹部闭合性损伤保守治疗的细节考点（TANG）

观察	生命体征	每 15～30 分钟测定一次脉率、呼吸和血压
	腹部体征	每 30 分钟检查一次，注意腹膜刺激征程度和范围的改变
	血常规	每 30～60 分钟测定一次红细胞数、血红蛋白和血细胞比容，了解是否有所下降，并复查白细胞数是否上升
	必要时，可重复进行诊断性腹腔穿刺术或灌洗术	
要求	"三不"	①禁止随便搬动伤者；②不注射止痛剂；③禁饮食
观察期间的处理	抗休克——积极补充血容量，防治休克； 抗感染——注射广谱抗生素——以预防或治疗可能存在的腹内感染； 胃肠减压——疑有空腔脏器破裂或有明显腹胀时进行	

（3）剖腹探查：出现以下情况，应终止观察，及时进行手术探查：

①腹痛和腹膜刺激征有进行性加重或范围扩大者；②肠蠕动音逐渐减弱、消失或出现明显腹胀者；③全身情况有恶化趋势，出现口渴、烦躁、脉率增快或体温及白细胞计数上升者；④红细胞计数进行性下降者；⑤血压由稳定转为不稳定甚至下降者；⑥胃肠出血者；⑦积极救治休克而情况不见好转或继续恶化者。

[经典例题 1]

腹部闭合伤，确诊有无内脏伤阳性率最高的诊断方法为

A. X 线片

B. B 超检查

C. 腹腔穿刺

D. 白细胞计数

E. CT 检查

[参考答案] 1. C

三、急救与治疗

1. 处理原则　对已确诊或高度怀疑腹内脏器损伤者，做好紧急手术前准备，力争早期手术。

（1）首先处理对生命威胁最大的损伤。

（2）防治休克是治疗的重要措施，应积极采取抗休克治疗，力争在收缩压回升至 90mmHg 以上后进行手术，对严重出血性休克应在抗休克同时，迅速手术。

（3）对疑有内脏损伤者应禁食、输液及使用抗生素，禁用吗啡类药物止痛。已明确诊断者应尽早施行手术，必要时边抗休克边手术。

2. 急症手术探查指征　①腹痛和腹膜刺激征进行性加重或范围扩大者；肠蠕动音逐渐减弱、消失或出现明显腹胀者；②红细胞计数进行性下降者；血压由稳定转为不稳定甚至下降者；积极救治休克而情况不见好转或继续恶化者；③全身情况有恶化趋势，出现口渴、烦躁、脉率增快或体温及白细胞计数上升者；④膈下有游离气体表现者；腹腔穿刺吸出气体、不凝血液、胆汁或胃肠内容物者；胃肠出血者。

[经典例题 2]

男性，35 岁。发生左侧腹部及左下胸部撞击伤 3 小时。检查：神志清，体温 37℃，血压 80/60mmHg，脉率 120 次/分。左侧腹压痛，有轻度反跳痛及肌紧张，血白细胞 $20×10^9$/L，尿镜检红细胞 20 个/HP，正确的急救处理是

A. 输血、输液

B. 纠正休克的同时，考虑急诊剖腹探查

C. 密切观察

D. 大剂量抗菌药物治疗

E. 应用 25% 甘露醇静脉滴注，密切观察尿液的改变

[参考答案] 2. B

四、脾破裂

腹部内脏最容易受损的器官(40%~50%)。

1. 临床特点

分为真性破裂(破损累及被膜)、中央型破裂(破在脾实质深部)和被膜下破裂(破在脾实质周边部)3 种。85% 为真性破裂，破裂部位多见于脾上极及膈面。有时在裂口对应部位有下位肋骨骨折的存在。出血量大，可迅速出现休克。如撕裂脾蒂，未及抢救即可死亡。中央型破裂(破在脾实质深部)和被膜下破裂因被膜完整，出血量受到限制，并无明显内出血征象。

2. 治疗　在坚持"抢救生命第一，保留脾第二"的原则下，尽量保留脾脏。

表 1-69　脾破裂的治疗(小结 TANG)

临床情况	处理
无休克或容易纠正的一过性休克，影像学检查(B 超、CT)证实脾裂伤比较局限、表浅，无其他腹腔脏器合并伤者	严密观察下行非手术治疗。观察中如发现继续出血或发现有其他脏器损伤，应立即中转手术，尽快剖腹探查
彻底查明伤情后明确可能保留脾者(主要是 Ⅰ、Ⅱ级损伤)	生物胶黏合止血、物理凝固止血、单纯缝合修补、脾破裂捆扎、脾动脉结扎及部分脾切除等
在野战条件下或原先已呈病理性肿大的脾发生破裂	脾切除术
脾中心部碎裂，脾门撕裂或有大量失活组织，高龄及多发伤情况严重	迅速施行全脾切除术。 【特殊】小儿——将 1/3 脾组织切成薄片或小块埋入大网膜囊内进行自体移植——避免日后发生 OPSI(脾切除后凶险性感染)。成人 OPSI 发生率甚低，多无此必要
延迟性脾破裂——发生在伤后两周至数月以后。见于脾被膜下破裂形成的血肿和少数脾真性破裂后被网膜等周围组织包裹形成的局限性血肿，因轻微外力影响或胀破被膜或血凝块而发生	切脾

[经典例题 3]

腹部闭合性损伤中最易损伤的实质性器官是

A. 肾上腺　　　　　　　　　　　　B. 肝脏

C. 胰腺　　　　　　　　　　　　　D. 肾脏

E. 脾脏

[参考答案] 3. E

五、肝破裂

肝破裂(占 15%~20%)。右肝多于左肝。(以下内容，TANG 少量补充)

1. 临床特点

与脾破裂相似之处：分为真性破裂(破损累及被膜)、中央型破裂(破在肝实质深部)、被膜下破裂(破在肝实质周边部)三种。肝被膜下破裂也有转为真性破裂的可能。

与脾破裂不同之处：①肝破裂后可能有胆汁溢入腹腔，故腹痛和腹膜刺激征较为明显；②肝破裂后血液有时可能通过胆管进入十二指肠而出现黑粪或呕血；③中央型肝破裂更易发展为继发性肝脓肿。

2. 治疗

暂时控制出血，尽快查明伤情——开腹后发现肝破裂并有凶猛出血时，可用纱布压迫创面暂时止血，同时用手指或橡皮管阻断肝十二指肠韧带控制出血，以利探查和处理。

表 1-70　肝破裂的治疗（小结 TANG）

	不同程度肝损伤的处理
A. 肝单纯缝合	探明肝破裂伤情后，首先对断裂的血管、胆管逐一结扎，之后对损伤的肝进行缝合，应行伤口全层缝合，不留死腔。
B. 肝动脉结扎术	裂口内有不易控制的动脉性出血
C. 肝切除术	有大块肝组织破损，特别是粉碎性肝破裂，或肝组织挫伤严重的患者
D. 纱布块填塞法	裂口较深或肝组织已有大块缺损而止血不满意、又无条件进行较大手术的患者。

第二篇

泌尿系统

听听老师怎么讲

💡 考情分析

历年考情概况

常考知识点	历年常考内容	历年分值
尿液检查	血尿、蛋白尿	2
肾小球疾病	急性肾小球肾炎、慢性肾小球肾炎、肾病综合征	3~5
尿路感染、男性生殖系统感染、结核	急慢性肾盂肾炎、前列腺炎、肾结核	2
尿路结石	肾和输尿管结石	2
泌尿男性生殖系统肿瘤	肾癌、膀胱癌	3
泌尿系统损伤	前后尿道损伤、肾损伤	2~3
泌尿系统梗阻	前列腺增生、急性尿潴留	2
泌尿系统畸形	鞘膜积液	1~2
肾功能不全	急慢性肾功能不全	2~3

易错考点摘要

考点	考查角度
肾小球肾炎	3 大肾小球疾病，永恒的重要考点，涉及病理部分极难
尿路结石	治疗的选择
泌尿系统肿瘤	2 组肿瘤的首选影像学检查、诊断与治疗
肾功能不全	分期、透析指征

本篇学习方法或注意事项

　　泌尿系统确实比较难。最终拿到 60% 的分数，是比较切实可行的目标。

　　建议各位遵循"由易到难"的原则。按以下"三步走"(TANG) 的顺序，搞定泌尿系统。

第一步——"简单点"	泌尿外科：第 9~17 章	损伤、结石、肿瘤、鞘膜积液、前列腺增生
第二步——"老大难"	肾内科：第 1~8 章	肾小球肾炎、肾病综合征、尿路感染、前列腺炎、结核
第三步——"大结局"	第 18~19 章	急、慢性肾衰竭

Learning plan
学习时间规划表

第01天　第　章	第02天　第　章	第03天　第　章	第04天　第　章	第05天　第　章	第06天　第　章
听老师的课　□ 复习讲义　□ 做习题　□	听老师的课　□ 复习讲义　□ 做习题　□	听老师的课　□ 复习讲义　□ 做习题　□	听老师的课　□ 复习讲义　□ 做习题　□	听老师的课　□ 复习讲义　□ 做习题　□	听老师的课　□ 复习讲义　□ 做习题　□
第07天　第　章	第08天　第　章	第09天　第　章	第10天　第　章	第11天　第　章	第12天　第　章
听老师的课　□ 复习讲义　□ 做习题　□	听老师的课　□ 复习讲义　□ 做习题　□	听老师的课　□ 复习讲义　□ 做习题　□	听老师的课　□ 复习讲义　□ 做习题　□	听老师的课　□ 复习讲义　□ 做习题　□	听老师的课　□ 复习讲义　□ 做习题　□
第13天　第　章	第14天　第　章	第15天　第　章	第16天　第　章	第17天　第　章	第18天　第　章
听老师的课　□ 复习讲义　□ 做习题　□	听老师的课　□ 复习讲义　□ 做习题　□	听老师的课　□ 复习讲义　□ 做习题　□	听老师的课　□ 复习讲义　□ 做习题　□	听老师的课　□ 复习讲义　□ 做习题　□	听老师的课　□ 复习讲义　□ 做习题　□
第19天　第　章	第20天　第　章	第21天　第　章	第22天　第　章	第23天　第　章	第24天　第　章
听老师的课　□ 复习讲义　□ 做习题　□	听老师的课　□ 复习讲义　□ 做习题　□	听老师的课　□ 复习讲义　□ 做习题　□	听老师的课　□ 复习讲义　□ 做习题　□	听老师的课　□ 复习讲义　□ 做习题　□	听老师的课　□ 复习讲义　□ 做习题　□
第25天　第　章	第26天　第　章	第27天　第　章	第28天　第　章	第29天　第　章	第30天　第　章
听老师的课　□ 复习讲义　□ 做习题　□	听老师的课　□ 复习讲义　□ 做习题　□	听老师的课　□ 复习讲义　□ 做习题　□	听老师的课　□ 复习讲义　□ 做习题　□	听老师的课　□ 复习讲义　□ 做习题　□	听老师的课　□ 复习讲义　□ 做习题　□
第31天　第　章					
听老师的课　□ 复习讲义　□ 做习题　□					

注意：每天的学习建议按照"听课→做题→复习讲义"三部曲来进行；另：计划一旦制订，请各位同学严格执行。

第一章 尿液检查

第一节 血 尿

一、概念

尿液离心后沉渣在显微镜下检查红细胞>3 个/高倍视野。

镜下血尿——需经显微镜才能确定者。

肉眼血尿——尿液呈洗肉水样或血色者。

[经典例题 1]

镜下血尿为红细胞每高倍镜视野大于

A. 2 个　　　　　　　　　　B. 5 个

C. 4 个　　　　　　　　　　D. 3 个

E. 6 个

[参考答案] 1. D

二、常见原因

肾小球源性血尿——各种肾小球肾炎。

非肾小球源性血尿——泌尿系统感染、结核、结石、创伤及肿瘤。

表 2-1　肾小球源性血尿与非肾小球源性血尿的区别

TANG 小结	肾小球源性血尿	非肾小球源性血尿
不同点	全程、无痛性血尿、尿中无凝血，可见红细胞管型、变形红细胞为主（>70%）。伴有其他肾小球疾病表现	尿中有凝血，红细胞大小一致，血红蛋白分布均匀

[经典例题 2]

对鉴别是否肾小球源性血尿最有意义的是

A. 全程血尿　　　　　　　　B. 合并尿道刺激征

C. 尿潜血阳性　　　　　　　D. 肉眼血尿

E. 变形红细胞血尿

[参考答案] 2. E

三、尿三杯试验

患者在一次排尿过程中，分别收集初、中、终各段的尿液镜检红细胞。

表 2-2　尿三杯试验的意义

尿三杯试验结果	提示（TANG 小结）
初段血尿	前尿道病变
终末血尿	膀胱三角区、后尿道、精囊、前列腺病变
全程血尿	膀胱、输尿管及肾脏的疾病

第二节　蛋白尿

一、概念

成人尿蛋白量>150mg/d 称为蛋白尿，>3.5g/d 称为大量蛋白尿。

二、分类

1. 生理性蛋白尿。

2. 病理性蛋白尿　肾小球性、肾小管性、溢出性、分泌性及组织性蛋白尿。

根据尿蛋白的选择性分为：

（1）选择性蛋白尿：以白蛋白为主，并有少量的小分子量蛋白（如 β_2-MG），无大分子量的蛋白，见于微小病变肾病和早期糖尿病肾病。

（2）非选择性蛋白尿：尿中有大分子量的蛋白，如免疫球蛋白、补体，见于其他各种肾小球疾病。

第二章　肾小球疾病概述

肾小球疾病系指一组有相似的临床表现(如血尿、蛋白尿、高血压等)，但病因、发病机制、病理改变、病程和预后不尽相同，病变主要累及双肾肾小球的疾病。分为三类：

表 2-3　肾小球疾病的分类(小结 TANG)

原发性肾小球疾病	我国引起慢性肾衰竭的主要原因 占肾小球疾病中的大多数 病因不明	急性肾小球肾炎 急进性肾小球肾炎 慢性肾小球肾炎 无症状性血尿和(或)蛋白尿 肾病综合征
继发性肾小球疾病	全身性疾病(系统性红斑狼疮、糖尿病等)的肾小球损害	
遗传性肾小球疾病	异常遗传基因所致的肾小球疾病	

[经典例题 1]

下述哪项不是原发性肾小球疾病的临床分类

A. 急性肾小球肾炎　　　　　　　B. 隐匿性肾小球肾炎

C. 肾病综合征　　　　　　　　　D. 急进性肾小球肾炎

E. IgA 肾病

[参考答案] 1. E

第三章 急性肾小球肾炎

急性肾小球肾炎(简称急性肾炎)以急性肾炎综合征为主要临床表现的一组疾病。

一、病因和发病机制

溶血性链球菌感染所致,常见于上呼吸道感染(常为扁桃体炎)、猩红热、皮肤感染(多见脓疱疮)等链球菌感染后。本病主要是由链球菌的致病抗原通过循环免疫复合物或原位免疫复合物形成,诱发免疫炎症反应导致肾脏病变。

二、临床表现

急性起病,出现血尿、蛋白尿、水肿和高血压,并可伴一过性氮质血症。多见于儿童,男多于女。通常于前驱感染后1~3周起病。

本病预后大多良好,常可在数月内临床自愈。

三、诊断和鉴别诊断

于链球菌感染后1~3周发生血尿、蛋白尿、水肿和高血压,甚至少尿及氮质血症等急性肾炎综合征表现,伴血清补体C3下降,病情于发病8周内可逐渐减轻至完全恢复正常者,即可临床诊断为急性肾炎。

临床诊断困难时,可考虑行肾活检以明确诊断、指导治疗。肾活检的临床指征:①少尿1周以上或进行性尿量减少伴肾功能恶化者;②病程超过2个月而无好转趋势者;③急性肾炎综合征伴肾病综合征者。

表2-4 与急性链球菌感染后肾炎鉴别的疾病

以急性肾炎综合征起病的肾小球疾病	其他病原(细菌、病毒及寄生虫)感染后急性肾炎	多种病毒感染极期或感染后3~5天,病毒感染后急性肾炎多数临床表现较轻,常不伴血清补体降低,肾功能一般正常
	系膜毛细血管性肾炎	除表现急性肾炎综合征外,经常伴肾病综合征,病变持续无自愈倾向。50%~70%患者有持续性低补体血症,8周内不恢复
	系膜增生性肾炎(IgA及非IgA肾病)	患者血清C3正常,病情无自愈倾向。IgA肾病患者疾病潜伏期短,可在感染后数小时至数日内出现肉眼血尿,血尿可反复发作,部分患者血清IgA升高
急进性肾小球肾炎		除急性肾炎综合征外,常以早期出现少尿、无尿及肾功能急剧恶化为特征。重症急性肾炎呈现急性肾衰竭者与该病相鉴别困难时——肾活检确诊
全身系统性疾病肾脏受累		系统性红斑狼疮肾炎及过敏性紫癜肾炎等可呈现急性肾炎综合征,多伴其他系统受累的典型临床表现和实验室检查

四、治疗

本病能自愈,故以休息及对症治疗为主。

1. 对症治疗 包括利尿消肿、降血压,预防心脑并发症的发生。通常利尿治疗有效,利尿后高血压控制仍不满意时,可加用降压药。

2. 一般治疗 急性期应卧床休息,待肉眼血尿消失、水肿消退及血压恢复正常后逐步增加活动量。急性期应予低盐(每日3g以下)饮食。明显少尿的急性肾衰竭者需限制液体入量。氮质血症时应限制蛋白质摄入,以优质动物蛋白为主。

3. 治疗感染灶 病初注射青霉素10~14天(有争议)。反复发作的慢性扁桃体炎,待病情稳定后应考虑做扁桃体摘除,术前、术后两周需注射青霉素。

4. 不宜应用激素及细胞毒类药物。少数发生急性肾衰竭而有透析指征时,应及时透析。由于本病具有自愈倾向,肾功能多可逐渐恢复,一般不需要长期维持透析。

[经典例题 1]

急性肾炎最主要的治疗方法是

A. 血肌酐、尿素氮升高时予以透析
B. 不需要治疗，因为大部分可自愈
C. 利尿剂消除浮肿
D. 激素及免疫抑制剂
E. 休息与控制病灶感染

[经典例题 2]

男性，32岁。咽疼、咳嗽、发热，2周后发现尿色红，眼睑浮肿，尿量1000ml/24h。体检：全身皮肤未见皮疹，血压150/100mmHg。化验：尿蛋白（++），红细胞50～60/HP，血白蛋白32g/L，血肌酐123μmol/L。

(1) 根据上述临床表现最可能的诊断是

A. 系统性红斑狼疮
B. 急性肾小管坏死
C. 急性链球菌感染后肾炎
D. 急性肾盂肾炎
E. 过敏性紫癜

(2) 该患者的治疗，下列不恰当的是

A. 抗生素
B. 补充白蛋白
C. 控制血压
D. 消肿
E. 低盐饮食

(3) 按上述治疗2个月后，病情无好转，血肌酐300μmol/L，对诊断最有价值的检查是

A. 肾脏B超
B. 静脉肾盂造影
C. 清洁中段尿培养
D. 肾穿刺活检
E. 肾脏ECT

[经典例题 3]

男性，19岁。感冒1周后出现颜面及双下肢水肿。查体：血压140/90mmHg，颜面及双下肢轻度浮肿。尿常规：蛋白（++），红细胞（+），Scr 176μmol/L，补体C3轻度下降。诊断为急性肾小球肾炎。下列哪类药物不宜使用

A. 糖皮质激素
B. 钙离子拮抗剂
C. 利尿剂
D. 血管紧张素转换酶抑制剂
E. 血管紧张素Ⅱ受体拮抗剂

[参考答案] 1. E；2. C、B、D；3. A

第四章　慢性肾小球肾炎

一、临床表现

是一组疾病，临床表现多样，以蛋白尿、血尿、水肿、高血压为基本临床表现。起病方式不同，病情迁延，缓慢进展，终将发展为慢性肾衰竭，肾功能逐步恶化，导致尿毒症。

二、诊断

诊断指标：蛋白尿和(或)血尿，伴有水肿、高血压、肾功能不全至少一种情况者；若为单纯性蛋白尿，尿蛋白大于 1g/d 者；除外继发性肾小球肾炎和遗传性肾小球肾炎。

三、鉴别诊断

1. 继发性肾小球肾炎　狼疮性肾炎、过敏性紫癜肾炎、乙肝病毒相关性肾小球肾炎。

2. 高血压肾损害　先有多年高血压，然后出现蛋白尿(一般不是大量蛋白尿)、肾功能不全，血尿不突出，常伴有高血压其他器官损害(眼底、心脏)。

3. 其他肾小球肾炎　无症状性血尿或(和)蛋白尿、急性肾小球肾炎。

4. Alport 综合征。

5. 慢性肾盂肾炎。

四、治疗

1. 积极控制血压　首选 ACEI 或 ARB。

理想的血压控制目标：140/90mmHg 以下；

若尿蛋白大于 1g/d，应更低，<130/80mmHg。

2. 饮食　限盐，肾功能不全者还应控制蛋白摄入量及限磷。

3. 避免劳累、感染、妊娠及应用肾毒性药物。

4. 大量蛋白尿且肾功能正常的患者　根据肾活检病理类型选择治疗，同肾病综合征。

[经典例题 1]

慢性肾炎治疗主要目的应除外

A. 防治严重并发症　　　　　　　　　B. 消除尿蛋白及尿红细胞

C. 防止肾功能进行性恶化　　　　　　D. 延缓肾功能进行性恶化

E. 改善或缓解临床症状

[经典例题 2]

慢性肾小球肾炎患者，当尿蛋白大于 1g/d 时，血压控制的理想水平是

A. 120/80mmHg 以下　　　　　　　　B. 125/75mmHg 以下

C. 130/80mmHg 以下　　　　　　　　D. 140/90mmHg 以下

E. 135/85mmHg 以下

[参考答案] 1. B；2. C

第五章　肾病综合征

一、诊断标准——核心考点！

1. 尿蛋白定量超过 3.5g/d。

2. 血浆白蛋白低于 30g/L。

3. 水肿。

4. 高脂血症。

其中 1、2 两项为诊断所必需。

二、继发性肾病综合征的原因及主要特点

肾病综合征系由多种病因、不同发病机制致多种不同病理类型的肾小球病变引起。可分为原发性、继发性两大类。任何年龄均可发生，男多于女。

不同年龄发生继发性肾病综合征的原因不完全相同。

表 2-5　青少年继发性肾病综合征的原因及特点（小结 TANG）

过敏性紫癜肾炎	典型的皮肤紫癜，关节痛，腹痛，黑便（消化道出血）等症状，出现后四周内发现血尿，伴蛋白尿甚至表现为肾病综合征	同 IgA 肾病。免疫荧光可见 IgA 在系膜区和毛细血管袢沉积；光镜：系膜增生性肾小球肾炎
系统性红斑狼疮肾炎	多系统受累。肾脏受累可轻可重，轻者只表现为血尿和（或）蛋白尿，也可表现为肾病综合征，严重者可有少尿、无尿、肾功能急剧恶化表现为急进性肾炎	多种免疫复合物广泛沉积（IgG、IgM、IgA、C3、C4 和 C1q 均阳性），肾脏免疫荧光呈"满堂亮"现象
乙肝病毒相关肾炎	乙肝患者同时有肾炎表现，肾活检有乙肝病毒抗原沉积者可确诊	以膜性肾病最多见

表 2-6　中老年继发性肾病综合征的原因及特点（小结 TANG）

糖尿病肾病	多见于病程 10 年以上的糖尿病患者，故多发生在中老年。最早临床表现是水肿和蛋白尿。从微量的白蛋白尿逐渐发展成大量蛋白尿、肾病综合征。糖尿病病史及特征性眼底改变可助诊断	
肾淀粉样变	原发性：是一种全身性疾病。肾脏受累进展多缓慢，肾活检有肾内淀粉样物质沉积。多年后出现持续性蛋白尿，病变严重者尿蛋白可达 20g/d，大部分表现为肾病综合征。肾外表现：巨舌、消化道及心脏受累等	肾脏大小正常或轻度增大，刚果红染色光镜下为砖红色
	继发性：发生在慢性化脓性感染性疾病、结核、恶性肿瘤等	肾脏受累的表现常被原有疾病所掩盖，直到出现肾病综合征才能发现
恶性肿瘤相关	淋巴瘤、骨髓瘤及恶性实体瘤可引发肾病综合征	

三、治疗

1. 糖皮质激素

表 2-7　肾病综合征糖皮质激素的应用细节（小结 TANG）

使用原则——"始量足、时间长、慢慢减"	开始用量要足	常用泼尼松，1mg/(kg·d)（不超过 60mg/d），常用量为每日 40~60mg，清晨顿服
	足量用药时间要够长	一般为 6~8 周（短期治疗有效者，亦应坚持此期限），必要时可延长到 12 周
	治疗有效者缓慢减药	每 2 周减药 1 次，每次减少原用药量的 10%~20%。当减到每日用药量为 20mg 左右时应更加缓慢，每 2 周减量 1 次，每日或隔日减少半片即 2.5mg。总之，每日用药量越少，减药量越少，速度越慢。总疗程不少于 1 年，甚至更长时间

续表

	激素敏感	用药后病情缓解	
治疗后的反应	激素依赖	用药后有效但于减药过程中经常出现病情反复	加用或改用其他免疫抑制药，对于肝功能异常者，应改用等量泼尼松龙。个别可静脉用药
	激素无效		
机制	通过抑制免疫反应及免疫介导的炎症反应减少渗出、细胞增生和浸润，改善肾小球基底膜的通透性，抑制醛固酮和抗利尿激素的分泌达到利尿消肿，减少、消除尿蛋白的目的		
副作用	感染(一般细菌和结核杆菌)、药物性糖尿病、消化性溃疡、消化道出血、骨质疏松(个别有股骨头坏死)、肥胖、高血压		

2. 免疫抑制剂　细胞毒药物：一般不单独应用。常与糖皮质激素合用以缓解患者对激素的依赖或与激素共同起到治疗作用。

表 2-8　肾病综合征免疫抑制剂的治疗

	具体用法	用药监护及不良反应
环磷酰胺	肝功能无异常者常选用。用量为 2mg/(kg·d)，每日 1~2次或隔日静脉注射 200mg。累积用量为 6~8g	注意观察末梢血象(骨髓抑制)及肝功能(中毒性肝损害)、脱发(可逆性)、性腺抑制、恶心等胃肠道反应，个别可发生出血性膀胱炎
环孢素 A	选择性抑制 T 辅助细胞和 T 细胞毒效应细胞。用于激素和细胞毒药物治疗无效的难治性肾病综合征	高血压、高尿酸血症、牙龈增生、多毛症、肝肾毒性
吗替麦考酚酯	通过抑制淋巴细胞鸟嘌呤核苷酸的经典合成途径，从而抑制 T、B 淋巴细胞的增殖。可用于难治性肾病综合征	腹泻、恶心、呕吐等胃肠道反应，偶有骨髓抑制，严重者可发生严重贫血

3. 一般及对症治疗

严重水肿患者应卧床休息，限盐饮食(每日盐摄入量 1~3g)。蛋白质摄入量 1g/(d·kg)，蛋白为优质蛋白，适当利尿。

ACEI、ARB、钙离子通道阻滞剂等均可减少尿蛋白，延缓肾功能恶化，对有高血压的肾病综合征患者亦有效。

[经典例题 1]

男性，21 岁。诊断为原发性肾病综合征，首次治疗，每日用泼尼松 60mg，3 周后尿蛋白仍为(++++)，此时应

A. 用原量继续观察

B. 减少泼尼松量到 40mg/d，加用免疫抑制剂

C. 改为地塞米松

D. 将泼尼松加量到 80mg/d

E. 改用环磷酰胺

[参考答案] 1.A

四、并发症的防治

表 2-9　肾病综合征的并发症的原因及防治

肾病综合征导致的并发症及原因		防治(小结 TANG)
感染	①患者体内蛋白质从尿中丢失致免疫功能降低 ②糖皮质激素及免疫抑制剂的应用	防——从生活、环境各方面保护患者，并密切观察病情及时发现感染；治——应用强有力而无肾毒性的抗菌药物治疗注意——预防性抗菌药物的应用对患者无益，且可诱发真菌二重感染，故不宜应用

医学教育网 www.med66.com

肾病综合征导致的并发症及原因		防治（小结TANG）
血栓和栓塞并发症	大量利尿和血浆胶体渗透压降低可致血容量不足，有关凝血及纤溶因子的丢失及高脂血症	当血浆白蛋白低于20g/L时提示有高凝状态，易导致肾静脉血栓形成及系统性血管血栓及栓塞，应给予抗凝治疗
急性肾衰竭	极少出现，可能与有效血容量不足、肾毒性药物使用及特发性因素等有关	除一般支持疗法外，必要时可采取血液透析治疗以维持生命并有益于肾脏病变恢复
脂肪代谢紊乱致心血管并发症	高血压及脂质代谢紊乱都是促进心血管病变的危险因素	药物纠正血脂异常，但在肾病综合征未得到缓解前很难有明显效果

[经典例题2]

肾病综合征患者发生血栓，最常见于

A. 下腔静脉　　　　　　　　　　B. 冠状血管

C. 肾静脉　　　　　　　　　　　D. 肺静脉

E. 下肢静脉

[参考答案] 2. C

第六章　尿路感染

尿路感染多见于育龄女性、老年人、免疫功能低下和尿路畸形者。分为上尿路感染(主要是肾盂肾炎)和下尿路感染(主要是膀胱炎)。细菌所致最为常见。

第一节　急性肾盂肾炎

一、诊断与鉴别诊断

1. 诊断

表 2-10　急性肾盂肾炎的诊断依据(小结 TANG)

局部表现	突发一侧或两侧腰痛;脊柱肋缘角有触痛(压痛)
全身表现	明显,表现为高热、寒战,恶心、呕吐等,甚至伴随败血症、低血压。老年或虚弱者的尿路感染可以没有尿路刺激症状而只表现为发热甚至低血压
伴随症状	约30%合并膀胱炎,可有排尿困难
尿常规化验	显微镜检查有白(脓)细胞、红细胞、上皮细胞,可见白细胞管型。尿蛋白阴性或微量。有些患者完全没有症状而存在有意义的细菌尿
尿液细菌学检查——对诊断帮助较大	尿标本收集:新鲜清洁中段尿标本,或经耻骨上膀胱穿刺取尿。收集完后应及时送检
	真性菌尿的标准: ① 新鲜中段尿沉渣革兰染色油镜观察,细菌>1 个/视野; ② 新鲜中段尿细菌培养计数>10^5/ml; ③ 膀胱穿刺尿培养阳性
	影响尿培养结果的因素: 假阴性见于:①近 1 周内使用过抗生素;②尿液在膀胱停留时间不足 6 小时;③饮水过多,尿液稀释;④留取标本时有消毒液混入 假阳性见于:①尿液收集不规范,标本被污染;②标本未能及时接种

2. 鉴别诊断

表 2-11　上、下尿路感染的鉴别

	上尿路感染(肾盂肾炎,小结 TANG)	下尿路感染
临床表现	发热(>39℃),或腰痛、肾区叩压痛	
实验室检查	膀胱灭菌后的尿标本细菌培养阳性、尿沉渣镜检有白细胞管型、尿 NAG 酶升高、尿 β_2 微球蛋白升高、尿渗透压降低	(-)
抗生素治疗效果	用单剂量抗菌药治疗无效或复发;症状消失,但不久又复发(多在停药后 6 周内)	
治疗后的影响	仍留有肾功能损害表现,或肾盂造影有异常改变	

[经典例题1]

女性，35岁。寒战、发热、腰痛伴尿频、尿急3天。体温39℃，心肺无异常。肝脾肋下未触及。两侧肋脊角有叩击痛。尿液检查：蛋白(-)，镜检红细胞2~5/HP、白细胞10~15/HP，诊断应首先考虑

A. 肾结石　　　　　　　　　　　　B. 急性膀胱炎

C. 急性肾盂肾炎　　　　　　　　　D. 急性肾小球肾炎

E. 肾结核

[参考答案] 1. C

二、治疗　抗生素。

1. 选用血、尿药物浓度均高的药物　如喹诺酮类、头孢菌素类、氨基糖苷类及半合成青霉素类。重症患者可两类药物合用。多采用静脉给药。治疗持续两周或更长。

2. 用药前先做尿培养、菌落计数及药物敏感试验，为选用有效抗菌药做准备。未得到尿培养结果前应选用对 G$^-$ 杆菌有效的药物。72小时显效者无需换药，否则按药敏结果更换。

3. 治愈标准　用药后症状消失、尿常规检查无异常、尿菌转阴、疗程结束后一周及一个月后复查尿菌阴性可视为治愈。仅仅是症状缓解不意味着细菌学治愈。

4. 对反复感染者、曾使用尿路器械或因其他疾病住院患者，需注意耐药细菌与"L"型细菌所致感染。尿培养细菌敏感试验对治疗有指导意义。

[经典例题2]

关于急性肾盂肾炎的抗菌药物治疗，下列描述正确的是

A. 接诊后立即给予抗生素治疗

B. 先作尿培养及细菌敏感试验，根据报告选用敏感抗生素

C. 留尿培养标本后，立即根据经验给予抗生素治疗

D. 做血培养，待结果报告后选用抗生素

E. 根据血白细胞计数及分类立即给予抗生素治疗

[参考答案] 2. C

第二节　慢性肾盂肾炎

一、诊断

表2-12　慢性肾盂肾炎的诊断标准（小结 TANG）

诱因(易感因素)	尿路畸形，尿路梗阻如结石、肿瘤等，机体免疫功能降低如糖尿病患者或应用肾上腺皮质激素者，尿道口及其周围炎症患者等
症状	反复尿路感染病史>半年
辅助检查 (符合三者之一)	静脉尿路造影有肾盂肾盏狭窄变形者(阳性率不高)
	肾外形表面凹凸不平、两肾大小不等
	持续性肾小管功能受损，如尿浓缩功能减退、夜尿增多、晨尿比重和渗透压降低、肾小管酸化功能减退等

长期反复发作的上尿路感染不一定就是慢性肾盂肾炎。

二、治疗

抗菌药

选两种有效药物，联合使用2~4周，仍有复发者换用其他两种药物继续治疗，如此轮换应用2~4个

月。如症状已不明显，但尿菌仍阳性，可采用低剂量抗菌药物抑菌疗法，即每晚睡前排尿后服用一种抗菌药物、一次药量，连续半年到 1 年，可望消除菌尿。

单纯抗菌治疗效果不明显，必须同时除去引起反复感染的诱因。

第三节　急性膀胱炎

一、临床表现

发病突然，以尿路刺激症状为主。尿急、尿频、排尿时烧灼样痛，甚至不敢排尿，还可有排尿时和排尿后耻骨上疼痛。排尿后仍有尿不尽感。约 30% 有肉眼血尿。

二、治疗

80% 以上为大肠埃希菌感染，绝大多数菌株对多种抗菌药物敏感。

表 2-13　急性膀胱炎的治疗（小结 TANG）

3 日疗法	推荐使用	常用药物同单剂量疗法，只是用常规剂量，如氧氟沙星 0.2g，每日 3 次连续 3 天
7 日疗法	适用于：妊娠期、男性、老年、糖尿病及机体免疫力低下患者	
单剂量疗法	复发率高	一次性服用较大剂量抗菌药物即完成疗程 常用复方磺胺甲噁唑 6 片(含 SMZ 2.4g、TMP 0.48g)顿服；或氧氟沙星 0.6g 顿服。并多饮水以冲洗尿路

多饮水，口服碳酸氢钠片碱化尿液，减少对尿路的刺激。

[经典例题 1]

急性膀胱炎的治疗正确的是

A. 用药后症状消失即停药　　　　　　B. 抗菌药物疗程稍长，多采用联合用药
C. 长疗程低剂量抑菌疗法　　　　　　D. 用药后 48 小时无效应考虑更换抗菌药物
E. 抗菌药物治疗 3 日
[参考答案] 1. E

第四节　尿路感染的总论

一、辅助检查

表 2-14　尿路感染的辅助检查（小结 TANG）

	常规检查	白细胞尿：指尿沉渣镜检白细胞>5 个/HP，对尿路感染诊断意义较大； 血尿：部分有镜下血尿，尿沉渣镜检红细胞数 3~10 个/HP，呈均一性红细胞尿；极少数急性膀胱炎患者可出现肉眼血尿； 蛋白尿：多为阴性~微量； 部分肾盂肾炎患者尿中可见白细胞管型
尿液检查	白细胞排泄率	白细胞计数>3×10^5/h 为阳性
	细菌学检查	涂片细菌检查：清洁中段尿沉渣涂片平均每高倍视野下可见>1 个细菌，提示尿路感染； 细菌培养：中段尿细菌定量培养≥10^5/ml，或耻骨上膀胱穿刺尿细菌定性培养有细菌生长，即为真性菌尿，可确诊尿路感染； 亚硝酸盐还原试验：可作为尿感的过筛试验。原理：大肠埃希菌等 G$^-$ 性细菌可使尿中硝酸盐还原为亚硝酸盐

血液检查	血常规	急性肾盂肾炎引起血白细胞升高，中性粒细胞增多，核左移，血沉增快
	肾功能	慢性肾盂肾炎肾功能受损时可出现血肌酐升高等
影像学检查		泌尿系超声、泌尿系平片（KUB）、静脉尿路造影（IVU）、泌尿系 CT 三维重建（CTU）——了解尿路情况，发现尿路结石、梗阻、反流、畸形等导致尿路感染反复发作的因素

二、预防

1. 最有效的预防方法　坚持多饮水、勤排尿。

2. 注意会阴部清洁。

3. 尽量避免尿路器械的使用，必需应用时，严格无菌操作。

4. 如必须留置导尿管，前 3 天给予抗生素可延迟尿感的发生。

5. 与性生活有关的尿感，应于性交后立即排尿，并口服一次常用量抗生素。

6. 膀胱-输尿管反流者，要"二次排尿"，即每次排尿后数分钟，再排尿一次。

第七章　前列腺炎

成年男性的常见疾病，有学者认为其不是一个单独的疾病，而是前列腺炎综合征（PS）。多见于 50 岁以下。发病机制、病理生理改变尚不很清楚。

前列腺受到致病菌感染和（或）某些非感染因素刺激而出现骨盆区域疼痛或不适、排尿异常、性功能障碍等临床表现。

一、临床表现及诊断

表 2-15　前列腺炎的分型、临床表现及诊断

前列腺炎	临床表现	查体及辅助检查
急性细菌性前列腺炎	发病突然，有寒战和高热，尿频、尿急、排尿痛。会阴部坠胀痛。可发生排尿困难或急性尿潴留。常伴发急性膀胱炎	直肠指检：前列腺肿胀、压痛、局部温度升高，表面光滑，如饱满或波动则可能有脓肿形成； 尿镜检：可白细胞增多，血和（或）尿细菌培养阳性
慢性细菌性前列腺炎	尿道口"滴白"。合并精囊炎时，可有血精有反复的尿路感染发作，膀胱刺激症状，如尿频、尿急、尿痛，排尿时尿道不适或灼热 会阴部、下腹部隐痛不适，有腰骶部、腹股沟区等酸胀感。性功能减退。头昏、乏力、失眠，甚至焦虑、抑郁	直肠指检：前列腺饱满、增大、质较软、轻度压痛。前列腺按摩液中有致病菌存在，白细胞>10 个/高倍视野，卵磷脂小体减少 分段尿及前列腺液培养检查，"四杯法"中 VB3 和前列腺液细菌培养阳性，即可确定诊断 B 超：前列腺组织结构界限不清、混乱，提示前列腺炎
慢性前列腺炎	类似慢性细菌性前列腺炎，但没有反复尿路感染，体检与临床表现不一致	直肠指检：前列腺稍饱满，质较软，有轻度压痛。前列腺液白细胞>10 个/高倍视野，但找不到细菌。有时盆腔、会阴部疼痛明显，而前列腺液检查却正常

［经典例题 1］

尿道口有滴白现象的为

A. 急性细菌性前列腺炎

B. 慢性细菌性前列腺炎

C. 附睾炎

D. 睾丸肿瘤

E. 附睾结核

［参考答案］1. B

二、治疗

1. 急性期　卧床休息，大量饮水。

应用抗菌药——通常：喹诺酮类如氧氟沙星，以及头孢菌素类、红霉素等。淋球菌感染可用头孢曲松。厌氧菌感染用甲硝唑。

缓解症状：止痛、解痉、退热药。

如急性尿潴留——应采用耻骨上膀胱穿刺造瘘。避免经尿道导尿引流。

2. 慢性期　联合用药或轮回用药，以防止耐药性。

3. 慢性前列腺炎 综合治疗。

热水坐浴及理疗；每周 1 次前列腺按摩，以引流炎性分泌物；忌酒及辛辣食物，避免长时间骑、坐车，有规律的性生活。

α 受体拮抗剂——解痉，改善局部症状。

第八章　肾结核

多继发于肺结核，少数继发于骨关节结核或消化道结核。90%为单侧。

一、临床表现与鉴别诊断

表 2-16　肾结核的临床表现小结（TANG）

泌尿系统表现	尿频、尿急、尿痛	典型症状之一 尿频——出现最早。晚期尿频更严重，每日可达数十次，甚至呈淋漓状尿失禁	最初由于含有结核杆菌的脓尿刺激膀胱黏膜所致，以后结核病变侵入膀胱壁，发生结核性膀胱炎及溃疡，尿频加重，并伴有尿急、尿痛。晚期尿频是由于发生膀胱挛缩，容量显著缩小所致
	血尿	重要症状：多为终末血尿	可以是肉眼或镜下血尿。由于结核性膀胱炎及溃疡，在排尿终末膀胱壁收缩时出现
	脓尿	常见症状：严重者如淘米水样	内含有碎屑或絮状物，镜下可见大量脓细胞；也可见脓血尿
腰痛和肿块		当结核影响到肾包膜或继发肾周感染，输尿管被血块、干酪样物质堵塞时，可引起腰部钝痛或绞痛；较大肾积脓或对侧巨大肾积水时，腰部可触及肿块	
合并症	男性生殖系统结核	肾结核男性患者中有 50%~70%合并生殖系统结核，从前列腺、精囊开始，但临床上表现最为明显是附睾结核，附睾可触及不规则硬块；输精管结核病变时，变得粗硬呈串珠样改变	
全身症状		晚期——消瘦、发热、盗汗、贫血、乏力、食欲减退 双侧肾结核或一侧肾结核合并对侧重度肾积水时——水肿、贫血、恶心、呕吐、少尿或无尿等慢性肾功能不全表现	
鉴别诊断		非特异性膀胱炎和泌尿系统其他引起血尿的疾病，如泌尿系统肿瘤、肾输尿管结石、膀胱结石等	

［经典例题 1］

肾结核最具特征性的临床表现为

A. 腰痛

B. 消瘦

C. 肉眼血尿

D. 慢性膀胱刺激症状

E. 发热伴盗汗

［参考答案］1. D

二、诊断

表 2-17　肾结核的诊断依据（小结 TANG）

症状	慢性进行性加重的膀胱刺激症状，伴有终末血尿	
尿液检查	尿中找到结核杆菌——对诊断有决定意义	酸性脓尿，尿普通细菌培养无细菌生长。尿沉淀涂片找结核杆菌以清晨第一次尿液检查阳性率最高，至少连续检查三次
肾外结核病灶伴血尿，尤其是男性发现有附睾结核者		

影像学检查	超声		简单易行，对中晚期病例可初步确定病变部位、有无钙化、对侧肾积水及膀胱挛缩等
	X线	泌尿系统平片（KUB）	可见到病肾局灶性斑点状钙化影或全肾广泛钙化。局限的钙化灶应与肾结石相鉴别
		静脉尿路造影（IVU）	了解分侧肾功能、病变程度与范围，全尿路形态变化。了解有无膀胱挛缩和对侧肾有无积水 早期——肾盏边缘不光滑如虫蚀状 以后——肾盏不规则扩大或模糊变形，甚至形成空洞 严重者——病肾功能丧失致 IVU 检查不显影
	CT 和 MRI	MRI 水成像对诊断肾结核合并对侧肾积水有独到之处	双侧肾结核或肾结核合并对侧肾积水，静脉尿路造影显影不良时，CT、MRI 可有助于确定诊断。CT 对中晚期肾结核能清楚显示扩大的肾盏肾盂、皮质空洞及钙化灶
膀胱镜检查			膀胱黏膜充血、水肿、浅黄色的结核结节、溃疡及瘢痕形成等病变，以膀胱三角区和患侧输尿管口周围较为明显，可取活检。患侧输尿管口可呈洞穴状，有时可见混浊尿液喷出； 禁忌证——有膀胱挛缩，容量<50ml

三、治疗

1. 药物治疗

早期——药物治疗多能治愈。严重、需行手术治疗者，术前术后均应行药物治疗。常用：异烟肼、利福平、吡嗪酰胺、乙胺丁醇。

采用三联疗法：异烟肼+利福平+吡嗪酰胺（药量要充分，疗程要足够长）。如膀胱病变广泛，膀胱刺激症状严重，头 2 个月可加用肌注链霉素（需做皮试）1.0g/d，服用吡嗪酰胺 2 个月后改用乙胺丁醇。应注意链霉素对听神经的损害。

2. 手术治疗 肾结核破坏严重者，应在药物治疗的配合下行手术治疗。肾切除术前抗结核治疗不应少于 2 周。

（1）手术原则：①手术前已使用抗结核药物足够剂量和时间（药物治疗 6~9 个月无效）；②无泌尿、男生殖系统以外活动性结核病灶；③术中尽量保留正常肾组织。

（2）手术方法及适应证

1）肾结核手术

表 2-18 肾结核手术方法及适应证（小结 TANG）

肾结核手术适应证	术式及具体方法	
与肾盂不相通的肾结核空洞病灶，抗结核药物治疗 3~6 个月无效者	病灶清除术：手术清除肾结核病变组织	
与肾盂相通，但病灶局限在病肾一极的结核病灶，经抗结核治疗 3~6 个月后	肾部分切除术	
一侧肾脏广泛破坏，对侧肾脏功能正常者	切除术	手术切除病肾
双侧肾结核		先积极抗结核治疗，后切除无功能肾
一侧肾已无功能，对侧肾重度积水但肾功能代偿尚好者		切除无功能肾，以后再解除引起对侧肾积水的梗阻病因
晚期肾结核，膀胱挛缩合并对侧肾重度积水且有尿毒症，不能接受结核肾切除者	造瘘术	先做积水侧肾造瘘，待肾功能有所恢复、病情缓解后再做结核肾切除术

2）输尿管狭窄手术治疗

如狭窄较局限——抗结核 3~6 个月后，切除狭窄段输尿管行对端吻合术；

如狭窄邻近膀胱——行输尿管膀胱吻合术，放置双J形输尿管支架引流管，术后1~2个月拔除。

3)挛缩膀胱的手术治疗

结核性膀胱挛缩，切除病肾后，再经3~6个月抗结核治疗，待膀胱结核完全愈合后，对侧肾功能正常、无尿道狭窄的患者——行肠膀胱扩大术。

合并尿道狭窄，尤其并发对侧输尿管扩张肾积水明显者——为改善积水肾的功能，可施行：①输尿管皮肤造口术；②直肠膀胱术；③回肠膀胱术；④可控性尿流改造术。

[经典例题2]

（共用选项题）

A. 肾部分切除术   B. 病灶清除术

C. 抗结核治疗   D. 肾切除术

E. 肾造瘘

（1）一侧肾结核无功能，对侧肾正常，应采取的治疗措施是

（2）一侧肾结核无功能，对侧肾重度积水并尿毒症，应采取的治疗措施是

[参考答案] 2. D、E

第九章 肾损伤

一、病因病理

1. 闭合性损伤 因直接暴力(如撞击、跌打、挤压、肋骨或脊椎横突骨折等)或间接暴力(如对冲伤、突然暴力扭转)所致肾损伤。

2. 开放性损伤 因弹片、刀刃等锐器损伤，常合并胸或腹部损伤，损伤复杂而严重。

3. 其他病因 肾本身病变如肾积水、肾肿瘤、肾结核或肾囊性疾病等更易损伤，有时极轻微的创伤，也可造成严重的"自发性"肾破裂。医疗操作中如肾穿刺、腔内泌尿外科检查或治疗时也可能发生肾损伤。

临床上最多见为闭合性肾损伤，分为：

表 2-19 肾损伤的病理类型

肾损伤类型	病理改变及临床表现(小结 TANG)	治疗
肾挫伤	损伤仅限于部分肾实质，形成肾瘀斑和(或)包膜下血肿，肾包膜及肾盂黏膜完整。损伤涉及肾集合系统时可有少量血尿	症状轻微，可自愈
肾部分裂伤	肾实质部分裂伤伴有包膜破裂时，可致肾周血肿。如肾盏肾盂黏膜破裂，则有明显血尿	绝对卧床，止血抗感染，观察生命体征，经积极治疗多可自行愈合 不需手术
肾全层裂伤	肾实质重度裂伤，累及肾包膜，内达肾盂肾盏黏膜，常引起广泛性的肾周血肿、血尿和尿外渗。肾横断或碎裂时，可致肾组织缺血	后果严重，均需手术
肾蒂血管损伤	可引起大出血、休克	需立即救治，否则会危及生命

晚期病理改变：

肾积水：由于持久尿外渗形成尿囊肿；血肿、尿外渗引起组织纤维化，压迫肾盂输尿管交界处，导致。

动静脉瘘或假性动脉瘤：开放性肾损伤偶可发生。

肾血管性高血压：部分肾实质缺血或肾蒂周围纤维化压迫肾动脉。

二、临床表现

1. 休克 见于严重肾裂伤、肾蒂裂伤或合并其他脏器损伤时。

2. 血尿 肾挫伤血尿较轻。严重肾裂伤则呈大量肉眼血尿，并有血块阻塞尿路。血尿与损伤程度有时不成比例，如肾蒂血管断裂、损伤性肾动脉血栓形成、肾盂广泛撕裂、输尿管断裂或凝血块阻塞时可无明显血尿。

3. 疼痛 肾包膜下血肿、肾周软组织损伤、出血或尿外渗引起腰腹部疼痛。血液、尿液渗入腹腔或合并腹内脏器损伤时，出现全腹疼痛和腹膜刺激征。血块通过输尿管时可出现肾绞痛。

4. 腰腹部包块 肾周血肿及尿外渗使局部肿胀形成包块，有明显触痛及肌紧张。

5. 发热 血肿和尿外渗易合并感染，甚至导致肾周脓肿或化脓性腹膜炎，伴全身中毒症状。

三、诊断

1. 病史、临床症状、体格检查 任何腰腹部、背部、下胸部外伤或受对冲力损伤的患者，无论是否有典型的疼痛、肿块、血尿等，均要注意有无肾损伤。

体格检查：伤侧腰腹部压痛或有腹膜刺激症状，有时可触及伤侧腰部包块。

2. 超声　提示肾损伤的部位和程度，有无肾包膜下和肾周血肿及尿外渗，其他器官外伤及对侧肾等情况。须注意肾蒂血管情况。

3. CT、MRI　可显示肾实质裂伤、血肿、尿外渗范围，并可了解与周围组织和腹腔内其他脏器的关系。

4. 实验室检查　尿中含有多量红细胞。血红蛋白与血细胞比容持续降低提示有活动性出血。白细胞计数增多提示有继发感染可能。

四、治疗

1. 紧急治疗　迅速输液输血纠正休克，同时明确有无合并其他器官损伤，做好手术探查的准备。

2. 非手术治疗

(1) 绝对卧床休息 2~4 周，病情稳定、血尿消失后才可离床活动。恢复后 2~3 个月不参加体力劳动。

(2) 密切观察生命体征；补充血容量，维持水电解质平衡，保持足够尿量。必要时输血。早期合理应用抗生素预防感染。使用止痛、镇静和止血药物。

3. 手术治疗

(1) 手术指征：①开放性肾损伤；②严重休克经输血、输液仍不能纠正；③血尿逐渐加重，血红蛋白及血细胞比容逐渐下降；④腰部包块逐渐增大；⑤合并腹内脏器损伤。

(2) 手术方法

表 2-20　肾损伤的手术治疗

肾损伤的手术治疗	适用于（小结 TANG）
肾修补术	肾裂伤范围比较局限者
肾部分切除术	肾一极严重损伤和缺血者
肾血管修补术	肾血管损伤或损伤性肾血管阻塞者
肾切除术	肾广泛裂伤无法修补或肾蒂血管损伤不能缝合，而对侧肾正常者
清创引流术	开放性肾损伤、伤口漏尿并严重污染、伤后时间较久，有严重尿外渗或并发感染者

(3) 并发症的治疗

①腹膜后尿囊肿或肾周脓肿——切开引流；

②恶性高血压——肾血管修复或患肾切除术；

③肾积水——肾盂成形术或肾切除术；

④持续性血尿——选择性患侧肾动脉栓塞术。

[经典例题 1]

男性，35 岁。4 小时前从 5m 高处跌下，左腰部撞到石块上，当时无昏迷，现血压正常，感左腰部疼痛伴轻压痛，尿常规 RBC(+)/HP，最可能的诊断是

A. 肾挫伤

B. 肾部分裂伤

C. 肾全层裂伤

D. 肾蒂断裂

E. 肾蒂伤伴输尿管损伤

[经典例题2]

最严重的肾损伤类型是

A. 肾挫伤

B. 肾全层裂伤

C. 肾蒂断裂

D. 肾部分损伤

E. 肾皮质裂伤

[参考答案] 1. A；2. C

第十章　尿道损伤

指定教材将前、后尿道损伤合并讲解，老TANG认为分着学更好理解。因此，本书分开写。

第一节　前尿道损伤

男性前尿道损伤中最常见：尿道球部损伤。

一、病因病理

骑跨伤是典型的致病因素。病理类型：

1. 尿道挫伤　仅有尿道水肿和出血，愈合后不发生尿道狭窄。
2. 尿道裂伤　可有尿道周围血肿和尿外渗，愈合后引起瘢痕性尿道狭窄。
3. 尿道完全断裂　因尿道断端退缩、分离，血肿较大，可发生尿潴留。用力排尿则发生尿外渗。

二、临床表现

1. 尿道出血　尿道外口有鲜血滴出或血尿，严重出血可发生休克。
2. 疼痛　会阴部疼痛，可放射至尿道外口。
3. 排尿困难　伤后因尿道水肿和疼痛致括约肌痉挛，发生排尿困难。尿道完全断裂时，可发生尿潴留。
4. 会阴部血肿、瘀斑　引起会阴部和阴囊肿胀及蝶形血肿。
5. 尿外渗　尿道断裂后，用力排尿时，尿液自裂口处渗入周围组织，形成尿外渗。

血肿及尿外渗范围：阴茎筋膜未破时血肿及尿外渗仅限于阴茎筋膜内，表现为阴茎肿胀；阴茎筋膜破裂则血液及尿液渗入会阴浅筋膜包绕的会阴浅袋，使会阴、阴囊、阴茎肿胀，有时向上扩展至下腹壁，但尿液不会外渗到两侧股部。如延误治疗，会发生广泛皮肤及皮下组织坏死、感染及脓毒血症。如开放性损伤，尿液可自皮肤、肠道或阴道创口流出，形成尿瘘。

[经典例题1]

关于前尿道损伤，不正确的是

A. 外伤后出现血尿、排尿困难或不能排尿

B. 尿道修补术后，留置导尿管2~3周

C. 骑跨伤引起

D. 尿外渗致阴囊肿胀

E. 尿道挫伤及轻度裂伤留置导尿管1个月

[经典例题2]

球部尿道损伤后最具特征的表现是

A. 尿道溢血　　　　　　　　　　B. 会阴部肿痛

C. 初始血尿　　　　　　　　　　D. 终末血尿

E. 全程血尿

[参考答案] 1. E；2. A

三、诊断

1. 病史和体格检查。

2. 诊断性导尿　在严格无菌条件下，如能顺利插入导尿管，则说明尿道连续而完整。

一旦插入导尿管，应留置导尿一周以引流尿液并支撑尿道。如一次插入困难，不应反复试插，以免加重创伤和导致感染。

3. 逆行尿道造影　尿道造影可显示尿道损伤的部位和程度。尿道断裂时则可见造影剂从断裂部位外溢。

四、治疗

表 2-21　前尿道损伤的治疗及适应证

前尿道损伤的治疗/适应证(小结 TANG)		具体治疗
抗休克	尿道海绵体严重出血并发休克者	立即压迫会阴部止血，紧急抗休克治疗，尽早手术
保守治疗	尿道球部挫伤或轻微裂伤而排尿通畅者	抗感染及对症
保留导尿管	尿道球部裂伤后有排尿困难，但能经尿道顺利插入导尿管者	保留导尿管引流尿液 2~3 周；拔管后适当做尿道扩张
手术	尿道部分裂伤后，如尿道口流血较多、排尿困难、导尿失败、会阴部血肿或尿外渗均应做耻骨上膀胱造瘘 球部尿道撕裂严重或断裂，会阴及阴囊有血肿及尿外渗者——立即经会阴做尿道端端吻合术，并引流血肿及尿外渗 术后——适当做尿道扩张	
尿道狭窄的治疗	轻者行尿道扩张，严重狭窄者，可用经尿道内切开或切除狭窄部的瘢痕组织，亦可经会阴部切口行瘢痕切除加尿道吻合术	

第二节　后尿道损伤

一、病因病理

骨盆骨折是造成后尿道损伤的最主要原因。

膜部尿道穿过尿生殖膈，当骨盆骨折时，附着于耻骨下支的尿生殖膈突然移位，造成剪刀样暴力，使薄弱的膜部尿道撕裂，甚至使前列腺尖端撕断。耻骨前列腺韧带撕裂致前列腺向后上方移位。

二、临床表现

1. 休克　较严重，常同时合并大出血，引起创伤性、失血性休克。

2. 疼痛　下腹部痛，局部肌紧张及压痛。

3. 排尿困难　不能排尿，发生急性尿潴留。

4. 尿道出血不明显　尿道口无流血或仅少量血液流出。

5. 尿外渗及血肿　在前列腺周围形成血肿或尿外渗。

骨折及骨盆血管丛损伤引起大出血，在前列腺和膀胱周围形成大血肿。后尿道断裂后，尿液自前列腺尖端处外渗到耻骨后间隙和膀胱周围。尿生殖膈撕裂时，血肿及尿外渗可蔓延至会阴及阴囊。

[经典例题 1]

青年男性，自高处跌下，致骨盆骨折，发生排尿困难，尿潴留，会阴部肿胀，导尿管不能插入膀胱，损伤的部位应是

A. 尿道球部　　　　　　　　　　　B. 后尿道

C. 膀胱　　　　　　　　　　　　　D. 肛门直肠

E. 阴茎部尿道

[参考答案] 1. B

三、诊断

1. 病史　骨盆挤压伤后患者出现尿潴留。

2. 体格检查　骨盆挤压及分离实验阳性；直肠指诊可触及直肠前有柔软的血肿及压痛，有时还可扪及浮动的前列腺尖端。

3. X 线　骨盆平片见骨盆骨折；尿道造影可见后尿道有造影剂外渗。

四、治疗

1. 紧急处理　平卧位，减少搬动，以免加重损伤。积极纠正休克。

2. 一般不宜插入导尿管，避免加重局部损伤及感染。尿潴留者可行耻骨上膀胱穿刺，吸出膀胱内尿液。

3. 手术治疗

表 2-22　后尿道损伤的治疗（小结 TANG）

耻骨上膀胱造瘘	后尿道损伤排尿困难尿潴留者	3 个月后再行尿道重建术。优点：不加重尿道损伤及出血、减少感染和降低尿道狭窄及阳痿发生率
尿道会师牵引术	目的：恢复尿道连续性，避免尿道分离形成较大的瘢痕狭窄	切开膀胱后，以金属尿道探为引导，经尿道置尿管入膀胱，并做适当牵引，缩短尿道断端的距离
尿道狭窄的处理	轻者——定期做尿道扩张；严重狭窄或闭锁者——伤后 3 个月经尿道内切开或会阴切开行瘢痕切除及尿道端端吻合术	
并发症的治疗	直肠损伤——早期立即修补，并做暂时性结肠造瘘术 尿道直肠瘘——待 3~6 个月后再施行手术修补	

[经典例题 2]

后尿道损伤的早期处理中不正确的是

A. 高位膀胱造瘘　　　　　　　　　B. 尿道会阴复位术

C. 抗休克　　　　　　　　　　　　D. 尽早应用广谱抗生素

E. 立即导尿解除潴留

[经典例题 3]

如后尿道损伤合并直肠损伤应同时作下列哪项手术

A. 做永久性结肠造口术　　　　　　B. 直肠切除并行结肠造口术

C. 直肠修补术　　　　　　　　　　D. 直肠切除术

E. 早期立即修补直肠并作暂时性结肠造口术

[参考答案] 2. E；3. E

第十一章　尿路结石

肾、输尿管结石称上尿路结石；膀胱、尿道结石称下尿路结石。

一、结石成因

1. 流行病学因素

包括年龄、性别、职业、经济状况、饮食习惯、气候及遗传等。

结石多发于青壮年男性。经济发达地区多发上尿路结石，而贫困地区多为下尿路结石。高温、饮水少、进食过多动物蛋白及糖类均易导致结石形成。

2. 代谢因素

(1) 甲状旁腺功能亢进引起高血钙、高尿钙。

(2) 高尿钙症：吸收性及肾性高尿钙、肾小管性酸中毒。

(3) 高尿酸、高胱氨酸血症、高尿酸尿症等代谢紊乱损伤肾小管，尿基质增多，晶体沉淀致结石形成。

(4) 尿液中抑制结石形成物质减少，如枸橼酸盐、焦磷酸盐、镁、酸性黏多糖等。

(5) 尿 pH 改变：尿酸、胱氨酸结石在酸性尿中形成；磷酸盐结石在碱性尿液中形成。

3. 局部因素　尿路梗阻、异物、尿路感染等。

二、预防　结石复发率高，预防或延迟结石复发十分重要。

1. 大量饮水　以增加尿量，保持成人 24 小时尿量在 2000ml 以上，稀释尿中形成结石物质的浓度，减少晶体沉淀和有利于结石排出。除日间多饮水外，每夜加饮水 1 次，保持夜间尿液呈稀释状态，以预防和减少晶体形成。

2. 调节饮食　少进食牛奶、奶制品、巧克力、坚果类食物，以减少含钙食物的摄入量。

草酸盐结石患者：限制浓茶、菠菜、番茄、芦笋、花生等食物。

高尿酸的患者：禁食高嘌呤食物如动物内脏，还应碱化尿液，保持尿 pH 在 6.5 左右。

感染性结石患者：应用氯化铵酸化尿液，并加强抗感染治疗。

3. 特殊性预防

(1) 草酸盐结石患者：口服 $VitB_6$，以减少草酸盐排出；口服氧化镁可增加尿中草酸溶解度。

(2) 尿酸结石患者：口服别嘌呤醇和碳酸氢钠，以抑制结石形成。

(3) 伴甲状旁腺功能亢进者：手术摘除甲状旁腺肿瘤或增生组织。

(4) 有尿路梗阻、异物、感染或长期卧床者：针对病因治疗。

三、病理

1. 结石形成可导致尿路梗阻。

较长时间急性完全性梗阻——可导致肾功能完全丧失，而肾积水表现不明显。

慢性不完全性梗阻——可致肾积水、肾皮质变薄、肾功能受损，以致肾功能丧失。

2. 局部损伤、出血、感染及瘢痕形成。

3. 长期梗阻感染和刺激可引起尿路上皮细胞癌变。

四、诊断

1. 病史和体检

突发或活动后腰部疼痛伴血尿，尤其有典型肾绞痛发作者——肾或输尿管结石。

排尿中断伴膀胱刺激症状者——膀胱结石。

排尿困难、点滴状排尿伴尿痛者——尿道结石。

2. 尿常规　多为镜下血尿，合并感染时可有脓尿。有时可发现结晶尿。

3. 血钙、磷、尿酸及24小时尿钙、磷、尿酸、枸橼酸、镁、草酸测定；肾功能检查。

4. 影像学检查

表 2-23　尿路结石的辅助检查小结（TANG）

实验室检查	尿常规	多为镜下血尿	合并感染时可有脓尿，有时可发现晶体尿
	尿 pH	草酸钙结石多为中性或弱酸性；磷酸盐多为碱性；尿酸、胱氨酸结石为酸性	
	血钙、磷、尿酸及24小时尿钙、磷、尿酸、枸橼酸、镁、草酸测定。肾功能检查		
影像学检查	X 线	泌尿系统平片（KUB）	能发现95%以上的结石 侧位片显示上尿路结石位于脊柱前缘之后，与脊柱相重叠 X 光不能显示的原因——结石过小、含钙少、尿酸结石及基质结石
		静脉尿路造影	可显示结石具体部位及对肾脏结构、功能的影响程度
		逆行肾盂造影	在上述检查仍不能确诊，或需观察结石以下尿路有无异常时采用
	超声	可发现肾和输尿管结石，还可评价肾积水和肾实质萎缩的程度 可探及结石声影，还可检查有无膀胱颈梗阻、憩室等	
	CT	CT 平扫：能发现肾内阴性结石和较小的输尿管中、下段结石。有助于鉴别不透 X 线的结石、肿瘤血块等； CT 尿路成像（CTU）：显示肾积水的程度和肾实质的厚度，反应肾功能的改变情况	
	放射性核素肾显像	用于评价治疗前患肾功能受损程度和治疗后肾功能的恢复状况，确定双侧尿路梗阻患者分肾功能	
	内镜检查	肾镜、输尿管镜和膀胱镜	在平片未显示结石，静脉尿路造影有充盈缺损而不能确诊时，借助于内镜可以确诊和进行治疗

［经典例题 1］

腹部平片不易显影的尿结石是

A. 尿酸结石　　　　　　　　　　B. 混合结石

C. 碳酸盐结石　　　　　　　　　D. 草酸盐结石

E. 磷酸盐结石

［参考答案］1. A

第十二章　肾、输尿管结石

一、临床表现

主要症状是疼痛和血尿。

1. 疼痛　结石移动时可出现肾绞痛，向下腹、会阴和睾丸放射，常伴有出汗、恶心、呕吐。上尿路结石疼痛发作时常有肾区叩击痛。输尿管末端结石可出现膀胱刺激症状及尿道和阴茎头部放射痛。

2. 血尿　以镜下血尿为主，有时活动后出现镜下血尿是上尿路结石的唯一临床表现。

3. 其他症状　结石引起上尿路梗阻可出现少尿，双侧梗阻甚至可出现无尿。结石继发急性肾盂肾炎或肾积脓时，可有发热、畏寒、寒战等全身症状。长期梗阻或感染可出现肾积水甚至肾功能丧失，出现腰部包块或尿毒症。小儿上尿路结石可以尿路感染为重要的临床表现。

二、诊断

同尿路结石。

[经典例题 1]

右肾绞痛伴镜下血尿，进一步检查应先进行

A. CT

B. 中段尿培养

C. 尿脱落细胞检查

D. 腹部平片

E. 膀胱镜

[参考答案] 1. D

三、治疗

表 2-24　肾、输尿管结石的治疗

	适用于	具体治疗
药物治疗	结石<0.6cm，无尿路梗阻及感染	大量饮水——有利结石排出 肾绞痛发作时——解痉止痛为主，如注射阿托品、哌替啶，口服吲哚美辛等 继发感染——抗生素 中药和针灸
体外冲击波碎石	肾、输尿管上段结石<2.0cm，具有正常肾功能	
经皮肾镜取石或碎石	肾内结石≥2.0cm 或结石远端尿路有梗阻、结石质硬体外冲击波碎石无效者	
输尿管镜取石或碎石	输尿管中、下段结石、阴性结石、体外冲击波碎石后形成"石街"的患者；输尿管软镜亦用于肾结石<2cm 的治疗	在输尿管镜下，用超声、液电、激光或气压弹道碎石
腹腔镜输尿管切开取石	适用于输尿管结石>2.0cm，原考虑开放手术者或经 ESWL、输尿管镜碎石失败者	手术途径有经腹腔和经后腹腔，后者只适用于输尿管上段结石
开放手术	绝大多数上尿路结石不再需用开放手术。常用手术方法： ①肾盂切开取石：适用于结石>1.0cm 或合并梗阻、感染的结石患者 ②肾实质切开取石：适用于肾盏结石，尤其是肾盂切开不易取出或多发性肾盏结石 ③肾部分切除：适用于结石局限于肾一极或结石所在肾盏扩张、肾实质萎缩和有明显复发因素者 ④肾切除术：结石导致肾功能丧失或合并脓肾，而对侧肾功能良好者可将患肾切除 ⑤输尿管切开取石：适用于嵌顿久或用其他方法治疗无效者	

敲黑板

关于体外冲击波碎石：

结石体积过大常需多次碎石，两次碎石间隔时间必须在10~14天以上。治疗次数不超过3~5次。

碎石禁忌证——结石远端尿路梗阻、妊娠、出血性疾病、严重心脑血管疾病、安置心脏起搏器者、主动脉或肾动脉瘤、急性尿路感染、育龄妇女下段输尿管结石等。患者过于肥胖、肾位置过高、骨关节严重畸形、结石定位不清等亦不宜采用此法。

第十三章　肾肿瘤

临床上较常见的肾肿瘤有源自肾实质的肾细胞癌、肾母细胞瘤，以及肾盂癌(发生于肾盏肾盂的移行细胞乳头状肿瘤)。

一、临床表现

病变初期可无任何症状，多经体检发现。

肾癌"三联征"——肉眼血尿、腰痛和腰部肿块。

表 2-25　肾细胞癌的临床表现(小结 TANG)

常见三大症状	血尿	肿瘤穿入肾盏肾盂会出现间歇性无痛性肉眼血尿	出现任何一项都是较晚期的表现；多数仅出现一项或两项，三项都出现者仅占10%
	疼痛	腰部钝痛或隐痛，多由于肿瘤生长牵张肾包膜或侵犯腰肌、邻近器官所致血块通过输尿管时发生肾绞痛	
	肿块	肿瘤较大时在腹部或腰部触及包块	
副瘤综合征	低热——肾癌内致热原引起；高血压——肿瘤压迫肾内血管产生肾素引起；高钙血症、高血糖、红细胞增多症、血沉加快、肝功能异常、消瘦、贫血、体重减轻		
转移症状	病理性骨折、咯血、咳嗽、消瘦、神经麻痹及转移部位疼痛——30%的患者以上述转移症状就医		

[经典例题 1]

肾癌常见的三大症状是

A. 血尿、包块、高血压

B. 消瘦、血尿、低热

C. 血尿、包块、疼痛

D. 疼痛、包块、低热

E. 血尿、疼痛、乏力

[参考答案] 1. C

二、诊断

典型三大症状血尿、疼痛和肿块的出现已属晚期，因此在临床上出现用其他疾病不能解释的其中任何一项或两项症状时应考虑到肾癌的可能。

表 2-26　肾细胞癌的诊断方法

超声	重要、简单、无创伤	表现为不均质的中低回声实质性肿块
X 线	腹部平片：患肾外影增大，不规则，偶可见钙化；静脉尿路造影：因肿瘤压迫或破坏致肾盂肾盏受压变形、狭窄、拉长、移位或充盈缺损；逆行肾盂造影：破坏严重时静脉尿路造影患肾不显影，需做逆行肾盂造影	
CT	对肾癌诊断率高	能显示肿瘤部位、大小、邻近器官有无受累。还可鉴别肾内其他病变，如血管平滑肌脂肪瘤和肾囊肿。CT增强血管造影及三维重建——可见增多、增粗和紊乱的肿瘤血管，可替代传统的血管造影
MRI	在显示邻近器官有无受侵犯、肾静脉或下腔静脉有无癌栓方面，优于CT	

三、治疗

1. 常规手术　最主要，根治性肾切除——范围包括患肾、脂肪囊及肾周筋膜、同侧受侵犯的肾上腺及肿大肾门淋巴结，以及髂血管分叉处以上输尿管。肾静脉或下腔静脉内癌栓应同时取出。

2. 肾部分切除术　适用于肾上、下极或肾周边，单发，肿瘤最大径<4cm，或孤立性肾癌。手术范围——完整切除肿瘤及肿瘤周围脂肪组织。

近年来，肾癌手术已由原来的开腹手术转向膀胱镜、机器人辅助腹腔镜手术。肾癌已有转移并非手术禁忌证。

3. 分子靶向药物　酪氨酸激酶抑制剂和mTOR抑制剂，适用于晚期肾癌（透明细胞癌）。可提高治疗的有效率，但也有毒副作用。

4. 其他　放疗、化疗效果不佳，免疫治疗对预防转移癌有一定疗效。

四、病理

肾癌（又称肾细胞癌、肾腺癌），是从肾小管上皮细胞发生的实体性恶性肿瘤。占原发性肾恶性肿瘤的85%左右。多单发，常累及一侧肾脏。

透明细胞癌多见（70%~80%）——细胞质在镜下呈透明状。此外还有颗粒细胞癌和梭形细胞癌。

肿瘤局限在包膜内时恶性度较小，当肿瘤增大穿透假包膜后，可侵入肾周筋膜和邻近组织器官；向内侵及肾盂肾盏引起血尿，还可直接扩展至肾静脉、下腔静脉形成癌栓，经血液和淋巴转移至肺、脑、骨、肝等。淋巴转移最先到肾蒂淋巴结。

第十四章　膀胱肿瘤

膀胱肿瘤是泌尿系统中最常见，绝大多数为恶性。

危险因素：吸烟、长期接触某些致癌物质、膀胱慢性感染、异物长期刺激。

一、临床表现及诊断

表 2-27　膀胱癌的临床表现及诊断（小结 TANG）

临床表现	血尿常为间歇性无痛性全程肉眼血尿		最常见和最早出现的症状
	尿频、尿急、尿痛		晚期表现
	位于膀胱三角区或膀胱颈部的肿瘤可造成膀胱出口梗阻，出现排尿困难，甚至尿潴留，亦可有终末血尿、尿频和尿痛		
	晚期在耻骨上可触及包块、质硬，排尿后不消退。肿瘤阻塞输尿管可致肾积水、肾功能不全 肿瘤广泛转移时，可出现骶腰部疼痛、下肢水肿、贫血、体重减轻		
诊断	尿液检查		血尿的初步筛选——找到脱落的肿瘤细胞，简便易行
	影像学检查	膀胱超声	可发现 0.5cm 以上的肿瘤
		经尿道超声扫描	较准确地了解肿瘤浸润深度、范围与分期
		静脉尿路造影	了解肾盂、输尿管及膀胱有无肿瘤，及肿瘤所致梗阻性肾积水
		膀胱造影	膀胱内充填缺损；浸润性癌致膀胱壁僵硬不规则
		CT 和 MRI	发现肿瘤浸润膀胱壁深度以及局部转移肿大的淋巴结
	膀胱镜		重要手段。直接观察膀胱肿瘤的部位、大小、数目、形态，并估计浸润程度。取肿瘤组织送病理检查可确定肿瘤性质、细胞分化程度及浸润深度

二、病理

1. 膀胱癌的 TNM 分期标准（肿瘤浸润程度是肿瘤临床分期的依据）

表 2-28　膀胱癌的 TNM 分期（小结 TANG）

原位癌	Tis	
乳头状无浸润	Ta	表浅膀胱癌
限于黏膜固有层以内	T1	
浸润浅肌层		T2
浸润膀胱周围脂肪组织		T3
浸润前列腺、子宫、阴道及盆腔等邻近器官		T4

2. 肿瘤分布、扩散及转移

（1）分布：在膀胱侧壁及后壁最多，其次为三角区和顶部。可为多中心。

（2）扩散：主要向深层浸润，直至膀胱外组织。

（3）转移

1）淋巴转移常见：浸润浅肌层者约 50% 淋巴管内有癌细胞；浸润深肌层者几乎全部淋巴管内有癌细胞；浸润至膀胱周围组织时，多数已有远处淋巴结转移。

2）血行转移：晚期主要转移至肝、肺、肾和皮肤处。

3. 2004 年 WHO 分类

按肿瘤细胞大小、形态、染色、核仁改变、核分裂象等将尿路上皮肿瘤分化程度分为：

A. 乳头状瘤

B. 乳头状低度恶性倾向的尿路上皮肿瘤

C. 低级别乳头状尿路上皮癌

D. 高级别乳头状尿路上皮癌

4. 膀胱肿瘤分类

（1）上皮性肿瘤：占 95% 以上，其中 90% 为移行细胞乳头状肿瘤；鳞癌和腺癌各占 2%～3%，恶性程度较高，呈浸润性生长。

（2）非上皮性肿瘤：罕见，多为肉瘤，如横纹肌肉瘤，好发于婴幼儿。

[经典例题 1]

膀胱癌最常见的组织类型是

A. 绒毛膜上皮癌　　　　　　　　　　B. 移行细胞癌

C. 非上皮性肿瘤　　　　　　　　　　D. 鳞状细胞癌

E. 腺癌

[参考答案] 1. B

三、治疗

1. 手术治疗为主。

表 2-29　膀胱肿瘤的手术治疗

膀胱癌的浸润程度	术式选择（小结 TANG）
体积较小或浅表的非浸润性肿瘤	经尿道膀胱肿瘤电切或激光切除术
体积较大、浸润较深但较局限的肿瘤	膀胱部分切除术
肿瘤较大、多发、反复发作及分化不良、浸润性鳞癌、腺癌	膀胱全切术

膀胱肿瘤术后复发率高达 80% 以上，需密切随访。

2. 膀胱内灌注　卡介苗、丝裂霉素、阿霉素、羟喜树碱等——可预防或推迟肿瘤复发。

3. 姑息性放疗或化疗　晚期浸润性癌——减轻症状，延长生存时间。

[经典例题 2]

男性，60 岁。间歇性无痛性血尿 2 个月，有血块，B 超检查见膀胱内有 1.5cm×2.0cm×1.0cm 新生物，有蒂。最有诊断价值的检查是

A. IVP　　　　　　　　　　　　　　B. CT

C. 尿常规　　　　　　　　　　　　　D. 尿脱落细胞

E. 膀胱镜+活检

[参考答案] 2. E

第十五章 良性前列腺增生症

引起老年男性排尿障碍原因中最为常见的一种良性疾病。老龄和有功能的睾丸是前列腺增生发病的两个重要因素。多在50岁以后出现临床症状。前列腺受性激素的调控，间质细胞和上皮细胞相互影响，各种生长因子的作用，老年人体内性激素平衡失调以及雌、雄激素的协同效应等，是前列腺增生的重要病因。

一、病理

前列腺由移行带(围绕尿道精阜部位的腺体)、中央带和外周带组成。分别占前列腺组织的5%、25%和70%。

前列腺增生分为基质型(纤维和平滑肌)、腺泡型(腺组织)及混合型(纤维腺组织)。

敲黑板

前列腺增生起始于移行带；而前列腺癌多起发于外周带。

二、临床表现

多在50岁以后出现症状。

表2-30 前列腺增生的表现核心考点(TANG)

		其他细节
尿频	最常见的早期症状，夜间更明显	早期因增生的前列腺充血刺激引起，随着病情的发展，梗阻加重，残余尿量增多、膀胱顺应性降低或逼尿肌不稳定，尿频更为明显，常伴有急迫性尿失禁等症状
进行性排尿困难	最重要的症状	表现为排尿迟缓、断续、尿线变细而无力、射程变短、排尿时间延长、尿后滴沥等
尿潴留		因气候变化、劳累、饮酒、便秘、久坐等因素，使前列腺突然充血、水肿导致急性尿潴留 充盈性尿失禁——梗阻进一步加重，残余尿逐渐增多，过多残余尿使膀胱逼尿肌功能受损，收缩力减弱。膀胱过度充盈使少量尿液自尿道口溢出
并发症		继发尿路感染、膀胱结石、血尿、腹股沟疝、脱肛、内痔等 梗阻严重者，长期排尿困难使膀胱高度扩张，输尿管口括约肌功能丧失，膀胱内尿液逆流，引起肾积水、肾功能损害
症状与前列腺体积大小不成比例，而取决于引起梗阻的程度、病变发展速度以及是否合并感染		

[经典例题1]

前列腺增生最重要的症状是

A. 尿失禁
B. 尿频
C. 尿潴留
D. 肾功能不全的表现
E. 进行性排尿困难

[参考答案] 1. E

三、诊断

表 2-31　前列腺增生的诊断

	核心考点(小结 TANG)	其他细节
症状	50 岁以上男性出现典型排尿不畅	
体检	直肠指诊	前列腺体积增大,表面光滑质韧,有弹性,边缘清楚、中央沟变浅或消失
	下腹部可扪及包块——尿潴留	
前列腺 B 超		
前列腺特异抗原(PSA)	排除前列腺癌	正常值为 4ng/ml,敏感性高但特异性有限
尿流率/尿流动力学	当排尿量在 150~400ml 时,最大尿流率<15ml/s 表明排尿不畅;如<10ml/s 则表明梗阻较严重	确定排尿的梗阻程度
放射性核素肾图	了解上尿路有无梗阻及肾功能损害	
静脉尿路造影和膀胱镜	用于有血尿的患者以除外泌尿系肿瘤	

[经典例题 2]

男性,65 岁。饮酒后不能自行排尿 3 小时急诊住院,体检见耻骨上包块,有轻压痛。

(1)该患者最可能的诊断是

A. 前列腺增生　　　　　　　　　B. 尿道狭窄

C. 膀胱肿瘤　　　　　　　　　　D. 尿道结石

E. 神经性膀胱功能障碍

(2)要确诊病因,最简便的检查是

A. CT　　　　　　　　　　　　　B. MRI

C. B 超　　　　　　　　　　　　D. KUB

E. 膀胱造影

[参考答案] 2. A、C

四、鉴别诊断

1. 膀胱颈挛缩。

2. 前列腺癌。

3. 尿道狭窄。

4. 神经源性膀胱功能障碍。

五、治疗

表 2-32　前列腺增生的治疗

前列腺增生的治疗/适应证		具体治疗措施(小结 TANG)	
观察等待	症状较轻,不影响生活与睡眠	无须治疗可观察等待,但应密切随访	
药物	尿路梗阻症状较轻者	α 受体拮抗剂:特拉唑嗪、哌唑嗪、多沙唑嗪等	机制:由于 α 受体分布在前列腺基质平滑肌中,拮抗 α_1 受体能有效地降低膀胱颈及前列腺平滑肌的张力,减轻尿道阻力、改善排尿功能。副作用:头晕、鼻塞、直立性低血压
		5α 还原酶抑制剂:非那雄胺和度他雄胺	机制:在前列腺内阻止睾酮转变为双氢睾酮,故可使前列腺缩小,服用 3 个月之后有效,需长期服药

前列腺增生的治疗/适应证		具体治疗措施(小结 TANG)	
手术	①梗阻症状重经药物治疗无效；②残余尿>50ml；③有急性尿潴留史；④心、肝、肾功能正常能耐受手术者	经尿道前列腺电切术(TURP)	效果较确切，是标准的手术方法
		经尿道前列腺剜除手术和经尿道前列腺激光手术	
		开放性前列腺切除术	常用经膀胱或耻骨后两种途径 手术效果满意 缺点：手术创伤大；术后恢复时间长
其他		①经尿道球囊高压扩张术；②前列腺尿道网状支架；③经尿道热疗，如高强度聚焦超声、微波、射频等	

第十六章　急性尿潴留

一、病因

表 2-33　急性尿潴留的病因

	病因	常见疾病(小结 TANG)
机械性梗阻	膀胱颈部和尿道的任何梗阻性病变	前列腺增生、尿道损伤、狭窄、结石、肿瘤、异物
动力性梗阻	膀胱和尿道无器质性病变，因排尿功能障碍所致尿潴留	腰麻术后、中枢和周围神经损伤、应用平滑肌松弛剂(阿托品)、低钾及高热昏迷等

[经典例题 1]

急性尿潴留病因中，属于非机械性梗阻的是

A. 外伤性高位截瘫　　　　　　　　B. 尿道断裂

C. 尿道肿瘤　　　　　　　　　　　D. 前列腺增生

E. 尿道结石

[参考答案] 1. A

二、诊断

急性尿潴留发病突然，膀胱内充满尿液不能排出，下腹胀痛难忍。

体检：耻骨上半球形膨胀的膀胱，叩诊呈浊音。超声检查可明确诊断。

尿潴留应与无尿鉴别。

三、治疗

原则——解除病因、恢复排尿。如病因不明或梗阻一时难以排除，应先引流膀胱尿液，解除患者痛苦。

急诊处理应先行导尿术，即在无菌条件下经尿道插导尿管入膀胱引流尿液。如尿潴留短时间不能解除者，应保留尿管持续导尿，1周后拔除。

若不能插入导尿管，可采用粗针头耻骨上膀胱穿刺吸出尿液，暂时缓解患者痛苦。必要时可经耻骨上膀胱穿刺造瘘或行耻骨上膀胱造口术。

急性尿潴留放置导尿管或膀胱穿刺造瘘引流尿液时，应缓慢而间歇放出尿液，以防止膀胱内压骤然降低而引起膀胱内大量出血。

[经典例题 2]

急性尿潴留时最常用的处理方法是

A. 针灸　　　　　　　　　　　　　B. 膀胱穿刺抽尿

C. 膀胱造瘘　　　　　　　　　　　D. 导尿

E. 利尿

[参考答案] 2. D

第十七章　鞘膜积液

一、病因病理

鞘膜囊内积聚的液体增多形成囊肿者，称为鞘膜积液。积液所致张力增加及增厚的鞘膜可影响睾丸的血供，导致睾丸发育不全或萎缩，影响生育能力。

儿童鞘膜积液主要为先天性鞘状突闭合不全所致。

成人分为原发性和继发性两种，前者病因不明，后者与炎症、外伤、肿瘤及丝虫病有关。

[经典例题1]

最常见的鞘膜积液是

A. 精索鞘膜积液

B. 先天性鞘膜积液

C. 睾丸精索鞘膜积液

D. 交通性鞘膜积液

E. 睾丸鞘膜积液

[参考答案] 1. E

二、诊断

1. 临床诊断

表 2-34　鞘膜积液的分类和临床表现

睾丸鞘膜积液	球形或卵圆形，表面光滑，有囊样感，无压痛	睾丸触不到
睾丸、精索鞘膜积液	阴囊呈梨形肿大	睾丸扪不清
精索鞘膜积液	位于睾丸上方	睾丸可扪及
交通型鞘膜积液	站立时阴囊肿大，平卧后因积液流入腹腔，肿块缩小或消失	站立时睾丸扪不清，平卧后可扪及

2. 透光试验阳性

在暗室内或用黑色纸筒罩于阴囊，手电筒由阴囊下方向上照射时，积液有透光性。如积液为脓性、血性或乳糜性，则透光试验阴性。

3. 阴囊 B 超：呈液性暗区，有助于与睾丸肿瘤和腹股沟疝相鉴别。

[经典例题2]

男孩，3 岁。右侧阴囊包块，质软，透光试验阳性，平卧后可消失，正确的诊断是

A. 右侧睾丸鞘膜积液

B. 右侧交通性鞘膜积液

C. 右侧斜疝

D. 右侧睾丸肿瘤

E. 右侧附睾结核

[参考答案] 2. B

三、治疗

表 2-35　鞘膜积液的治疗（小结 TANG）

婴儿		自行吸收消退，不需手术治疗
成人	量少，无任何症状	无需手术
	量多，体积大伴有明显症状（钝痛或牵拉感），巨大鞘膜积液致阴茎缩于包皮内，影响排尿、行走和劳动者	行鞘膜翻转术
交通型鞘膜积液		切断通道，在内环处高位结扎鞘状突，阻断与腹腔通道
继发性睾丸鞘膜积液		病因治疗+鞘膜翻转术

第十八章 急性肾损伤(急性肾衰竭)

一、病因与分类

急性肾衰竭(ARF)现称急性肾损伤(AKI),指多种原因引起肾功能短期内迅速减退,肾小球滤过功能下降,或在原有慢性肾脏病(包括肾功能不全)基础上肾小球滤过率进一步下降的一组临床综合征。分为三大类:

表 2-36 急性肾衰竭的分类和病因

	主要原因	具体原因
肾前性氮质血症	肾血流灌注减少所致	常见病因: 有效血容量不足:如大量失血、胃肠道失液、过度利尿、严重低蛋白血症; 心排量降低:如心源性休克、充血性心力衰竭、肺栓塞、心包压塞; 全身血管扩张:如脓毒血症、过敏反应、麻醉剂、降低心脏后负荷药物、肝肾综合征; 肾内血流动力学改变:ACEI、ARB、NSAIDs、环孢素、肾上腺素、去甲肾上腺素等引起
肾性 ARF	最常见的是肾缺血或肾毒性原因导致的急性肾小管坏死(ATN)	其他:肾小球、肾间质、肾血管疾病
肾后性 ARF	特征是急性尿路梗阻	常见原因:前列腺增生、神经源性膀胱、腹膜后纤维化、盆腔肿瘤压迫

二、急性肾小管坏死临床表现及鉴别诊断

1. 临床表现　典型病程可分为 3 期:

(1)起始期:患者遭受已知 ATN 的病因,例如低血压、缺血、脓毒血症等,但尚未发生明显的肾实质损伤,此阶段可预防。

(2)维持期:随着肾小管上皮细胞发生明显损伤,GFR 突然下降,临床上 AKI 综合征的表现变得明显,则进入维持期又称少尿期。典型为 7~14 天,也可短至几天,长至 4~6 周。肾小球滤过率保持在低水平。许多患者可出现少尿(<400ml/d),称为少尿型。

但也有些患者可没有少尿,尿量在 400ml/d 以上——非少尿型 AKI——病情大多较轻,预后较好。

不论尿量是否减少,随着肾功能减退,临床上均可出现尿毒症一系列表现——主要是尿毒症毒素潴留和水电解质及酸碱平衡紊乱所致。

(3)恢复期:肾小球滤过率逐渐恢复正常或接近正常范围。少尿型患者开始出现利尿,可有多尿表现,在不使用利尿剂的情况下,每日尿量可达 3000~5000ml,或更多亦称为多尿期。通常持续 1~3 周,继而逐渐恢复。

肾小管上皮细胞功能(溶质和水的重吸收)的恢复相对延迟,常需数月后才能恢复。少数患者可最终遗留不同程度的肾脏结构和功能缺陷。

2. 诊断和鉴别诊断

一旦发现患者尿量明显减少,肾功能急剧恶化(血肌酐每日上升≥44.2μmol/L)时,应考虑到 ARF 的可能(AKI 的标准是 48 小时内血肌酐上升≥26.5μmol/L)。怀疑 ATN 者应追问病史,明确是否存在肾脏缺血和中毒。

其他辅助检查:

表 2-37　急性肾衰竭的辅助检查(小结 TANG)

影像学检查	肾脏 B 超	判断肾脏大小及实质厚度。 如肾脏缩小则可确定为 CRF; 如肾脏增大,则支持 ARF;但某些疾病导致的 CRF 也可表现为肾脏增大如糖尿病肾病、肾淀粉样变性病、多囊肾等
	泌尿系统 B 超、腹部平片、尿路造影	判断是否存在肾后梗阻
尿液诊断指标		尿比重、尿渗透压、尿钠、肾衰指数和钠排泄分数等对肾前性氮质血症和 ATN 的鉴别有意义; 尿沉渣提示血尿,并伴有蛋白尿,多支持肾小球疾病导致的 ARF
肾活检		用于肾实质 ARF——确诊

三、治疗

1. 起始期

预防及治疗基础病应纠正全身血流动力学障碍,避免应用各种肾毒性物质。

小剂量多巴胺可提高肾血流量,可试用袢利尿剂。

2. 维持期的治疗

(1)营养疗法:每日热量 30~45kcal/kg,蛋白质 0.6~1.2g/kg。

(2)限制水钠摄入,量出为入。纠正电解质紊乱:高钾血症、水中毒、低钠血症、低钙血症和高磷血症。纠正代谢性酸中毒。

(3)控制心力衰竭,治疗贫血、出血,预防和治疗感染。

(4)透析疗法

表 2-38　急性肾衰竭透析指征(小结 TANG)

急性肺水肿	
尿量	无尿 2 天,或少尿 4 天
血钾	$\geq 6.5mmol/L$;每日上升 1mmol/L
酸中毒	$pH<7.25$,或二氧化碳结合力$<13mmol/L$
血尿素氮	$\geq 21.4mmol/L$,或每日升高$\geq 8.9mmol/L$
血肌酐	$\geq 442\mu mol/L$,或每日升高$\geq 176.8\mu mol/L$

3. 恢复期的治疗

注意维持水、电解质和酸碱平衡,同时治疗原发病和防治各种并发症。

[经典例题 1]

急性肾衰多尿期的尿量一般可达每天

A. 6000~7000ml
B. >7000ml
C. 2000~3000ml
D. 3000~5000ml
E. 5000~6000ml

[经典例题 2]

急性肾衰少尿或无尿期常见的致死原因是

A. 高镁血症
B. 高钾血症
C. 高磷血症与低钙
D. 低钠血症
E. 低氯血症

[经典例题 3]

急性肾功能衰竭时，采用透析疗法的适应证应除外

A. 呕吐、肌肉抽搐   B. 血钾 5.5mmol/L

C. 水中毒   D. 急性肺水肿

E. 血尿素氮>35.7mmol/L

[经典例题 4]

急性肾功能衰竭合并高钾血症治疗首选

A. 11.2%乳酸钠静脉推注   B. 降钾树脂

C. 血液透析   D. 腹膜透析

E. 单纯超滤

[参考答案] 1. D；2. B；3. B；4. C

第十九章　慢性肾脏病(慢性肾衰竭)

慢性肾脏病指肾损害或 GFR<60ml/(min·1.73m²)持续3个月以上；肾损害指肾出现病理改变或损害指标如血或尿检查异常，影像学检查异常。

一、常见病因

我国最常见——按顺序：原发性慢性肾小球肾炎、糖尿病肾病和高血压肾病。

国外——糖尿病肾病、高血压肾病更为常见。

二、慢性肾脏病临床分期

国际公认的 K/DOQI 指南，其中2~5期为慢性肾衰竭的不同阶段：

表 2-39　慢性肾衰竭的分期

国际 K/DOQI 指南		GFR[ml/(min·1.73m²)]
1 期	肾损害：GFR 正常或升高	≥90
2 期	肾损害伴 GFR 轻度下降	60~89
3 期	GFR 中度下降	30~59
4 期	GFR 重度下降	15~29
5 期	肾衰竭	<15

三、各系统临床表现

表 2-40　慢性肾衰竭各系统的临床表现

消化系统	最早出现的症状	食欲缺乏、恶心、呕吐等。患者口中有异味，消化道出血
水、电解质酸碱平衡失调	水钠代谢紊乱	主要是水钠潴留，引起水肿、高血压。肾小管浓缩功能受损时，可有夜尿增多，排出的是低渗尿。当肾小球普遍严重受损时滤过减少、出现少尿。也有少部分患者表现为脱水
	钾：血钾增高，可出现致命的高钾血症	
	高磷、低钙	高磷、低钙刺激甲状旁腺激素(PTH)分泌增加，发生继发性甲状旁腺功能亢进
	高镁	当肾小球滤过率低于30ml/min时，出现高镁血症，表现为食欲缺乏、嗜睡
	酸碱平衡失调：代谢性酸中毒	呼吸深长、嗜睡甚至昏迷死亡
心血管系统	①高血压：水钠潴留引起，也可因血浆肾素增高所致；②高血压、高血脂及尿毒症毒素等的综合作用，患者可有尿毒症性心肌病，出现心力衰竭、心律失常；③晚期或透析患者可以有心包炎的表现和动脉粥样硬化的快速进展。患者可因冠心病而危及生命	
血液系统	正细胞正色素性贫血(促红细胞生成素 EPO 减少)	血浆中存在红细胞生长抑制因子、红细胞寿命缩短、失血、营养不良等也是造成贫血的原因；患者末梢血白细胞和血小板的数目变化不大，但其功能受损，因此易发生感染并有出血倾向(与凝血机制异常亦有关系)
神经、肌肉系统	早期乏力、失眠、记忆力减退、注意力不集中；随病情进展表现出尿毒症性脑病和周围神经病变症状，可有嗜睡、抽搐、昏迷，肢体(下肢更常见)远端对称性感觉异常，"不安腿"，肌无力	

续表

肾性骨营养不良	纤维性骨炎、肾性骨软化症、骨质疏松症、最终肾性骨硬化。可有骨酸痛，甚至发生自发性骨折(早期靠骨活检确诊)； 与缺乏活性维生素 D_3、继发性甲状旁腺功能亢进、营养不良、铝中毒等因素有关
呼吸系统	代谢性酸中毒时呼吸深而长，水潴留和心力衰竭可以出现肺水肿； 尿毒症肺——胸片可见肺门两侧出现对称型蝴蝶状阴影——与肺水肿、低蛋白血症、间质性肺炎等有关
内分泌系统	肾脏本身分泌 EPO 减少致贫血、分泌活性维生素 D_3 减少致肾性骨病、肾脏本身降解和排出激素的功能降低致胰岛素等激素在体内蓄积； 甲状腺及性腺功能受损——体温偏低、怕冷、闭经、不孕
代谢紊乱	总体蛋白分解大于合成造成严重的蛋白质缺乏； 氨基酸代谢紊乱，必需氨基酸减少，非必需氨基酸相对升高； 高脂血症主要是甘油三酯增加，低及极低密度脂蛋白升高； 空腹血糖多正常但糖耐量降低——与胰岛素靶组织反应受损有关
其他	皮肤瘙痒，面色较暗且萎黄并稍有水肿感；易发生感染并危及生命

[经典例题 1]

尿毒症患者高血压最主要的原因是

A. 血管加压素增多   B. 交感神经兴奋

C. 肾素增多   D. 促红细胞生成素减少

E. 水钠潴留

[经典例题 2]

慢性肾功能不全恶化的常见诱因不包括

A. 血尿酸或血钙过低   B. 心力衰竭

C. 感染、发热   D. 外伤、失血

E. 呕吐伴腹泻

[经典例题 3]

典型慢性肾功能不全时最常见的水电解质紊乱是

A. 代谢性酸中毒、低血钙、低血磷、低血钠

B. 代谢性碱中毒、低血钙、高血磷、高血钾

C. 代谢性酸中毒、低血钙、高血磷、高血钾

D. 代谢性酸中毒、低血钙、低血磷、高血钾

E. 代谢性酸中毒、低血钙、低血磷、高血钠

[参考答案] 1. E；2. A；3. C

四、慢性肾脏病诊断

1. 肾损害≥3 个月，肾脏结构或功能异常，伴或不伴 GFR 降低的肾脏病理学异常或肾损害标志，包括血、尿成分异常，以及影像学检查异常。

2. 不明原因 GFR 下降(GFR<60ml/min)超过 3 个月。

五、非透析疗法的原则和内容

目的——延缓、停止肾功能进一步恶化，亦作为维持性透析患者的辅助治疗。

内容包括：

1. 营养治疗

保证足够的热量(30~40kcal/kg·d)摄入，以保证不会出现蛋白质过多分解。蛋白质摄入应优质低量。当患者血肌酐增高达176.8μmol/L(2mg/dl)时，蛋白质入量为0.6g/kg·d，其中优质(动物)蛋白质入量应占50%。血肌酐增高更多的患者，蛋白质入量应再减少。

为维持体内蛋白质不致过度分解，可加用必需氨基酸、α酮酸和α羟酸。

同时补充水溶性维生素B族及维生素C、活性维生素D。

2. 维持水、电解质平衡，纠正酸中毒

每天盐入量不超过6~8g。如有明显水肿、高血压，盐摄入量为5~6g/d。

当血钾>5.5mmol/L时，可用聚磺苯乙烯(降钾树脂)口服。

3. 控制高血压和(或)肾小球毛细血管内高压

一般使用ACEI及ARB。但如患者血肌酐增高达256μmol/L时，或孤立肾、双肾动脉狭窄或老年人，使用该类制剂可致急骤肾功能恶化，故应慎用或不用。

4. 清除体内毒性代谢产物　口服吸附剂或中药大黄(或加煅牡蛎、蒲公英煎剂保留灌肠)，通过肠道增加毒性代谢产物的排泄。

5. 贫血　促红细胞生成素。

六、肾脏替代治疗

包括血液净化(包括血液透析和腹膜透析)和肾脏移植。替代治疗时机尚无统一标准，开始过早或过晚对患者均不利。目前认为，由于尿毒症患者饮食、营养状态、肌肉含量及伴发疾病的不同，因此规定开始肾脏替代治疗的血清尿素氮、肌酐和肌酐清除率水平是不明智的，特别对老年CKD患者。

肾脏替代治疗的明确指征包括：①限制蛋白摄入不能缓解的尿毒症症状；②难以纠正的高钾血症；③难以控制的进展性代谢性酸中毒；④难以控制的水钠潴留，合并充血性心力衰竭或急性肺水肿；⑤尿毒症性心包炎；⑥尿毒症性脑病和进展性神经病变。

[经典例题4]

慢性肾功能不全，血钾高于6.5mmol/L时，最佳的治疗措施是

A. 静脉注射碳酸氢钠　　　　　　　　　B. 血液透析或腹膜透析

C. 限制钾盐的摄入　　　　　　　　　　D. 口服降钾树脂

E. 静推10%葡萄糖酸钙

[参考答案] 4. B

运动系统

考情分析

历年考情概况

常考知识点	历年常考内容	历年分值
骨折概论	骨折病因、分类、表现、影像学、治疗、愈合标准、功能复位标准	2~3
骨折各论	锁骨骨折、肱骨近端骨折、肱骨髁上骨折、肱骨干骨折、桡骨远端骨折、股骨颈骨折、股骨转子间骨折、胫腓骨骨折、踝部骨折、踝部扭伤、脊柱骨折、骨盆骨折	4~6
关节脱位	肩关节脱位、桡骨小头半脱位、髋关节脱位	2~3
手外伤及断肢(指)再植	手外伤、断肢(指)再植	1~2
周围神经损伤	尺神经、桡神经、正中神经、腓总神经损伤的表现	1~2
运动系统慢性损伤	肩周炎、腱鞘炎、股骨头坏死、颈椎病、腰椎间盘突出症、骨关节炎	2~3
骨关节感染	化脓性骨髓炎、骨与关节结核	2~3
骨肿瘤	骨肿瘤概论	2~3

易错考点摘要

考点	考查角度
骨折总论、各论	骨折总论大量可考点、各种骨折的治疗原则
慢性病	尤其颈椎病、腰椎间盘突出症、骨关节炎是最应首先掌握的内容
肿瘤	良性、恶性肿瘤的特点；骨肿瘤的影像学
周围神经损伤	本篇最难理解的部分

本篇学习方法或注意事项

运动系统是骨外科，主要考点清晰明了，以各种征、英文试验、特殊影像学表现、治疗方法为核心考点。属于所有专业课中，比较容易拿到80%以上分数的系统。各位，好好复习，在这样比较简单的系统，多多拿分。

复习全过程，一定首先掌握运动系统的各种征、英文——比如：Dugas 征？垂腕？Froment 征？日光射线？Codman 三角？Colles 骨折？Smith 骨折？不能梳头、洗面？压头试验？4 字试验？直腿抬高试验？拾物试验？酸性磷酸酶？碱性磷酸酶？等等。

Learning plan
学习时间规划表

第01天　第　章	第02天　第　章	第03天　第　章	第04天　第　章	第05天　第　章	第06天　第　章
听老师的课 □ 复习讲义 □ 做习题 □	听老师的课 □ 复习讲义 □ 做习题 □	听老师的课 □ 复习讲义 □ 做习题 □	听老师的课 □ 复习讲义 □ 做习题 □	听老师的课 □ 复习讲义 □ 做习题 □	听老师的课 □ 复习讲义 □ 做习题 □
第07天　第　章	第08天　第　章	第09天　第　章	第10天　第　章	第11天　第　章	第12天　第　章
听老师的课 □ 复习讲义 □ 做习题 □	听老师的课 □ 复习讲义 □ 做习题 □	听老师的课 □ 复习讲义 □ 做习题 □	听老师的课 □ 复习讲义 □ 做习题 □	听老师的课 □ 复习讲义 □ 做习题 □	听老师的课 □ 复习讲义 □ 做习题 □
第13天　第　章	第14天　第　章	第15天　第　章	第16天　第　章	第17天　第　章	第18天　第　章
听老师的课 □ 复习讲义 □ 做习题 □	听老师的课 □ 复习讲义 □ 做习题 □	听老师的课 □ 复习讲义 □ 做习题 □	听老师的课 □ 复习讲义 □ 做习题 □	听老师的课 □ 复习讲义 □	听老师的课 □ 复习讲义 □ 做习题 □
第19天　第　章	第20天　第　章	第21天　第　章	第22天　第　章	第23天　第　章	第24天　第　章
听老师的课 □ 复习讲义 □ 做习题 □	听老师的课 □ 复习讲义 □ 做习题 □	听老师的课 □ 复习讲义 □ 做习题 □	听老师的课 □ 复习讲义 □ 做习题 □	听老师的课 □ 复习讲义 □ 做习题 □	听老师的课 □ 复习讲义 □ 做习题 □
第25天　第　章	第26天　第　章	第27天　第　章	第28天　第　章	第29天　第　章	第30天　第　章
听老师的课 □ 复习讲义 □ 做习题 □	听老师的课 □ 复习讲义 □ 做习题 □	听老师的课 □ 复习讲义 □ 做习题 □	听老师的课 □ 复习讲义 □ 做习题 □	听老师的课 □ 复习讲义 □ 做习题 □	听老师的课 □ 复习讲义 □ 做习题 □
第31天　第　章					
听老师的课 □ 复习讲义 □ 做习题 □					

注意：每天的学习建议按照"听课→做题→复习讲义"三部曲来进行；另：计划一旦制订，请各位同学严格执行。

第一章 骨 折

第一节 概 述

一、临床表现

表 3-1　骨折的全身和局部表现（TANG 小结）

全身表现	休克	主要原因是出血，可达 2000ml 以上。特别是骨盆骨折、股骨骨折和多发性骨折，严重的开放性骨折或并发重要内脏器官损伤时亦可导致
	发热	一般骨折后体温正常。出血量较大的骨折，由于血肿吸收可出现低热，但一般不超过 38℃。开放性骨折出现高热时，应考虑有感染可能
局部表现	一般表现	局部疼痛、肿胀和功能障碍
	特有体征	畸形：短缩、成角或旋转畸形 异常活动：无关节的部位出现不正常活动 骨擦音或骨擦感：骨折端互相摩擦时产生 具有以上三个特有体征之一者，即可诊断为骨折

敲黑板

　　有些骨折如裂缝骨折和嵌插骨折，可不出现上述三个典型的特有体征，应常规进行 X 线拍片检查，以便确诊。

二、影像学检查

1. 普通 X 线检查　常规检查、非常必要。

即使临床上已经表现为明显骨折者，也必须进行 X 线拍片检查，以帮助了解骨折的类型和骨折移位情况，指导治疗。

临床表现严重但拍片未见明显骨折线者，应于伤后 1~2 周拍片复查。

2. CT 和 MRI

骨盆及脊柱等部位骨折需结合 CT 和 MRI 检查。

CT 对髋关节、骨盆、脊柱等部位骨折的破坏程度、移位状态的判定有意义。

MRI 对脊髓、神经受损伤情况及隐匿性骨折的诊断具有重要价值。

三、骨折的并发症

1. 早期并发症

表 3-2　骨折的并发症——早期（5 个，TANG 小结）

骨筋膜室综合征	最多见于前臂掌侧和小腿
脂肪栓塞综合征	发生于成人，由于骨折处髓腔内血肿张力过大，骨髓被破坏，脂肪滴进入破裂的静脉窦内，可以引起肺、脑脂肪栓塞； 表现：呼吸功能不全、发绀，胸部拍片有广泛性肺实变，动脉低血氧可致烦躁不安、嗜睡，甚至昏迷和死亡

续表

重要内脏器官损伤	肝、脾破裂；肺损伤；膀胱、尿道损伤：由骨盆骨折所致；直肠损伤：骶尾骨骨折所致	
重要周围组织损伤	重要血管损伤	股骨髁上骨折的远折端可能伤及腘动脉；胫骨上段骨折可能伤及胫前或胫后动脉；伸直型肱骨髁上骨折的近折端可伤及肱动脉
	周围神经损伤	肱骨中下 1/3 交界处骨折易损伤桡神经；腓骨颈骨折易损伤腓总神经
	脊髓损伤	是脊柱骨折、脱位常见的严重并发症； 多见于脊柱颈段和胸腰段； 出现损伤平面以下的截瘫
休克		

关于骨筋膜室综合征：

（1）由骨、骨间膜、肌间隔和深筋膜形成的骨筋膜室内肌肉和神经因急性缺血而产生的一系列早期综合征。

（2）由于骨折的血肿和组织水肿，使其室内内容物体积增加或包扎过紧，局部压迫使筋膜室容积过小，而导致骨筋膜室内压力增高所致。当压力达到一定程度（前臂 65mmHg，小腿 55mmHg），可使供应肌肉的小动脉关闭，形成缺血-水肿-缺血的恶性循环。

（3）由于缺血的时间、程度不同，而表现为：①濒临缺血性肌挛缩：缺血早期，及时处理恢复血供，可不发生或仅发生极小量肌肉坏死，可不影响肢体功能；②缺血性肌挛缩：较短时间而程度较重的不完全缺血，恢复血液供应后大部分肌肉坏死，形成挛缩畸形，严重影响肢体功能；③坏疽：广泛、长时间完全缺血：大量肌肉坏死，常需截肢。如有大量毒素进入血循环，可导致休克、心律不齐、急性肾衰竭等。

2. 晚期并发症

表 3-3　骨折并发症——晚期（6 个，TANG 小结）

骨折晚期并发症	核心考点	其他细节
关节僵硬	骨折和关节损伤最常见的并发症	
缺血性肌挛缩	骨折最严重并发症之一，是骨筋膜室综合征处理不当的严重后果；典型畸形是爪形手和爪形足	
创伤性关节炎	关节内骨折未准确复位，愈合后造成关节面不平整，长期磨损可引起疼痛、肿胀等症状体征	
损伤性骨化（骨化性肌炎）	多见于肘关节，如肱骨髁上骨折反复暴力复位、牵拉所致	由于关节扭伤、脱位及关节附近的骨折，骨膜剥离形成骨膜下血肿，血肿机化并在关节附近软组织内广泛骨化，造成关节功能障碍
缺血性骨坏死	常见：腕舟骨骨折后近折端缺血性坏死； 股骨颈骨折后股骨头缺血性坏死	
感染	污染重或软组织损伤重的开放性骨折，处理不当可能发生感染，可致化脓性骨髓炎	

四、骨折的愈合标准

骨折临床愈合标准为：

1. 局部无压痛及纵向叩击痛。

2. 局部无异常活动。

3. X 线片显示骨折处有连续性骨痂，骨折线已模糊。

【以下 4~5，2020 年官方指定教材已删除，但极其重要，本书予以保留 TANG】

4. 拆除外固定后，如为上肢能向前平举 1kg 重物持续达 1 分钟；如为下肢不扶拐能在平地连续步行 3 分钟，并不少于 30 步。

5. 连续观察 2 周骨折处不变形。

临床愈合时间为最后一次复位之日至观察达到临床愈合之日所需的时间。检查肢体异常活动和肢体负重情况时应予慎重，不宜于解除固定后立即进行。

[经典例题 1]

骨折的临床愈合标准，错误的是

A. X 线片示骨折线消失　　　　　　　　B. 连续功能锻炼 2 周骨折处无变形

C. 局部无压痛及纵向叩击痛　　　　　　D. 伤肢已具备规定的初步功能

E. 局部无异常活动

[经典例题 2]

骨折的急救不包括

A. 迅速运输　　　　　　　　　　　　　　B. 妥善固定

C. 一般处理　　　　　　　　　　　　　　D. 创口包扎

E. 开放性骨折复位

[参考答案] 1. A；2. E

五、急救目的和急救固定的目的

1. **骨折急救的目的**　用最简单而有效的方法抢救生命、保护患肢、迅速转送，以便尽快得到妥善处理。具体包括：①抢救休克；②包扎伤口；③妥善固定；④迅速转运。

2. **骨折急救固定的目的**　①避免骨折端在搬运过程中对周围重要组织，如血管、神经、内脏等损伤；②减少骨折端的活动，减轻患者疼痛；③便于运送。

六、骨折的治疗原则、复位及固定方法

1. **治疗原则**　三大原则，即复位、固定、康复治疗。

表 3-4　骨折三大治疗原则

治疗	定义	意义
复位	将移位的骨折段恢复正常或近乎正常的解剖关系，重建骨的支架作用	治疗骨折的首要步骤，也是骨折固定和康复治疗的基础
固定	将骨折维持于复位后的位置，待其牢固愈合	骨折愈合的关键
康复治疗	在不影响固定的前提下，尽快恢复患肢肌、肌腱、韧带、关节囊等软组织的舒缩活动。消除肿胀，减少肌萎缩，恢复肌肉力量	防止发生骨质疏松、软组织粘连、关节僵硬等并发症，促进骨折愈合，是恢复患肢功能的重要保证

2. **常用复位和固定方法**

(1) 复位方法

表 3-5　不同复位方法的优缺点（TANG 小结）

复位方法	优点	缺点
手法复位	无创伤，不破坏骨折部位的血液供应	不易达到骨折解剖复位
切开复位(手术)	能使骨折达到解剖复位	减少骨折部位的血液供应，可引起骨折延迟愈合或不愈合

(2) 固定方法

1) 外固定：小夹板、石膏绷带、持续牵引、外展架，外固定器。

2) 内固定：切开(手术)内固定材料包括——接骨钢板、螺丝钉、可吸收螺丝钉、髓内钉或带锁髓内钉、加压钢板等。

3. **复位标准(TANG 补充)**

(1) 解剖复位：骨折段通过复位，恢复了正常的解剖关系，即骨折对位对线完全良好。

(2) 功能复位：即经复位后，两骨折段虽未恢复正常解剖关系，但骨折愈合后对肢体功能无明显影响。

功能复位的标准：

表3-6 骨折功能复位的标准（TANG补充）

旋转移位、分离移位	必须完全矫正
缩短移位	成人下肢骨折不超过1cm 儿童无骨骺损伤者下肢短缩不超过2cm
长骨干横形骨折	骨折端对位至少达1/3，干骺端骨折至少应对位3/4
成角移位	上肢肱骨干稍有畸形对功能影响不大
	前臂双骨折要求对位对线均好，否则影响旋转功能
	下肢轻微向前或向后成角，与关节活动方向一致，日后可在骨痂改造期内自行矫正
	下肢侧方成角移位，与关节活动方向垂直，必须完全矫正，否则易引起创伤性关节炎

七、开放性骨折的处理

原则：及时正确地处理创口，尽可能地防止感染，力争将开放性骨折转化为闭合性骨折。开放性骨折的最大危险是由于创口被污染，大量细菌侵入，导致骨感染。其有无感染关键在于清创处理。

1. 清创的时间　原则上，清创越早，感染机会越少，治疗效果越好。一般认为在伤后6~8小时是清创的黄金时间。

2. 清创的要点　包括清创、骨折复位和软组织修复以及伤口闭合。

（1）清创：将污染的创口，变成清洁的创口。包括以下步骤：

表3-7 开放性骨折清创环节考点小结（TANG）

清创	核心考点	其他细节
清洗	刷洗：用无菌刷及肥皂液刷洗患肢2~3次，包括创口上、下关节；创口内部一般不刷洗，如污染严重，可用无菌纱布轻柔清洗； 冲洗：无菌生理盐水冲洗然后用0.1%活力碘（聚吡咯酮碘）冲洗创口或用纱布浸湿0.1%活力碘敷于创口，再用生理盐水冲洗； 最后常规消毒铺巾后行清创术	
切除失活组织	切除创缘失去活力的皮肤，一般不超过1~2mm； 对于肌腱、神经和血管，应在尽量切除其污染部分的情况下，保留组织的完整性，以便于修复； 关节韧带和关节囊严重挫伤者，应予切除。若仅污染，则应在彻底切除污染物的情况下，尽量予以保留重建；骨外膜应尽量保留，以保证骨愈合	由浅至深清除异物，切除污染和失去活力的皮下组织、筋膜、肌肉
骨折端的处理	粉碎性骨折的骨片应仔细加以处理； 游离的小骨片——可以去除； 与周围组织尚有联系的小骨片——保留，并予复位； 大块骨片——即使已完全游离也不能摘除，以免造成骨缺损，导致骨不连接	大块骨片——0.1%活力碘浸泡5分钟，生理盐水冲洗后，重新放回原骨折处，保持骨完整及连续性
再次清洗	彻底清创后，用无菌生理盐水再次冲洗创口及其周围2~3次。然后用0.1%活力碘浸泡或湿敷创口3~5分钟。若创口污染较重，可加用3%过氧化氢溶液清洗，然后用生理盐水冲洗，以减少厌氧菌感染的机会； 清洗完毕后，更换手套、敷单及手术器械再继续手术	

清创过程完成后，选择适当的固定方法固定患肢。应使用抗生素预防感染，并应用破伤风抗毒素。

（2）骨折复位、固定及组织修复

1）骨折固定：以最简单、最快捷为宜。

清创后，应在直视下将骨折复位，并根据骨折的类型选择适当的内外固定方法将骨折固定。按软组织损伤的程度，开放性骨折可分为三度：

①一度：皮肤被骨折端自内向外刺破，软组织损伤轻；

②二度：皮肤破裂或压碎，皮下组织与肌肉有中等度损伤；

③三度：广泛的皮肤、皮下组织与肌肉严重损伤，常合并血管神经损伤。

医学教育网 www.med66.com

第三度及第二度开放性骨折，清创时间超过伤后 6~8 小时者——可选用外固定器固定。不宜内固定，否则易导致感染。

2）重要软组织修复：肌腱、神经、血管等重要组织损伤，应争取在清创时予以修复。

3）创口引流：引流管置于创口内最深处，从正常皮肤处穿出体外，并接一负压引流瓶，于 24~48 小时后拔除。

（3）闭合创口：完全闭合创口，争取一期愈合，是将开放性骨折转化为闭合性骨折的主要目的。常用方法：①直接缝合；②减张缝合和植皮术；③延迟闭合；④皮瓣移植。

第二节　锁骨骨折

一、临床表现及诊断

1. 患肩下沉，患者常用健侧手托患肢肘部，同时头部向患侧偏斜。骨折局部肿胀、畸形、瘀斑和疼痛。
2. 查体　局限性压痛和骨擦感。可合并神经、血管损伤。
3. 辅助检查　上胸部正位 X 线——确诊。

［经典例题 1］

男性，40 岁。不慎跌倒摔伤右肩。以左手托右肘部来诊。头向右倾，查体见右肩下沉，右上肢功能障碍。胸骨柄至右肩峰连线中点隆起，并有压痛，其可能的诊断是

A. 肩胛骨骨折　　　　　　　　　　B. 肱骨解剖颈骨折

C. 锁骨骨折　　　　　　　　　　　D. 肩关节脱位

E. 肱骨外科颈骨折

［参考答案］1. C

二、治疗

表 3-8　锁骨骨折的治疗

锁骨骨折	处理
儿童青枝骨折及成人无移位骨折	可不做特殊治疗，仅用三角巾悬吊患肢 3~6 周即可开始活动
有移位的中段骨折	手法复位，横"8"字绷带固定
手术指征： ①患者不能忍受 8 字绷带固定的痛苦； ②复位后再移位，影响外观； ③合并神经、血管损伤； ④开放性骨折； ⑤陈旧骨折不愈合； ⑥锁骨外端骨折，合并喙锁韧带断裂。切开复位时，应根据骨折部位、骨折类型及移位情况选择内固定材料	切开复位内固定

［经典例题 2］

1 岁儿童锁骨青枝骨折，最适宜的治疗方法是

A. 手术钢板固定　　　　　　　　　B. 三角巾悬吊

C. 八字绷带固定　　　　　　　　　D. 外固定架固定

E. 锁骨带固定

［参考答案］2. B

第三节 肱骨近端骨折

肱骨有 4 个解剖部位，即肱骨头、大结节、小结节和肱骨干。肱骨近端包括肱骨大结节、小结节和肱骨外科颈三部位。

一、临床表现

Neer 分型。

表 3-9 肱骨近端骨折——Neer 分型（TANG 小结）

一部分骨折	未达到移位标准，有一定的稳定性——无移位或轻微移位骨折
两部分骨折	肱骨近端 4 个解剖部位中，仅一个部位发生骨折或移位。有 4 种形式，即解剖颈骨折、大结节骨折、小结节骨折或外科颈骨折
三部分骨折	有 2 个部位骨折并且移位。有 2 种形式：常见的是大结节、外科颈骨折；另一种是小结节、外科颈骨折
四部分骨折	肱骨近端 4 个部位都发生骨折移位时，形成 4 个分离的骨块。肱骨头向外侧脱位，成游离状态；血液供应破坏严重，极易发生缺血坏死

注：移位标准：移位>1cm 或成角畸形>45°

二、诊断

根据病史（间接暴力）、X 线和 CT 检查（包括 CT 三维重建），可确诊。

三、治疗

表 3-10 肱骨近端骨折的治疗（小结 TANG）

临床情况	治疗手段
Neer 一型	上肢三角巾悬吊 3~4 周，复查 X 线平片后，逐步行肩部功能锻炼
有轻度移位的二型	
明显移位的二部分、三部分、四部分	手术切开复位钢板内固定
特别复杂的老年人四部分	人工肱骨头置换术；严重者年龄过大，全身状况差，可用三角巾悬吊，任其自然愈合

第四节 肱骨干骨折

一、临床表现及诊断

上臂疼痛、肿胀、畸形，皮下瘀斑，上肢活动障碍。查体：假关节活动，骨摩擦感，骨传导音减弱或消失。

二、并发症

肱骨干中下 1/3 段后侧有桡神经沟，此处骨折——桡神经损伤——表现为：垂腕、各掌指关节不能伸直，拇指不能伸直，前臂旋后障碍以及手背桡侧皮肤有感觉减退或消失。

[经典例题 1]

肱骨干骨折损伤桡神经后不会出现

A. 垂腕   B. 前臂旋后障碍

C. 不能屈肘   D. 虎口区感觉消失

E. 垂指

[参考答案] 1. C

医学教育网 www.med66.com

三、治疗

1. 手法复位外固定(小夹板或石膏)。

2. 切开复位内固定(钢板、螺钉或带锁髓内钉),指征:①反复手法复位失败者;②骨折端有分离移位或有软组织嵌入者;③合并神经、血管损伤者;④陈旧骨折不愈合者;⑤影响功能的畸形愈合;⑥同一肢体有多发骨折者;⑦8~12小时以内的污染不重的开放性骨折。

3. 康复治疗。

第五节　肱骨髁上骨折

一、解剖概要

肱骨髁上骨折　指肱骨干与肱骨髁的交界处发生的骨折。肱骨髁上骨折多发生于10岁以下儿童。儿童期,肱骨下端有骨骺,若骨折线穿过骺板,有可能影响骨骺的发育,因而常出现肘内翻或外翻畸形。

肱骨干轴线与肱骨髁轴线之间有30°~50°的前倾角,这是容易发生肱骨髁上骨折的解剖因素。

二、分型及临床表现

表 3-11　肱骨髁上骨折的分型及临床表现(TANG 小结)

分型	局部畸形	扪到骨折断端的部位	肘后三角关系	移位方向
伸直型	肘部向后突出并处于半屈位	肘前	正常	近折端向前下移位,远折端向上移位
屈曲型	肘后凸起,肘上方压痛,后方可扪到骨折端	肘后		近折端向后下移位,远折端向前移位,骨折线呈由前上斜向后下的斜形骨折

[经典例题 1]

伸直型肱骨髁上骨折的特点是

A. 常伴有正中神经损伤　　　　　　　B. 患肘向前突出呈后伸位

C. 骨折线由前下斜向后上　　　　　　D. 骨折线由前上斜向后下

E. 肘后三角关系异常改变

[参考答案] 1. C

三、并发症(伸直型)

伸直型应注意有无神经、血管损伤,特别注意观察前臂肿胀程度,腕部有无桡动脉搏动,手的感觉及运动功能等。

1. 血管损伤　伸直型肱骨髁上骨折由于近折端向前下移位,极易压迫肱动脉或刺破肱动脉,加上损伤后的组织反应,局部肿胀严重,均会影响远端肢体血循环,导致前臂骨筋膜室综合征。如早期未能及时诊治,晚期可导致缺血性肌挛缩,严重影响手的功能及肢体发育。

2. 神经损伤　桡神经、尺神经、正中神经损伤。

四、治疗

表 3-12　肱骨髁上骨折的治疗

临床情况	治疗
受伤时间短,局部肿胀轻,没有血循环障碍者	手法复位外固定 复位后用后侧石膏托在屈肘位固定4~5周,X线拍片证实骨折愈合良好,即可拆除石膏,开始功能锻炼

续表

临床情况	治疗
伤后时间较长，局部组织损伤严重，出现骨折部严重肿胀	不能立即进行手法复位 应卧床休息，抬高患肢，或用尺骨鹰嘴悬吊牵引，同时加强手指活动，待肿胀消退后进行手法复位
手法复位失败；小的开放伤口，污染不重；有神经血管损伤	手术

第六节　桡骨远端骨折

一、分型、临床表现及诊断

表 3-13　桡骨远端骨折小结（TANG）

桡骨远端骨折	病史	典型畸形	X 线表现
伸直型骨折（Colles 骨折）	腕关节处于背伸位、手掌着地、前臂旋前时受伤	侧面看呈"银叉"畸形，正面看呈"枪刺样"畸形	骨折远端向桡、背侧移位，近端向掌侧移位
屈曲型骨折（Smith 骨折，反 Colles 骨折）	跌倒时，腕关节屈曲、手背着地受伤引起。也可由腕背部受到直接暴力打击发生	腕部下垂	近折端向背侧移位，远折端向掌侧、桡侧移位
Barton 骨折	桡骨远端关节面骨折伴腕关节脱位——特殊类型。发生机制、临床表现与 Colles 骨折相似		

二、治疗

手法复位外固定治疗为主，很少需要手术。

第七节　股骨颈骨折

一、临床表现及诊断

1. 中老年人有摔倒受伤史，伤后感髋部疼痛，下肢活动受限，多数不能站立和行走。

少数伤后并不立即出现活动障碍，仍能行走，但数天后髋部逐渐疼痛加重，甚至不能行走，说明受伤时可能为稳定性骨折，以后发展为不稳定性骨折。

2. 患肢外旋畸形，45°~60°之间。

3. 髋部肿胀及瘀斑，有压痛、下肢轴向叩击痛。

4. 患肢缩短　Bryant 三角底边较健侧缩短；股骨大转子上移在 Nelaton 线之上。

髋部正位+侧位 X 线片——确诊。

二、治疗

表 3-14　股骨颈骨折的治疗

治疗（TANG 整理）		适用于
手术治疗（为主）	闭合复位内固定术——首选	
	切开复位内固定	手法复位失败或固定不可靠，或青壮年陈旧骨折不愈合者
	人工关节置换术	全身状况尚好，Garden Ⅲ、Ⅳ型老年患者
非手术治疗	年龄过大，全身状况差或合并严重心、肺、肾、肝功能障碍，不能耐受手术者——以挽救生命、治疗并发症为主。骨折可不进行特殊治疗	

三个问题：

1. 非手术疗法的优缺点是？——优点：不进一步加重血供的破坏，故股骨头缺血坏死发生率较低。缺点：长期卧床易引发肺部、泌尿道感染，压疮等并发症。

2. 为什么65岁以上老人股骨头下型骨折应手术？——股骨头坏死率很高，且全身情况不允许长期卧床。

3. 全身状况差的高龄患者怎么办？——以挽救生命、治疗并发症为主，骨折可不特殊治疗。

第八节　股骨转子间骨折

一、临床表现及诊断

受伤后，转子区出现疼痛，肿胀，瘀斑，下肢不能活动。检查发现转子间压痛，下肢外旋畸形明显，可达90°，有轴向叩击痛。测量可发现下肢短缩。

表 3-15　股骨颈骨折与股骨转子间骨折的鉴别（小结 TANG）

操作	股骨颈骨折	股骨转子间骨折
查体	髋部肿胀及瘀斑，有压痛	转子区疼痛、肿胀、瘀斑
外旋	45°~60°	可达90°
移位	Bryant 三角底边较健侧缩短	股骨大转子上移在 Nelaton 线之上

二、治疗

1. 非手术治疗

（1）稳定性骨折：胫骨结节或股骨髁上外展位骨牵引，10~12周后逐渐扶拐下地活动。

（2）不稳定性骨折：骨牵引下试行手法复位，用牵引力矫正短缩畸形，侧方挤压矫正侧方移位，外展位维持牵引避免发生髋内翻。

非手术疗法缺点：较长时间卧床，并发症多，死亡率高，更多主张早期手术治疗。

2. 手术治疗　切开复位内固定。

手术目的：尽可能达到解剖复位，恢复股骨矩的连续性，矫正髋内翻畸形，坚强内固定，早日活动，避免并发症。

第九节　胫腓骨骨折

一、临床表现及诊断

表 3-16　临床表现及诊断

胫腓骨解剖概要	骨折相关临床联系及并发症（小结 TANG）
胫骨中上段的横切面是三棱形，至中下 1/3 交界处变成四方形	两者移行交界处——骨折好发部位（骨形态发生改变）
胫骨的前内侧位于皮下，又有棱角	骨折端极易穿破皮肤而形成——开放性骨折
胫骨上端与下端关节面相互平行	若骨折对位对线不良，使关节面失去平行——创伤性关节炎
腘动脉在分出胫后动脉后，穿过比目鱼肌腱向下走行。此处血管固定	胫骨上 1/3 骨折——下骨折段向上移位，可致胫后动脉损伤——小腿下段严重缺血或坏死

续表

胫腓骨解剖概要	骨折相关临床联系及并发症(小结 TANG)
小腿肌筋膜与胫骨、腓骨和胫腓骨间膜一起构成四个筋膜室	由于骨折后骨髓腔出血,或肌肉损伤出血,或因血管损伤出血,均可引起骨筋膜室综合征,导致肌肉缺血坏死,后期成纤维化,将严重影响下肢功能
胫骨的营养血管从胫骨上、中 1/3 交界处入骨内	在中、下 1/3 处的骨折营养动脉损伤,供应下 1/3 的血循环明显减少;同时胫骨下 1/3 几乎无肌肉附着,由远端获得的血液供应很少——胫骨下 1/3 骨折愈合较慢,容易发生骨折延迟愈合或不愈合
在腓骨颈,有腓总神经由腘窝后、外侧斜向下外方,经腓骨颈进入腓骨长、短肌及小腿前方肌群	腓骨颈有移位的骨折——腓总神经损伤

二、治疗

治疗目的:矫正成角、旋转畸形,恢复胫骨上端及下端、下关节面的平行关系,恢复肢体长度。

表 3-17 胫腓骨骨折的治疗

骨折的类型	治疗方案(TANG)
无移位	小夹板或石膏固定
有移位的横形或短斜形骨折	手法复位,小夹板或石膏固定
不稳定的胫腓骨干双骨折	跟骨结节牵引,克服短缩畸形后手法复位,小夹板固定
手法复位失败;严重粉碎性骨折或双段骨折;污染不重,受伤时间较短的开放性骨折	切开复位内固定

第十节 踝部骨折

一、临床表现和诊断

踝部肿胀明显,瘀斑,内翻或外翻畸形,活动障碍。检查可在骨折处扪到局限性压痛。X 线用于确诊。

二、治疗

踝关节结构复杂,暴力作用的机制及骨折类型也较多样,按一般的原则,先手法复位外固定,失败后则采用切开复位内固定的方式治疗。

治疗原则:以恢复踝关节的结构及稳定性为原则。

表 3-18 踝部骨折的治疗

踝部骨折类型	治疗(TANG)
无移位的和无下胫腓联合分离的单纯内踝或外踝骨折	在踝关节内翻(内踝骨折时)或外翻(外踝骨折时)位石膏固定 6~8 周。固定期间可进行邻近关节功能锻炼
有移位的内踝或外踝单纯骨折	切开复位,松质骨螺钉内固定(手法复位难以成功)
下胫腓联合分离	常在内、外踝损伤时出现,应首先复位、固定骨折,才能使下胫腓联合复位。为防止术后不稳定,在固定骨折、进行韧带修复的同时,用螺钉固定或高强度线进行下胫腓联合的仿生固定,石膏固定 4~6 周。螺钉应于术后 10~12 周下地部分负重前取出

第十一节 踝部扭伤

一、临床表现与诊断

踝部扭伤后出现疼痛、肿胀、皮下瘀斑,活动踝关节疼痛加重。检查可以发现伤处有局限性压痛点,踝关节跖屈位加压，使足内翻或外翻时疼痛加重，即应诊断为踝部韧带损伤。

在加压情况下的极度内翻位行踝关节正位 X 线摄片，可发现外侧关节间隙显著增宽，或在侧位片上发现距骨向前半脱位，多为外侧副韧带完全损伤。踝关节正、侧位摄片可发现撕脱骨折。

二、治疗

急性损伤应立即冷敷，以减少局部出血及肿胀程度。48 小时后可局部理疗，促进组织愈合。

表 3-19　不同程度踝关节损伤的处理（TANG 小结）

急性损伤应立即冷敷，以减少局部出血及肿胀程度，48 小时后可局部理疗，促进组织愈合。	
韧带部分损伤或松弛者	在踝关节背屈 90°位、极度内翻位(内侧副韧带损伤时)或外翻位(外侧副韧带损伤时)石膏固定，或用宽胶布、绷带固定 2~3 周
韧带完全断裂合并踝关节不稳定者，或有小的撕脱骨折片	石膏固定 4~6 周 若有骨折片进入关节，可切开复位、固定骨折片或直接修复断裂的韧带。术后用石膏固定 3~4 周
反复损伤韧带松弛、踝关节不稳定者	自体肌腱转移或异体肌腱移植修复重建踝稳定性，以保护踝关节。后期由于慢性不稳定，可致踝关节脱位，关节软骨退变致骨关节炎。患者持续疼痛，可在关节内注射药物(如玻璃酸钠等)、采用关节融合术或关节置换术

第十二节　脊柱骨折与脊髓损伤

一、临床表现及诊断

1. 病史　严重外伤史，如高空坠落，重物撞击，塌方事件被泥土、矿石掩埋等。

2. 症状　胸腰椎损伤后局部疼痛，站立及翻身困难。腹膜后血肿刺激了腹腔神经节，使肠蠕动减慢，常出现腹痛、腹胀甚至出现肠麻痹症状。

3. 查体　中线部位局部肿胀和明显压痛，提示后柱已有损伤；胸腰段脊柱骨折引起后凸畸形。

4. 合并症　脊髓或马尾神经损伤可有感觉或运动障碍等表现。多发伤病例往往合并有颅脑、胸、腹脏器的损伤。

二、影像学检查

1. X 线　首选。

2. CT　凡有中柱损伤或有神经症状者均需做 CT 检查。可显示椎体骨折情况，有无碎骨片突出于椎管内，并可计算出椎管的前后径与横径损失了多少。

3. MRI　CT 片不能显示出脊髓受损情况，为此必要时应作 MRI 检查，可看到因脊髓损伤所表现出的异常高信号，以及椎体骨折出血所致的信号改变和前方的血肿。

三、急救搬运方法

脊柱骨折者急救搬运方式至关重要，常用担架、木板或门板搬运。

1. 对胸腰椎受伤伤员，先使其双下肢伸直，担架或木板放在伤员一侧，三人用手同时平托将伤员移至担架或木板上(平托法)。或两至三人使伤员保持平直状态，成一整体滚动至担架或木板上(滚动法)。

不要使躯干扭转，禁用搂抱或一人抬头、一人抬足的方法——将增加脊柱的弯曲，加重脊柱和脊髓损伤。

2. 对颈椎损伤的伤员，要有专人托扶头部，沿纵轴向上略加牵引，使头、颈随躯干一同移动。

四、治疗

1. 非手术治疗　适用于单纯性压缩性骨折，椎体压缩不到 1/3。

2. 手术治疗　适用于：①有神经症状或有骨折块挤入椎管内的爆裂型骨折；②Chance 骨折；③屈曲-牵拉型损伤，④脊柱-骨折脱位。

【补充 TANG】chance 骨折——经椎体、椎弓及棘突的横向骨折。

3. 积极防治并发症。

第十三节　骨盆骨折

一、临床表现与诊断

1. 病史　强大外伤史。如车祸、高空坠落等（骨盆边缘撕脱骨折和骶尾骨骨折除外）。

2. 体征　①骨盆分离和挤压试验阳性；②肢体长度不对称；③会阴部瘀斑是耻骨和坐骨骨折的特有体征。

3. 全身表现　因有严重多发伤，常见低血压、休克。

4. X 线+常规 CT 检查　确诊。

5. 其他合并伤　血尿考虑有尿道、膀胱或肾的损伤；诊断性腹腔穿刺吸出不凝血液可考虑有内脏损伤。

二、常见的并发症

1. 腹膜后血肿。

2. 腹腔内脏损伤（空腔脏器、实质脏器、膀胱或后尿道、直肠）。

3. 神经损伤　腰骶神经丛与坐骨神经损伤。

4. 脂肪栓塞与静脉栓塞。

第二章 常见的关节脱位

第一节 肩关节脱位

一、临床表现及诊断

1. 病史 上肢外展外旋或后伸手掌着地外伤史。

2. 症状 特殊姿势：以健手托住患侧前臂，头部向患侧倾斜。

特殊畸形：方肩畸形——肩部失去圆浑的轮廓，用手触摸肩部，原肩胛盂处有空虚感，并有弹性固定。患肩疼痛、肿胀，不敢活动，功能障碍。

3. 特殊体征 Dugas 征阳性，肩关节脱位时，将患侧肘紧贴胸壁时，手掌搭不到健侧肩部；或手掌搭在健侧肩部时，肘部无法贴近胸壁，称为 Dugas 征（杜加氏征，搭肩试验）阳性。

4. 肩关节前脱位 可合并神经、血管损伤，应注意检查上肢的感觉及运动功能。

5. X 线确诊。

二、治疗

1. 手法复位 局部浸润麻醉，Hippocrates 法（足蹬法）复位。

2. 固定 三角巾悬吊上肢，肘关节屈曲 90°，腋窝处垫棉垫固定 3 周，合并大结节骨折者应固定 4~6 周。

3. 康复 固定期间需活动腕部与手指，解除固定后，主动锻炼肩关节向各个方向活动。

[经典例题 1]

肩关节前脱位患者，首选的治疗方法是
A. 手术切开复位内固定
B. 手法复位外固定
C. 皮肤牵引
D. 悬吊牵引
E. 骨牵引
[参考答案] 1. B

第二节 桡骨头半脱位

一、临床表现及诊断

多见于 5 岁以下的小儿，有腕、手被向上牵拉旋转史。小儿肘部疼痛，活动受限，前臂处于半屈位及旋前位。肘部外侧有压痛。X 线——不能发现桡骨头脱位（对诊断无帮助）。

二、治疗

手法复位，不必任何麻醉。复位后不必固定，但不可再暴力牵拉。

[经典例题1]

男童，3岁。母亲为之穿衣牵拉右手臂后突然哭闹，不敢屈肘持物，其诊断应首先考虑

A. 右腕关节脱位

B. 右肱骨髁上骨折

C. 右肘关节脱位

D. 右肩关节脱位

E. 右桡骨头半脱位

[参考答案] 1. E

第三节　髋关节后脱位

一、分类、临床表现及诊断

1. 分类　按股骨头脱位后的方向可分为前脱位、后脱位和中心脱位，以后脱位最为多见。

2. 临床表现　明显外伤史，通常暴力很大（比如，车祸追尾事故 TANG）。有明显疼痛，髋关节不能活动。髋关节后脱位的典型表现——患肢缩短，髋关节呈屈曲，内收、内旋。臀部可摸到脱出的股骨头，大粗隆上移明显。

部分有坐骨神经损伤表现，大都为挫伤，表现为膝关节的屈肌，小腿和足部全部肌肉均瘫痪，大腿后侧、小腿后外侧和足部感觉消失。2~3个月后会自行恢复。神经损伤原因为股骨头或移位的骨折块压迫，如持续压迫得不到缓解，可出现不可逆病理变化。

3. 诊断　影像学：X线+CT（了解合并髋臼骨折部位、程度及移位情况）。

二、后脱位治疗

1. 复位　全身麻醉或椎管内麻醉下行手法复位——Allis 法复位，即提拉法。感到明显的弹跳与响声，提示复位成功。

复位宜早，最初 24~48 小时是复位的黄金时期，最好尽可能在 24 小时内复位完毕，48~72 小时后再行复位十分困难，并发症增多，影响关节功能。

2. 固定　复位后患肢做皮肤牵引或穿丁字鞋 2~3 周。不必石膏固定。

3. 功能锻炼　需卧床休息 4 周。卧床期间做股四头肌收缩动作。2~3 周后开始活动关节。4 周后扶双拐下地活动。3 个月后可完全承重。

复杂性后脱位病例，如合并有关节内骨折，日后产生创伤性骨关节炎的机会明显增多，因此主张早期切开复位与内固定。

[经典例题1]

髋关节后脱位的典型畸形是髋关节

A. 屈曲、外展、外旋

B. 屈曲、外旋

C. 屈曲、外展、内旋

D. 屈曲、内收、外旋

E. 屈曲、内收、内旋

[经典例题 2]

男性，30 岁。驾车撞树受伤，伤后右髋关节疼痛剧烈不能活动。查体：患肢短缩，呈屈曲、内收、内旋畸形，应首先考虑的诊断是

A. 髋关节前脱位

B. 坐骨神经损伤

C. 股骨颈骨折

D. 股骨干骨折

E. 髋关节后脱位

[参考答案] 1. E；2. E

第三章　手外伤及断肢(指)再植

第一节　手外伤

一、现场急救

现场急救处理，目的是尽快包扎止血，减少创口污染，防止加重损伤和迅速转送医院，争取时间进行及时治疗。

1. 局部加压包扎是处理手部创伤出血最简便而有效的方法。

2. 当有较大血管损伤导致大出血时，上述方法无效，则采用止血带止血。

上止血带的正确部位：上臂上 1/3 处。切忌将止血带绑在上臂中下段，以免损伤桡神经。

记录时间，每隔 1 小时松开止血带 5~10 分钟，以防引起缺血性肌挛缩或肢体坏死。

二、治疗

(一)早期彻底清创

1. 争取在伤后 8 小时内进行清创。清创越早，感染机会就越少，疗效越好。超过 12 小时，即使比较清洁的创口，也可能发生感染。

2. 在止血带控制下清创，可减少出血，术野清晰，便于操作，缩短手术时间，但可使缺血组织进一步加重，需注意。

(二)正确处理深部组织损伤　若能在清创的同时修复深部组织，可获较好的疗效

1. 污染严重，外伤超过 12 小时以上，或修复技术有困难者，可仅做清创和闭合伤口，不修复深部组织。留待二期修复。

2. 有骨折和脱位者必须复位固定。

3. 肌腱和神经损伤，可待创口一期愈合后，再做二期修复。

(三)早期闭合创口

表 3-20　手外伤早期闭合创口(TANG 小结)

创口情况	处理
手部创口	指根麻醉后单纯缝合
创口纵行越过关节，或与指蹼边缘平行，或与皮纹垂直者	Z 字成形术
张力过大的创口	自体中厚皮片覆盖
创底组织血循环不佳者	尽量游离周围软组织予以覆盖，然后植上中厚皮片
不适合于游离植皮者	用带蒂皮瓣移植
受伤后时间较长，发生感染可能性较大者	清创后不宜缝合创口，可引流 3~5 天，再清创

(四)术后处理要求

1. 术后用石膏托将手固定于功能位。

2. 包扎时用纱布隔开手指，同时露出指尖，以便观察指端血循环。

3. 将桡骨茎突部的敷料剪开，定期检查桡动脉搏动。

4. 抬高患肢，防止肿胀，若术后肿胀严重，要放松绷带减压。

5. 肌内注射破伤风抗毒血清；用抗生素防止感染。

第二节　断肢(指)再植

现场急救包括：包扎止血，保存断肢(指)及迅速运送到有条件再植的医院。

1. 创面可用无菌或清洁敷料压迫包扎，除非有大血管出血，一般不用止血带止血。

2. 不完全性断肢(指)要将断肢(指)放在夹板上，然后确实固定，迅速送医疗机构处理。

3. 断肢(指)用无菌或清洁敷料包扎，用干燥冷藏的方法保存。不能让断肢(指)与冰块直接接触，以防冻伤，也不要用任何液体浸泡断肢(指)。

4. 到达医院后，迅速检查断肢(指)，内层用无菌湿纱布、外层用干纱布包好，放入4℃冰箱内。

5. 若为多指离断应分别包好，左右手分别标记，标记指别再冷藏。按次序逐指取出、再植，以利延长其他断指的冷缺血时限，缩短热缺血时限。

[经典例题 1]

木工，男性，42岁。工作中右手食指被电锯切割离断。立即将患者送到医院行断指再植。其断指的保存方法应该是用无菌纱布包好放在

A. 与冰块直接接触的冰箱中　　　　　B. 酒精中

C. 生理盐水中　　　　　　　　　　D. 苯扎溴铵(新洁尔灭)中

E. 干燥冷藏容器中

[参考答案] 1. E

第四章　常见的神经损伤

表 3-21　四大神经损伤（TANG 小结）

神经损伤		运动异常	感觉异常
正中神经	低位损伤（腕部）	鱼际肌和蚓状肌麻痹；拇指对掌功能障碍	手部感觉障碍：手的桡侧半感觉障碍，特别是示、中指远节感觉消失
	高位损伤（肘上）	前臂肌亦麻痹；拇指和示、中指屈曲功能障碍	
尺神经损伤	腕部损伤	骨间肌、蚓状肌、拇收肌麻痹所致环、小指爪形手畸形；手指内收、外展障碍和 Froment 征	手部尺侧半和尺侧一个半手指感觉障碍，特别是小指感觉消失
	肘上损伤	另有环、小指末节屈曲功能障碍	
桡神经损伤	桡骨小头脱位或前臂背侧近端所致骨间背侧神经损伤	桡侧腕长伸肌功能完好，伸腕功能基本正常，而仅有伸拇、伸指障碍	无手部感觉障碍
	肱骨中下 1/3 骨折所致桡神经损伤——最为常见	伸腕、伸拇、伸指、前臂旋后障碍；典型的畸形是垂腕	手背桡侧和桡侧 3 个半手指背面皮肤，主要是手背虎口处皮肤麻木区
腓总神经		小腿前外侧伸肌麻痹	足背屈、外翻功能障碍——足内翻下垂畸形

[经典例题 1]

左腕掌侧切割伤小指和环指尺侧半感觉消失，Froment 征阳性，可能损伤的神经是

A. 正中神经

B. 尺神经

C. 桡神经

D. 前臂内侧皮神经

E. 前臂骨间背神经

[经典例题 2]

女性，66 岁。人工膝关节置换术后膝关节周围加压包扎。1 天后发现右足不能背屈，跖屈正常，足背动脉搏动正常。最可能的原因是

A. 腓总神经损伤

B. 骨筋膜室综合征

C. 坐骨神经损伤

D. 胫神经损伤

E. 深静脉血栓

［经典例题 **3**］

桡神经损伤典型畸形是

A. 垂腕

B. 餐叉手

C. 伸直状态

D. 猿手

E. 爪形手

［参考答案］1. B；2. A；3. A

第五章　化脓性骨髓炎

第一节　急性血源性骨髓炎

感染途径有：①血源性(最多见)；②创伤性；③蔓延性。

病原菌以金黄色葡萄球菌为最多(占80%～90%)。

儿童多见，多发于长骨干骺端，以胫骨上段和股骨下段最多见，其次为肱骨与髂骨。发病前常有外伤史。

一、临床表现

1. 全身症状　最典型——脓毒血症，表现为恶寒、高热、恶心、呕吐。

起病急骤，有寒战，继而出现高热至39℃以上。儿童烦躁不安、呕吐与惊厥，严重者可发生昏迷或感染性休克。

2. 局部表现　早期患区剧痛，肢体半屈曲状，周围肌肉痉挛，因疼痛抗拒做主动与被动活动，局部皮温高，有局限性压痛，肿胀并不明显，是最早期的典型体征。

数天后可出现局部水肿，压痛更加明显，说明已形成骨膜下脓肿。

脓肿穿破后成为软组织深部脓肿，此时疼痛反可减轻，但局部红、肿、热、压痛却更为明显，严重时可发生病理性骨折。

自然病程3～4周，脓肿穿破后疼痛即刻缓解，体温逐渐下降，脓肿可穿破皮肤形成窦道，病变转入慢性阶段。

二、诊断

1. 局部分层穿刺　有重要诊断价值。

涂片中发现大量脓细胞或细菌，即可明确诊断。

任何性质穿刺液都应做细菌培养与药物敏感试验。

2. 影像学表现

（1）MRI：具有早期诊断价值。可早期发现局限于骨内的炎性病灶，并能观察到病灶的范围，病灶内炎性水肿的程度和有无脓肿形成。

（2）CT：可提前发现骨膜下脓肿，对细小的骨脓肿仍难以显示。

（3）核素骨显像：一般发病后48小时即可有阳性结果。核素骨显像只能显示出病变的部位，但不能作出定性诊断，因此该项检查只具有早期间接帮助诊断的价值。

（4）X线：急性骨髓炎起病后14天内往往无异常发现，若曾经应用抗生素治疗，一般在发病后约1个月才会有阳性表现。发病7～14天后，X线平片可以显示骨纹理不清、干骺端模糊、骨松质虫蚀样散在骨破坏和骨膜出现葱皮状、花边状及放射状密度增高影。

3. 实验室检查　白细胞>$10×10^9$/L，中性粒细胞>90%。血沉快，C反应蛋白水平高，血培养可获致病菌。均应做药敏试验。

三、鉴别诊断

表 3-22　急性骨髓炎的鉴别诊断（TANG 小结）

疾病	症状	进一步辅助检查
蜂窝织炎和深部脓肿	①全身症状不一样：急性骨髓炎毒血症症状重； ②部位不一样：急性骨髓炎好发于干骺端，而蜂窝织炎与脓肿则不常见于此处； ③体征不一样：急性骨髓炎疼痛剧烈，但压痛部位深，表面红肿不明显，出现症状与体征分离现象。而软组织感染则局部炎性表现明显	MRI
风湿病与化脓性关节炎	儿童类风湿关节炎发热常与一过性斑丘疹和多形红斑同时发生和消退，且肝、脾、淋巴结多肿大	分层穿刺
骨肉瘤和尤因肉瘤	也可有肿瘤性发热。但起病不急骤，部位以骨干居多，特别是尤因肉瘤，早期不会妨碍邻近关节活动，表面有曲张的血管并可摸到肿块	活组织检查

四、治疗

1. 药物治疗　抗生素。

早期联合应用大剂量有效抗生素治疗，以后依据细菌培养和药敏试验的结果及治疗效果进行调整。抗生素应持续应用至体温正常、症状消失后 2 周左右。

2. 手术治疗

（1）目的：引流脓液，减少毒血症；阻止急性骨髓炎转变为慢性骨髓炎。

（2）时机：宜早，最好在抗生素治疗后 48~72 小时仍不能控制症状时进行手术。

（3）方法：在压痛最明显处行骨皮质钻孔引流或开窗减压冲洗。

3. 全身辅助治疗　给予易消化，高蛋白和维生素饮食，物理或药物降温，补液、补充热量，同时间断补给少量新鲜血液以增加患者抵抗力。

4. 局部辅助治疗　患肢皮肤牵引或石膏托固定，可以起到止痛、防止关节挛缩畸形、防止病理性骨折的作用。

[经典例题 1]

急性骨髓炎一经确诊，最关键的治疗措施是

A. 抽脓并注入抗生素

B. 局部引流

C. 抽脓行细菌培养及药敏试验，据结果选用特效抗生素

D. 联合使用大量抗生素

E. 局部固定防止病理性骨折

[经典例题 2]

急性血源性骨髓炎行局部引流的原则是

A. 在软组织内可触及脓肿时方可施行

B. 待全身中毒症状改善后再施行

C. 应尽量避免切开以免形成窦道

D. 应待 X 线片显示骨质破坏时进行

E. 临床诊断一经明确，抗生素治疗数日无效即行引流手术

[参考答案] 1. D；2. E

第六章　骨与关节结核

第一节　概　述

一、病因　好发于儿童与青少年，30 岁以下的病人占 80%。原发病灶为肺结核或消化道结核。

好发部位：好发于脊柱(50%)，其次是膝关节、髋关节与肘关节。大多单发性，对称性十分罕见。起病前可有局部外伤病史。

二、临床表现

1. 局部症状

(1)疼痛：活动后加剧。儿童常有"夜啼"。部分患者因病灶内脓液突然破向关节腔而产生急性症状，此时疼痛剧烈。髋关节与膝关节的关节神经支配有重叠现象，因此髋关节结核患儿可以指认膝关节部位有疼痛，易误诊。

(2)关节肿胀、积液：浅表关节肿胀与积液，并有压痛，关节常处于半屈状态以缓解疼痛；至后期，肌萎缩，关节呈梭形肿胀(TANG 补充——呈"鹤膝"状)。

(3)可发生病理性脱位与病理性骨折。

(4)"冷脓肿"或"寒性脓肿"：全关节结核发展的结果是在病灶部位积聚了多量脓液、结核性肉芽组织、死骨和干酪样坏死物质。因为缺乏红、热等急性炎症反应，称之为"冷脓肿"或"寒性脓肿"。脓肿可向体表溃破成窦道。脊柱结核的冷脓肿会压迫脊髓而导致肢体瘫痪。

2. 全身症状

起病缓慢，低热、乏力、盗汗、消瘦、食欲缺乏及贫血；儿童也可起病急骤，有高热及毒血症状。冷脓肿溃破后必然会有混合性感染，引流不畅时会有高热。局部急性炎症反应也加重。重度混合感染的结果是慢性消耗、贫血、中毒症状明显，甚至因肝、肾衰竭而致死。

3. 病变静止后遗症

(1)关节腔纤维性粘连成纤维性强直而导致关节功能障碍。

(2)关节挛缩于非功能位，最常见的畸形为屈曲挛缩与椎体破坏形成脊柱后凸畸形(驼背)。

(3)儿童骨骼破坏导致肢体长度不等。

三、辅助检查及诊断

表 3-23　骨关节结核的诊断手段

辅助检查		在骨关节结核诊断中的意义(小结 TANG)	
影像学	X 线	对诊断骨与关节结核十分重要，但一般在起病 6~8 周后方有 X 线片改变，故不能作出早期诊断	特征性表现为区域性骨质疏松和周围少量钙化的骨质破坏病灶，周围可见软组织肿胀影。随之病变发展，可出现边界清楚地囊性变，并伴有明显硬化反应和骨膜反应。可出现死骨和病理性骨折
	CT		可发现普通 X 线片不能发现的问题，清晰确定病灶位置、死骨的情况、软组织病变的程度，特别是对显示病灶周围的寒性脓肿有独特的优点。还可在 CT 导引下穿刺抽脓和活检

辅助检查		在骨关节结核诊断中的意义（小结 TANG）	
影像学	MRI	有助于早期诊断	可在结核炎症浸润阶段即显示异常信号，更为敏感，还可观察脊柱结核有无脊髓受压和变形，对与脊柱肿瘤、骨折、退变等的鉴别诊断有重要价值
	B超	可探查深部寒性脓肿的位置和大小；可定位下穿刺抽脓进行涂片和细菌培养	
	关节镜检查及滑膜活检	对诊断滑膜结核很有价值	
病理检查		病变部位穿刺活检以及手术后病理组织学和微生物学检查——确诊；细菌学检查：脓或关节液涂片查找抗酸杆菌、结核分枝杆菌培养阳性是结核病诊断的金标准	
分子生物学检查		结核分枝杆菌基因检测技术：直接对结核分枝杆菌的种系进行分类鉴定和药敏检测。操作简便、反应快速、敏感度高、特异度高；Xpert-MTB/RIF 技术：WHO 推荐的快速诊断结核病的方法，比痰涂片镜检更准确；PCR（聚合酶链式反应）：已广泛应用，有假阳性和假阴性	
实验室检查	血沉（ESR）	病变活动期明显增快，静止期一般正常，是用来检测病变是否静止和有无复发的重要指标	
	C-反应蛋白（CRP）	高低与疾病的炎症反应程度关系密切，故 CRP 亦可用于诊断结核活动性及临床治疗效果的判断	
	免疫学检查	检测血清中的结核抗体或抗原：速度快、操作简单、敏感性特异性均较好；结核菌素试验（PPD）：对儿童特别是 1 岁以下儿童，可作为诊断依据；γ 干扰素释放实验：检测患者体内特异的效应 T 淋巴细胞。其中 T 细胞斑点试验（T-SPOT）最常用，灵敏度高，诊断快而准，有假阳性	
	血常规	轻度贫血，血白细胞计数一般正常，仅约 10% 患者升高，有混合感染时增高明显	

四、治疗

抗结核药物治疗占主导地位，贯穿于整个治疗过程。综合治疗：包括休息、疗养、营养卫生疗法、标准化疗药物和手术治疗等。

1. 全身治疗

（1）支持治疗：休息、加强营养、纠正贫血。

（2）抗结核药物治疗原则：①早期；②联合；③适量；④规律；⑤全程。

一线抗结核药物：异烟肼（INH）、利福平（RFP）、吡嗪酰胺（PZA）、乙胺丁醇（EMB）、链霉素（SM）。异烟肼与利福平为首选药物。目前推荐的药物组合是 INH+RFP+PZA+EMB。

判断骨关节结核是否痊愈的标准：①全身情况良好，体温正常，食欲良好；②局部症状消失，无疼痛，窦道闭合；③3 次血沉都正常；④影像学表现脓肿缩小乃至消失，或已经钙化；无死骨，病灶边缘轮廓清晰；⑤起床活动已 1 年，仍能保持上述 4 项指标。符合标准的可停止药物治疗，但仍需定期复查。

2. 局部治疗

（1）局部制动：石膏固定、支具固定与牵引。

（2）局部注射：最适用于早期单纯型滑膜结核病例。

3. 手术治疗

（1）脓肿切开引流。

（2）病灶清除术。

（3）其他：①关节融术：用于关节不稳定者；②截骨术：矫正畸形；③人工关节置换术：改善关节功能；④椎管减压术；⑤植骨融合内固定术。

[经典例题 1]

骨与关节结核的手术适应证为

A. 全身中毒症状严重，抗结核药物效果不佳　　　　B. 有其他脏器活动性结核病变

C. 抗结核治疗在 2 周之内　　　　D. 窦道流脓经久不愈

E. 年龄过大或过小

[参考答案] 1. D

第二节　脊柱结核

脊柱结核在全身骨与关节结核中发病率最高，其中椎体结核占绝大多数。在整个脊柱中腰椎结核发生率最高，胸椎次之，颈椎更次之，至于骶尾椎结核则甚为罕见。

一、临床表现及诊断

1. 疼痛　最先出现，休息后减轻，劳累后加重。

2. 病变部位压痛及叩痛，多在病变部位水平的棘突和棘突旁。

3. 活动受限和畸形

①颈椎结核：除有颈部疼痛外，还有上肢麻等神经根受刺激的表现；

②胸椎结核：后凸畸形；

③腰椎病变：拾物试验阳性（由于肌痉挛，腰部保持僵直，生理前凸消失）。

4. 寒性脓肿　少数患者就医的最早体征，后期有腰大肌脓肿形成，可在腰三角、髂窝或腹股沟处看到或摸到脓肿。

5. 全身中毒症状（同前一节）。

[经典例题 1]

关于脊柱结核，正确的描述是

A. 疼痛是最先出现的症状，以夜间痛显著　　　　B. 骨与关节结核中发病率最低

C. 一般没有低热、盗汗等全身症状　　　　D. 一般无脊柱畸形

E. 寒性脓肿是少数患者就医的最早体征

[参考答案] 1. E

二、影像学检查

表 3-24　脊柱结核的影像学表现（小结 TANG）

X 线	以骨质破坏和椎间隙狭窄为主。 中心型：骨质破坏集中在椎体中央，在侧位片比较清楚。很快出现椎体压缩成楔状，前窄后宽； 边缘型：骨质破坏集中在椎体的上缘或下缘，很快侵犯至椎间盘，表现为椎体终板的破坏和进行性椎间隙狭窄，并累及邻近两个椎体	寒性脓肿表现：在颈椎侧位片上表现为椎前软组织影增宽，气管前移；胸椎正位片上可见椎旁增宽软组织影，可为球状、梭状或筒状，一般并不对称。在腰椎正位片上，腰大肌脓肿表现为一侧腰大肌阴影模糊，或腰大肌阴影增宽，饱满或局限性隆起。慢性病例可见多量钙化阴影
CT	有利于显示骨破坏程度、空洞及死骨；对腰大肌脓肿有独特的价值	
MRI	具有早期诊断价值； 主要用于观察脊髓有无受压和变性	在炎性浸润阶段即可显示异常信号

三、治疗

1. 非手术疗法　①全身支持疗法；②应用抗结核药物；③局部制动——长期卧硬板床休息，或用石膏背心或支具固定 3 个月以上，定时起床活动。

2. 手术　术前要应用抗结核治疗 4~6 周，至少 2 周。手术适应证：①诊断不明确需行组织学检查；②结核病灶压迫脊髓出现神经损伤需行减压；③脓肿和窦道形成；④需要矫形的晚期结核引起的脊柱畸形。

手术方法：①切开排脓；②病灶清除；③矫正畸形。尽可能彻底清除病变组织，包括脓肿、死骨及坏死的椎间盘，清除对脊髓的压迫因素。

第三节　髋关节结核

占全身骨与关节结核发病率的第三位。儿童多见，单侧性居多。

一、临床表现

1. 局部表现

(1)疼痛及跛行：早期为疼痛，在小儿则表现为夜啼。儿童患者常诉膝部疼痛，易误诊。随着疼痛加剧、出现跛行。

(2)寒性脓肿：后期可在腹股沟内侧与臀部出现寒性脓肿，破溃后成为慢性窦道。

(3)髋关节病理性后脱位：股骨头破坏明显时会形成病理性脱位，通常为后脱位。愈合后会遗留各种畸形，以髋关节屈曲内收内旋畸形、髋关节强直与下肢不等长最为常见。

2. 特殊查体——重要考点(TANG)

表 3-25　髋关节结核的特殊查体

髋关节结核的特殊体征	具体检查方法
"4"字试验阳性	包含髋关节的屈曲、外展和外旋三种运动，应两侧对比
托马斯(Thomas)征阳性	用以检查髋关节有无屈曲畸形
髋关节过伸试验	用来检查儿童早期髋关节结核； 也应两侧对比，通常正常侧可有10°后伸

3. 全身表现，同前述。

二、诊断与鉴别诊断

1. X线　对诊断十分重要，必须两侧对比。

早期可见局限性骨质疏松及肿胀的关节囊。进行性关节间隙狭窄及边缘性骨破坏病灶为早期X线征象。以后逐渐出现空洞和死骨，严重者股骨头可几乎消失。后期病理性后脱位。当骨轮廓边缘转为清晰时提示经治疗后病变趋于静止。

2. CT与MRI　可获早期诊断。能显示髋关节内积液多少，揭示普通X线片不能显示的微小骨破坏病灶。MRI还能显示骨内的炎性浸润。

[经典例题1]

男孩，10岁。左髋部肿痛，跛行，伴低热、盗汗、食欲不振3周。查体：体温37.5℃，左髋部活动受限，Thomas征阳性。髋关节X线片见关节间隙略窄，边缘性骨破坏。其诊断首先应考虑为

A. 髋关节结核　　　　　　　　　　B. 急性化脓性关节炎

C. 股骨头坏死　　　　　　　　　　D. 骨性关节炎

E. 急性骨髓炎

[参考答案] 1. A

三、治疗

1. 非手术治疗

(1)全身支持疗法，增强机体抵抗力。

(2)抗结核药物治疗，一般维持三年。

(3)有屈曲畸形者应做皮肤牵引。

（4）单纯性滑膜结核可行关节腔内注射抗结核药物。

2. 手术治疗

（1）髋关节滑膜切除术：可减少炎性反应，保全股骨头。

（2）病灶清除术：可清除骨性病灶、寒性脓肿及慢性窦道。

（3）人工全髋关节置换术：应在抗结核药物严格控制下进行。

（4）转子下截骨矫形术：适合于有明显髋关节屈曲、内收或外展畸形的患者。

（5）髋关节融合术：可控制混合感染和病变静止后髋关节出现纤维性强直的微动疼痛。

[经典例题 2]

髋关节全关节结核合并冷脓肿形成，诊断确定后最好应

A. 应用抗结核药物 2~4 周后行脓肿搔刮

B. 髋人字石膏固定，并应用抗结核药物

C. 应用抗结核药物 2~4 周后行病灶清除术

D. 立即进行病灶清除

E. 立即进行切开引流

[参考答案] 2. C

第七章　运动系统慢性损伤

第一节　粘连性肩关节囊炎(肩周炎)

一、临床表现

1. 多为中老年患病,女性多于男性,左侧多于右侧,亦可两侧先后发病。

2. 自限性,6~24 个月可自愈,但部分不能恢复到正常功能水平。

3. 肩各方向主动、被动活动均不同程度受限,以外旋、外展和内旋、后伸最重。逐渐出现肩部某一处局限性疼痛,与动作、姿势有明显关系。随病程延长,疼痛范围扩大,并牵涉到上臂中段,同时伴肩关节活动受限。若勉强增大活动范围会引起剧烈锐痛。严重时患肢不能梳头和反手触摸背部。夜间因翻身移动肩部而痛醒。初期能指出明确的痛点,后期疼痛范围扩大。

4. 影像学表现　X 线片见肩关节结构正常,可有不同程度骨质疏松,MRI 对鉴别诊断意义较大,表现为关节囊增厚,肩部滑囊可有渗出。

二、诊断

根据发病年龄、疼痛特点、查体结果,典型病例诊断不难。

三、治疗

目的:缓解疼痛,恢复功能,避免肌肉萎缩。

1. 每日进行肩关节的主动活动锻炼,活动时以不引起剧痛为限。早期给予理疗、针灸、适度的推拿按摩。

2. 痛点局限时　局部注射醋酸泼尼松龙,明显缓解疼痛。

3. 疼痛严重者　短期服用非甾体类、抗炎镇痛药。

4. 对症状持续且重者,以上治疗无效时　麻醉下手法复位或关节镜松解粘连,然后再注入类固醇或透明质酸钠。

5. 对肩外因素所致粘连性肩关节囊炎,除局部治疗外,还需对原发病进行治疗。

[经典例题 1]

肩周炎不正确的治疗方法是

A. 服用非类固醇消炎药物

B. 按摩

C. 封闭

D. 理疗

E. 限制肩关节活动

[参考答案] 1. E

第二节　狭窄性腱鞘炎

中、环指最多见，示、拇指次之。

一、临床表现及诊断

1. 症状

（1）弹响指或弹响拇，随病程延长逐渐出现弹响伴明显疼痛，严重者患指屈曲，不敢活动。

（2）病程缓慢，早期仅为晨起患指僵硬、疼痛，缓慢活动后症状可消失。疼痛常在近侧指间关节，而不在掌指关节。

2. 体征　远侧掌横纹处扪及黄豆大小的痛性结节，屈伸患指，该结节随屈肌腱上、下移动，或出现弹拨现象，并感到弹响即发生于此处。

二、治疗

1. 局部制动。

2. 腱鞘内局部药物封闭（注射醋酸泼尼松龙）。

3. 如非手术治疗无效，可考虑行狭窄的腱鞘切除术。小儿先天性狭窄性腱鞘炎应手术（保守治疗无效）。

第三节　颈椎病

分型及临床表现

表 3-26　颈椎病的分型及临床表现（TANG 小结）

分型	发病率	临床表现	查体	影像学表现
神经根型	最高（50%~60%）	开始多为颈肩痛，短期内加重，并向上肢放射。放射痛表现在相应皮节。皮肤麻木、过敏。上肢肌力下降、手指动作不灵活	上肢牵拉试验阳性；压头试验阳性；患侧颈部肌痉挛，故头喜偏向患侧，且肩部上耸。病程长者上肢肌可有萎缩。局部有压痛。患肢上举、外展和后伸有不同程度受限。神经系统检查有较明确的定位体征	X线：颈椎生理前凸消失，椎间隙变窄，椎体前、后缘骨质增生，钩椎关节、关节突关节增生及椎间孔狭窄等退行性改变征象。CT 或 MRI：椎间盘突出、椎管及神经根管狭窄及脊神经受压
脊髓型	10%~15%	脊髓受压早期，由于压迫物多来自脊髓前方，故临床上以侧束、锥体束损害表现突出。此时颈痛不明显，而以四肢乏力，行走、持物不稳为最先出现的症状	随病情加重，发生自下而上的上运动神经元性瘫痪	X线平片表现与神经根型相似。脊髓造影、CT、MRI 可显示脊髓受压情况
交感神经型		颈椎各种结构病变的刺激通过脊髓反射或脑-脊髓反射而发生一系列交感神经症状：①交感神经兴奋症状：如头痛、头晕；视力下降，瞳孔扩大或缩小，眼后部胀痛；心跳加速、心律不齐，心前区痛和血压升高；出汗异常以及耳鸣、听力下降，发音障碍等；②交感神经抑制症状：主要表现为头昏，眼花，流泪，鼻塞，心动过缓，血压下降及胃肠胀气等		X线、CT、MRI 结果与神经根型相似

分型	发病率	临床表现	查体	影像学表现
椎动脉型		眩晕：主要症状，表现为旋转性、浮动性或摇晃性眩晕； 头痛：枕部、顶枕部痛，也可放射到颞部； 视觉障碍：为突发性弱视或失明、复视，短期内自动恢复； 猝倒：是椎动脉受到刺激突然痉挛引起； 其他：不同程度的运动及感觉障碍，以及精神症状		

"复合型"——两种或多种类型的症状同时出现。

[经典例题1]

男性，67岁。因右上肢放射痛伴手指麻木、动作不灵活2年就诊。检查发现颈肩部压痛，上肢牵拉试验及压头试验阳性，右上肢桡侧皮肤感觉减退，握力减弱，肌张力减低。最可能的诊断是

A. 神经根型颈椎病   B. 混合型颈椎病

C. 交感神经型颈椎病   D. 脊髓型颈椎病

E. 椎动脉型颈椎病

[参考答案] 1. A

第四节 腰椎间盘突出症

一、临床表现

20～50岁患者常见，男女之比约为(4～6)：1。

1. 症状

(1)腰痛：大多数(约91%)患者最先出现的症状。

(2)神经痛

1)坐骨神经痛：最多见。原因是绝大多数患者是腰4～5、腰5～骶1间隙突出(坐骨神经由此穿行)。典型表现——从下腰部向臀部、大腿后方、小腿外侧直到足部的放射痛。喷嚏或咳嗽时加剧。早期为痛觉过敏，病情较重者出现感觉迟钝或麻木。少数患者可有双侧坐骨神经痛。

引起坐骨神经痛的原因：①破裂的椎间盘组织产生化学性物质的刺激及自身免疫反应使神经根发生炎症；②突出的髓核压迫或牵张已有炎症的神经根，使其静脉回流受阻，进一步增加水肿，从而对疼痛的敏感性增高；③受压的神经根缺血。这三种原因相互关联，难以截然分开。

2)股神经痛——高位腰椎间盘突出(腰2～3、腰3～4)可引起。

(3)马尾神经受压：向正后方突出的髓核或脱垂、游离椎间盘组织可压迫马尾神经，出现大、小便障碍，鞍区感觉异常。

2. 体征

(1)腰部活动受限：几乎全部患者都有。

(2)压痛及骶棘肌痉挛：病变间隙的棘突间有压痛，其旁侧1cm处压之有沿坐骨神经的放射痛。约1/3患者有腰部骶棘肌痉挛，使腰部处于强迫体位。

(3)直腿抬高试验及加强试验：阳性率约90%。

(4)神经系统表现——难点。

表 3-27　腰椎间盘突出症神经系统表现小结（TANG）

神经系统表现	L$_{4~5}$（腰 5 神经根受累）	L$_5$~S$_1$（骶 1 神经根受压）	马尾神经受压
感觉异常	小腿前外侧和足内侧的痛、触觉减退	外踝附近及足外侧痛、触觉减退	鞍区
肌力下降	踝及趾背屈力下降	趾及足跖屈力减弱	肛门括约肌张力下降
反射异常		踝反射减弱或消失	肛门反射减弱或消失

（5）腰椎侧凸：是一种为减轻疼痛的姿势性代偿畸形，具有辅助诊断价值。

3. 影像学及特殊检查

（1）CT 和 MRI：CT 有较大诊断价值。

MRI 可全面地观察各腰椎间盘是否病变，也可了解髓核突出的程度和位置，并鉴别是否存在椎管内其他占位性病变。

（2）造影检查：脊髓造影、硬膜外造影、脊椎静脉造影等可间接显示有无椎间盘突出及突出程度。

（3）B 超：简单、无损伤。

（4）其他电生理检查(肌电图、神经传导速度及诱发电位)可协助确定神经损害的范围及程度，观察治疗效果。

（5）单纯 X 线平片：只能提示退行性改变，不能直接反映是否存在椎间盘突出。可发现有无结核、肿瘤等骨病，有重要鉴别诊断意义。

[经典例题 1]

腰椎间盘突出症最常见的部位是

A. L$_{3~4}$ 　　　　　　　　　　　　　　B. L$_{4~5}$

C. T$_{12}$~L$_1$ 　　　　　　　　　　　　D. L$_{1~2}$

E. L$_{2~3}$

[参考答案] 1. B

二、诊断

根据病史、症状、体征，以及 X 线平片上相应神经节段有椎间盘退行性表现者即可作出初步诊断。结合 X 线造影、CT、MRI 等，能确诊。

如仅有 CT、MRI 表现而无临床表现，不能诊断。

三、治疗

表 3-28　腰椎间盘突出症的治疗

	适用于	具体措施（小结：TANG）
非手术治疗——80% 可缓解或治愈	年轻、初次发作或病程较短者；休息后症状可自行缓解者；X 线检查无椎管狭窄	卧床休息：症状初次发作时，立即卧床休息，卧床 3 周后戴腰围起床活动。此法简单有效，但难以坚持。 持续牵引：骨盆牵引——减轻对神经根的刺激或压迫。 理疗和推拿、按摩。 皮质激素硬膜外注射：减轻神经根周围的炎症、粘连。 髓核化学溶解法：将胶原蛋白酶注入椎间盘内或硬脊膜与突出的髓核之间，选择性溶解髓核和纤维环、而基本不损害神经根，因此可以使椎间盘内压力降低或突出髓核缩小，缓解症状
经皮髓核切吸术以及髓核激光气化术	膨出或轻度突出型的患者，且不合并侧隐窝狭窄者 不足：对明显突出或髓核已脱入椎管者不能回纳	

续表

适用于	具体措施（小结：TANG）
①腰椎间盘突出症病史超过半年，经过严格保守治疗无效，或保守治疗有效，经常复发且疼痛较重者。②首次发作的腰椎间盘突出症疼痛剧烈，尤以下肢症状为显著者，病人因疼痛难以行动及入眠，被迫处于屈髋屈膝侧卧位，甚至跪位。③出现单根神经麻痹或马尾神经受压麻痹的症状和体征。④病史较长，影响工作或和生活。⑤病史虽不典型，经影像学检查，CT、MRI或造影证实椎间盘对神经或硬膜囊有明显严重压迫。⑥腰椎间盘突出症并有腰椎椎管狭窄	传统手术为后路经椎板减压髓核切除术。微创手术包括：①经皮穿刺腰椎间盘切吸术；②内窥镜手术，用特殊椎间盘镜器械经侧路或后路椎间盘切除术；③显微腰椎间盘切除术等

手术

［经典例题 2］

腰椎间盘经皮髓核切除术适用于

A. 年轻，初次发病病程短者

B. 膨出型患者

C. 脱出型患者

D. 突出型患者

E. 合并侧隐窝狭窄者

［经典例题 3］

首次急性发作的腰椎间盘突出症治疗首选

A. 泼尼松龙局封

B. 绝对卧床休息，同时牵引

C. 手术治疗

D. 避免负重

E. 口服镇静、止痛药物

［参考答案］2. B；3. B

第五节　股骨头坏死

一、临床表现及诊断

根据临床表现及各种影像学检查结果可明确诊断。对临床可疑病例应采取早发现早诊断的检查方法如 MRI 等。

1. 临床表现　早期可无症状，最先出现的症状为髋关节或膝关节疼痛。疼痛可呈持续性或间歇性。可有跛行、行走困难，甚至扶拐行走。

体检：随疾病的发展，内收肌压痛，髋关节活动受限，以内旋及外展活动受限最明显。

2. 影像学检查

（1）X 线：在 X 线片上看到股骨头密度改变，至少需 2 个月或更长时间。但普通 X 线为常规检查手段，对股骨头坏死仍然有不可替代的作用。

（2）其他影像学检查

表 3-29　股骨头坏死的其他影像学检查(TANG 小结)

影像学检查	核心考点	其他考点
磁共振成像(MRI)	是有效的非创伤性的早期诊断方法,最早可发现有确定性意义的骨坏死信号是在脂肪细胞死亡之后(12~48 小时)	还可发现关节内病变,如关节滑液较正常人增加
CT	两个目的:一是早期发现微小的病灶;二是鉴别是否有骨塌陷存在及其延伸的范围,为选择手术或治疗方案提供信息	CT 较普通 X 线片可较准确的判定坏死灶的位置
动脉造影	可发现供应股骨头的动脉异常改变,为早期诊断提供依据	
放射性核素扫描	对早期诊断具有很大价值	可提前预报股骨头缺血性坏死
组织学检查	有创检查,但可信度高	

二、治疗

1. 非手术疗法　适用于 0 和 1 期患者。

(1)单侧病变:严格避免持重,可扶拐、戴坐骨支架、用助行器行走。

(2)双髋同时受累:卧床或坐轮椅。

(3)髋部疼痛严重:卧床,同时行下肢牵引,常可缓解症状。

定期 X 线检查,至病变完全愈合后才能负重。

2. 手术治疗　①人工关节置换术;②带血管蒂骨移植术;③股骨头钻孔减压及植骨术;④经转子旋转截骨术;⑤髋关节融合术。

第八章　非化脓性关节炎

第一节　骨关节炎

骨关节炎易累及负重关节，好发于膝关节、髋关节、腰椎、颈椎、手远端指间关节、第一腕掌关节、第一跖趾关节等部位。起病隐匿，进展缓慢。

一、临床表现

1. 关节疼痛及压痛　是主要症状，初期为轻度或中度间断性隐痛，晚期可出现持续性疼痛或夜间痛。有的病人在静止或晨起时感疼痛，稍微活动后减轻，称之为"休息痛"。

2. 关节僵硬　在早晨起床时关节僵硬及发紧感，也称之晨僵，活动后可缓解。持续时间一般较短，很少超过 30 分钟（对比：类风湿关节炎患者晨僵时间一般>1 小时）。

3. 关节肿大　手部关节肿大变形明显。

4. 骨擦音（感）　关节活动时出现骨擦音（感），多见于膝关节。

5. 关节无力、活动障碍　关节疼痛、活动度下降、肌肉萎缩、软组织挛缩可引起关节无力，行走时打软腿或关节交锁，不能完全伸直或活动障碍。

二、实验室和影像学检查

1. 影像学检查　X 线检查对诊断十分重要。典型表现：受累关节间隙狭窄，边缘骨赘形成，软骨下骨质硬化、囊性变，关节半脱位及关节游离体等。

2. 实验室检查　不特异。血沉和 C 反应蛋白正常，类风湿因子阴性。

三、诊断

诊断主要依据临床表现和 X 线改变做出诊断。

四、治疗

目的是缓解症状，改善关节功能，减少致残。

表 3-30　骨关节炎的治疗小结（TANG）

非药物治疗	患者教育：减少不合理的运动，同时要进行肌力训练	
	物理治疗：主要增加局部血液循环、减轻炎症反应	
	行动支持：可采用手杖、拐杖、助行器等	
	改变负重力线：根据所伴发的内翻或外翻畸形情况，采用相应的矫形支具或矫形鞋	
药物治疗	非甾体抗炎药	镇痛、抗炎
	对乙酰氨基酚	可以缓解疼痛
	关节腔药物注射	透明质酸钠
		糖皮质激素
手术疗法	①游离体摘除术；②关节镜下关节清理术；③截骨术；④关节融合术和关节成形术；⑤骨关节炎晚期可行人工关节置换术	

[经典例题 1]

男性，68 岁。双膝关节疼痛 1 个月，活动后加重，休息后缓解，不伴发热。X 线示关节有骨赘形成，骨缘唇样增生。

(1)该患者诊断是

A. 类风湿性关节炎   B. 骨关节炎

C. 强直性脊柱炎   D. 风湿性关节炎

E. 痛风

(2)该患者治疗首选

A. 前列腺素   B. 免疫抑制剂

C. 透明质酸   D. 糖皮质激素

E. 对乙酰氨基酚

[参考答案] 1. B、E

第九章 骨肿瘤

一、临床表现

表 3-31 良、恶性骨肿瘤的特点

骨肿瘤鉴别(TANG 小结)	良性	恶性
局部肿块	最早出现的症状，质硬而无压痛，生长缓慢	局部肿胀和肿块发展迅速。局部血管怒张反映肿瘤血运丰富
疼痛	大多不疼。恶变或合并病理骨折，疼痛可突然加重	几乎均有局部疼痛。开始为间歇性、轻度疼痛，以后发展为持续性剧痛、夜间痛，并可有压痛
功能障碍和压迫症状	邻近关节的肿瘤，由于疼痛和肿胀可使关节活动功能障碍。脊髓肿瘤可能引起压迫症状，出现截瘫	
病理性骨折	少见，多发生于髓内病变者(如骨囊肿、骨纤维结构不良等)	轻微外伤引起病理性骨折是某些骨肿瘤的首发症状，也是恶性骨肿瘤和骨转移癌的常见并发症
全身情况及转移	无	发热、食欲减退、消瘦；可形成转移瘤病灶

二、诊断

临床、影像学和病理学三结合+生化测定。

1. 影像学检查

(1)X 线检查：能反映骨与软组织的基本病变。骨内的肿瘤性破坏表现为溶骨型、成骨型和混合型。有些骨肿瘤的反应骨可表现为骨的沉积。

表 3-32 良恶性骨肿瘤的 X 线表现

良性骨肿瘤	恶性骨肿瘤
界限清楚、密度均匀。多为膨胀性病损或者外生性生长。通常无骨膜反应	病灶多不规则，密度不均，界限不清。若骨膜被肿瘤顶起，骨膜下产生新骨，呈现出三角形的骨膜反应阴影称 Codman 三角，多见于骨肉瘤。若骨膜的掀起为阶段性，可形成同心圆或板层排列的骨沉积，表现为"葱皮"现象，多见于尤因肉瘤。若恶性肿瘤生长迅速，超出骨皮质范围，同时血管随之长入，肿瘤骨与反应骨沿放射状血管方向沉积，表现为"日光射线"形态。某些生长迅速的恶性肿瘤表现为溶骨性缺损，骨质破坏。而前列腺癌骨转移，可激发骨的成骨反应

(2)其他影像学检查在骨肿瘤中的应用

表 3-33 其他影像学检查在骨肿瘤中的应用(TANG 小结)

CT 和 MRI	为骨肿瘤的存在及确定骨肿瘤的性质提供依据，也可更清楚地显示肿瘤的范围，识别肿瘤侵袭的程度以及与邻近组织的关系，帮助制订手术方案和评估治疗效果
ECT	可早期发现可疑的骨转移灶，防止漏诊
DSA	可显示肿瘤血供情况
超声	可描绘软组织肿瘤和突出骨外的肿瘤情况

2. 病理检查　确诊的唯一可靠检查，分为穿刺活检和切开活检两种。

3. 生化测定　大多数患者化验检查正常。

表 3-34　生化检查在骨肿瘤诊断中的价值（TANG 小结）

男性，酸性磷酸酶升高	骨转移瘤（原发灶来自前列腺癌）
尿 Bence-Jones 蛋白阳性	骨髓瘤

4. 现代生物技术检测　分子生物学和细胞生物学领域的新发现揭示了与临床转归及预后相关的机制。遗传学研究揭示了在一些骨肿瘤中有常染色体异常，能帮助诊断和进行肿瘤分类，并更精确地预测肿瘤的行为。

三、治疗

以外科分期为指导，手术治疗应按外科分期来选择手术界限和方法，尽量达到既切除肿瘤，又可保全肢体。

1. 良性骨肿瘤的外科治疗　①刮除植骨术；②外生性骨肿瘤的切除。

2. 恶性骨肿瘤的外科治疗

（1）保肢治疗：保肢治疗与截肢治疗的生存率和复发率相同。手术的关键是采用合理外科边界完整切除肿瘤，截骨平面应在肿瘤边缘 3~5cm，软组织切除范围为反应区外 1~5cm。

（2）截肢术。

3. 化疗　特别是新辅助化疗，大大提高了恶性骨肿瘤患者的生存率和保肢率。对于骨肉瘤等恶性肿瘤，围手术期的新辅助化疗已经是标准的治疗程式。

4. 放疗　尤因肉瘤对放疗敏感，骨肉瘤对放疗不敏感。

5. 其他　血管栓塞治疗、温热-化学疗法、免疫治疗。

考情分析

历年考情概况

常考知识点	历年常考内容	历年分值
总论	风湿免疫疾病的分类、诊断、治疗	1
系统性红斑狼疮	诊断、治疗	2
类风关	诊断、治疗	1~2
强直性脊柱炎	诊断、治疗	1~2
痛风	诊断、治疗	1~2

易错考点摘要

考点	考查角度
系统性红斑狼疮	一大组抗体、诊断标准
类风关	诊断标准、治疗
强直性脊柱炎	诊断、治疗
痛风	诊断标准，不同阶段的治疗

本篇学习方法或注意事项

　　风湿免疫性疾病是所有临床专业课中，病种最少的一个单元。一共就 4 个病：系统性红斑狼疮、类风湿关节炎、强直性脊柱炎和痛风。核心考点明确，每年命题点也集中。认真复习，全部得分点都可以搞定。

Learning plan
学习时间规划表

第01天　　第　章	第02天　　第　章	第03天　　第　章	第04天　　第　章	第05天　　第　章	第06天　　第　章
听老师的课　□ 复习讲义　　□ 做习题　　　□	听老师的课　□ 复习讲义　　□ 做习题　　　□	听老师的课　□ 复习讲义　　□ 做习题　　　□	听老师的课　□ 复习讲义　　□ 做习题　　　□	听老师的课　□ 复习讲义　　□ 做习题　　　□	听老师的课　□ 复习讲义　　□ 做习题　　　□
第07天　　第　章	第08天　　第　章	第09天　　第　章	第10天　　第　章	第11天　　第　章	第12天　　第　章
听老师的课　□ 复习讲义　　□ 做习题　　　□	听老师的课　□ 复习讲义　　□ 做习题　　　□	听老师的课　□ 复习讲义　　□ 做习题　　　□	听老师的课　□ 复习讲义　　□ 做习题　　　□	听老师的课　□ 复习讲义　　□ 做习题　　　□	听老师的课　□ 复习讲义　　□ 做习题　　　□
第13天　　第　章	第14天　　第　章	第15天　　第　章	第16天　　第　章	第17天　　第　章	第18天　　第　章
听老师的课　□ 复习讲义　　□ 做习题　　　□	听老师的课　□ 复习讲义　　□ 做习题　　　□	听老师的课　□ 复习讲义　　□ 做习题　　　□	听老师的课　□ 复习讲义　　□ 做习题　　　□	听老师的课　□ 复习讲义　　□ 做习题　　　□	听老师的课　□ 复习讲义　　□ 做习题　　　□
第19天　　第　章	第20天　　第　章	第21天　　第　章	第22天　　第　章	第23天　　第　章	第24天　　第　章
听老师的课　□ 复习讲义　　□ 做习题　　　□	听老师的课　□ 复习讲义　　□ 做习题　　　□	听老师的课　□ 复习讲义　　□ 做习题　　　□	听老师的课　□ 复习讲义　　□ 做习题　　　□	听老师的课　□ 复习讲义　　□ 做习题　　　□	听老师的课　□ 复习讲义　　□ 做习题　　　□
第25天　　第　章	第26天　　第　章	第27天　　第　章	第28天　　第　章	第29天　　第　章	第30天　　第　章
听老师的课　□ 复习讲义　　□ 做习题　　　□	听老师的课　□ 复习讲义　　□ 做习题　　　□	听老师的课　□ 复习讲义　　□ 做习题　　　□	听老师的课　□ 复习讲义　　□ 做习题　　　□	听老师的课　□ 复习讲义　　□ 做习题　　　□	听老师的课　□ 复习讲义　　□ 做习题　　　□
第31天　　第　章					
听老师的课　□ 复习讲义　　□ 做习题　　　□					

注意：每天的学习建议按照"听课→做题→复习讲义"三部曲来进行；另：计划一旦制订，请各位同学严格执行。

第一章　总　论

一、概念

泛指影响骨、关节及其周围软组织(如肌肉、滑囊、肌腱、筋膜、韧带等)的一组疾病。风湿性疾病可分为系统性、局限性；也可分为器质性、功能性。

二、分类

风湿性疾病有几百种，部分代表性的疾病详见下表：

表4-1　风湿性疾病分类(TANG 整理)

	代表性疾病
弥漫性结缔组织病	类风湿关节炎、系统性红斑狼疮、干燥综合征、多发性肌炎/皮肌炎、系统性硬化病、系统性血管炎
脊柱关节炎	强直性脊柱炎、未分化脊柱关节炎、银屑病关节炎、炎性肠病关节炎、反应性关节炎
退行性变	骨关节炎
晶体相关性关节炎	痛风、焦磷酸钙沉积症
感染相关性风湿病	风湿热
肿瘤相关性风湿病	原发性(滑膜瘤、滑膜肉瘤等) 继发性(多发性骨髓瘤、转移瘤等)
其他	周期性风湿症、骨质疏松、纤维肌痛症等

其中，弥漫性结缔组织病简称结缔组织病(connective tissue disease，CTD)是风湿性疾病中的一大类，但风湿性疾病不只限于弥漫性结缔组织病。CTD 具有 5 个主要特点：

1. 属自身免疫性疾病，免疫功能紊乱是其发病基础。
2. 病理基础是血管和结缔组织的慢性炎症。
3. 多系统损害：病变常累及多个器官系统。
4. 血清中存在多种自身抗体。
5. 对糖皮质激素和(或)免疫抑制剂治疗有较好的反应。

[经典例题1]

不属于弥漫性结缔组织病的是

A. 系统性红斑狼疮　　　　　　　　　B. 类风湿关节炎

C. 干燥综合征　　　　　　　　　　　D. Reiter 综合征

E. 硬皮病

[参考答案] 1. D

三、病理特点

表4-2　常见风湿性疾病的主要病理特点(TANG 小结)

疾病	类风湿关节炎	强直性脊柱炎	系统性红斑狼疮	干燥综合征	多发性肌炎/皮肌炎	血管炎	骨关节炎	系统性硬化病
主要病理实质	滑膜炎	附着点炎	小血管炎	外分泌腺体炎症	肌炎	大、中、小及动、静脉炎	关节软骨变性	皮下纤维组织增生

风湿病性疾病最常见的病理改变——血管炎症——导致管壁增厚、管腔狭窄、局部组织缺血，因此出现相应的临床表现；

痛风是由于尿酸盐结晶沉积在关节所导致的炎症性表现；

其余大部分疾病是因免疫反应所致，表现为局部组织中大量淋巴细胞、巨噬细胞、浆细胞的浸润和聚集。

第二章 系统性红斑狼疮（SLE）

以青年女性多见。是一种系统性自身免疫性疾病，以多系统损害和多种自身抗体阳性为主要特点，在慢性病程中病情缓解和急性发作常交替发生。SLE 目前尚不能根治，早期诊断和早期治疗可避免或延缓组织脏器的损害。恰当的治疗可使疾病得到长期缓解。

一、临床表现

表 4-3　SLE 临床表现小结（TANG）

	核心考点	其他考点
皮肤与黏膜	最具特征性——蝶形红斑和盘状红斑；其他：光过敏、口腔溃疡	80%有皮肤损害。还有：脱发、雷诺现象、网状青斑
肾脏	由于肾脏损伤造成尿毒症是 SLE 的常见死亡原因之一	几乎所有患者肾组织都有病理变化，约60%有临床表现
心血管	Libman-Sack 心内膜炎——出现瓣膜赘生物	心包炎常见，但不发生心脏压塞。可有心肌损害或冠状动脉受累，严重者可发生心律失常、心肌梗死、心力衰竭，甚至死亡
肺	胸腔积液、肺动脉高压、间质性肺炎、弥漫性肺泡出血——后者病情凶险，病死率高	
神经系统	又称神经精神狼疮	头痛、癫痫、性格改变、记忆力减退、认知障碍；重者可导致脑血管意外、昏迷
浆膜炎	胸膜炎、心包炎、腹膜炎	急性期，半数以上患者出现
关节和肌肉	关节痛和肌痛——常见症状，关节痛多出现在手指、腕、膝、踝等关节，部分伴有肿胀，骨破坏少见	10%的患者——Jaccoud 关节病——关节周围肌腱受损所导致——特点：可复性非侵蚀性关节半脱位小部分患者——出现股骨头坏死
全身症状	乏力、体重下降等，约90%患者发热	
血液系统	血红蛋白下降、白细胞和（或）血小板减少	10%为溶血性贫血
抗磷脂抗体综合征	静脉和（或）动脉血栓形成或栓塞、习惯性流产、血小板减少	
干燥综合征	约30%SLE 患者继发	
其他	无痛性淋巴结肿大、脾大、自身免疫性肝炎；累及平滑肌可出现呕吐、腹泻、尿潴留症状；累及视神经或导致视网膜血管炎	

[经典例题1]

系统性红斑狼疮的主要临床表现是

A. 育龄女性多发　　　　　　　　　　B. 皮肤黏膜与关节表现

C. 肾炎　　　　　　　　　　　　　　D. 贫血

E. 浆膜炎

[参考答案] 1. B

二、免疫学检查

1. 自身抗体

表4-4　系统性红斑狼疮7大抗体（小结TANG）

抗Sm抗体	SLE的标记性抗体，特异性99%，敏感性30%。与疾病活动性无关
抗核抗体（ANA）	几乎见于所有SLE患者中，但特异性低
抗双链DNA（dsDNA）抗体	诊断SLE的重要抗体，与疾病活动性密切相关；与狼疮性肾炎有关
抗RNP抗体	阳性率40%，与雷诺现象有关
抗SSA抗体	与皮肤病变和光过敏现象有关；抗SSA阳性的母亲所产婴儿易患新生儿红斑狼疮；经胎盘进入胎儿引起新生儿心脏传导阻滞
抗磷脂抗体	包括：抗心磷脂抗体、狼疮抗凝物、抗β_2-糖蛋白Ⅰ，梅毒血清试验假阳性。对于诊断SLE和抗磷脂抗体综合征有意义。抗心磷脂抗体引起血栓形成、习惯性流产、血小板减少
抗血小板抗体及抗红细胞抗体	导致血小板和红细胞破坏，临床出现血小板减少和溶血性贫血

2. 补体

补体低下不仅有助于SLE诊断，而且提示疾病活动。包括总补体以及补体C3、C4成分。

[经典例题2]

下列在系统性红斑狼疮中最具有标记性意义的抗体是

A. 抗RNP

B. 抗Jo-1

C. 抗Scl-70

D. 抗Sm

E. 抗双链DNA

[参考答案] 2. D

三、诊断（标准）和鉴别诊断

1. 诊断　美国风湿病学会1997年推荐的SLE分类标准。共11项，符合4项或以上者，在除外感染、肿瘤和其他结缔组织病后，可诊断SLE。

表4-5　美国风湿病学会1997年推荐的SLE分类标准

1. 颊部红斑　两颧部位的固定红斑
2. 盘状红斑　片状，周边高起于皮肤，可有脱屑、色素脱失和萎缩
3. 光过敏　日光照射后出现皮疹，或原有皮疹加重
4. 口腔溃疡　口腔或鼻咽部溃疡，一般为无痛性
5. 关节炎　关节疼痛或伴肿胀，但极少出现骨质破坏
6. 浆膜炎　胸膜炎或心包炎
7. 肾脏病变　尿蛋白（+++）或>0.5g/24h，或出现管型尿
8. 神经病变　癫痫发作或精神病样表现，除外药物或代谢紊乱
9. 血液学疾病　溶血性贫血，或白细胞减少，或血小板减少
10. 免疫学异常　抗dsDNA抗体阳性，或抗Sm抗体阳性，或抗磷脂抗体阳性（包括抗心磷脂抗体、狼疮抗凝物、梅毒血清试验假阳性中一项阳性）
11. 抗核抗体阳性

上述诊断标准的敏感性和特异性分别为95%和85%。其中免疫学异常和高滴度抗核抗体阳性对诊断非常有意义。如出现异常，即使临床特征不够诊断条件，也应密切随访，以尽早诊断、及时治疗。

2. 鉴别诊断　类风湿关节炎、各种皮炎、癫痫病、精神病、特发性血小板减少原发性肾小球肾炎、其他结缔组织病（如原发性干燥综合征等）。

[经典例题 3]

女性，20 岁。发热 2 个月，近一周来两面颊出现对称性红斑、手指关节红肿，化验：血红蛋白 90g/L，白细胞 $3.0×10^9$/L，尿蛋白（+++），抗 dsDNA 抗体阳性，首先考虑的诊断是

A. 风湿热   B. 慢性肾炎

C. 类风湿性关节炎   D. 系统性红斑狼疮

E. 缺铁性贫血

[参考答案] 3. D

四、治疗

表 4-6 SLE 治疗小结（TANG）

				不良反应
一般治疗		避免阳光直接照射 急性期应休息，积极控制感染，治疗并发症		—
糖皮质激素——主要药物	常规： 泼尼松	起始剂量 0.5~1mg/（kg·d），晨起顿服，通常服药 3~4 周病情逐渐稳定，之后以每 1~2 周减 10% 的速度缓慢减量，减至小于 0.5mg/（kg·d）后，减药速度宜进一步减慢；如果病情允许，维持治疗的剂量尽量小于 10mg/d		向心性肥胖、血糖升高、高血压、诱发感染、股骨头无菌性坏死和骨质疏松
	冲击疗法： 甲泼尼龙	500~1000mg 静滴每天一次，连用 3~5 天为一疗程，用于急性重症 SLE，如急性肾功能不全、重症神经精神狼疮、严重溶血性贫血等		
免疫抑制剂	环磷酰胺	口服剂量为 1~2mg/（kg·d）。严重病例可以用静脉冲击疗法，每次剂量 0.5~1g/m² 体表面积，通常每 4 周冲击 1 次，6~8 次诱导缓解后，换用吗替麦考酚酯或硫唑嘌呤维持治疗		胃肠道不适、脱发、肝损害、骨髓抑制、性腺抑制、出血性膀胱炎
	抗疟药	基础用药——对皮疹、关节痛等轻型患者有效	硫酸羟氯喹 0.2~0.4g/d，分 2 次口服	皮疹和眼部损伤，发生率较低
	吗替麦考酚酯	狼疮肾炎维持治疗阶段的首选药安全性较环磷酰胺更好	1~3g/d，分 2~3 次口服	胃肠道不适、感染、骨髓抑制、肝肾损害
	硫唑嘌呤	2~3mg/（kg·d）口服，适用于中等度严重病例或维持治疗		骨髓抑制、肝损害、胃肠道反应
	环孢素	3~5 mg/（kg·d），分 2 次口服		高血压、肾损害、多毛、齿龈增生
生物制剂	美罗华——新型药物	抗 CD20 单克隆抗体。它可以直接清除外周血中的 B 淋巴细胞，减少抗体的产生		
其他	静脉注射大剂量免疫球蛋白（IVIG）、血浆置换、人造血干细胞移植等			

病情严重的 SLE 通常需要激素和免疫抑制剂的联合治疗。加用免疫抑制剂有利于更好的控制 SLE 活动，帮助激素减量并减少 SLE 复发。

第三章　类风湿关节炎

本病是以对称性多关节炎和骨质破坏为主要特征的系统性自身免疫性疾病。

一、临床表现

RA 具有慢性、进行性、侵蚀性的特点，最多见于 35~50 岁，女性多于男性。病情逐渐加重，导致劳动力丧失和致残。

1. 关节表现　分为滑膜炎(可逆)和关节结构破坏(很难逆转)两方面。

表 4-7　RA 的关节表现

	核心考点	其他考点
晨僵	持续≥1 小时以上	受累关节静止一段时间后(尤其是晨起后)，开始活动时出现僵硬，活动一段时间后缓解的现象
疼痛与压痛	往往是 RA 的首发症状 最常受累的部位：腕关节、掌指关节、近端指间关节。多呈对称性、持续性，但时轻时重	跖趾关节以及膝、踝、肘、肩等关节；颞下颌关节、髋关节、颈椎也可以受累
关节肿	病程较长者可关节肿胀	多因关节腔内积液或关节周围软组织炎症所致
关节畸形	最常见的畸形是腕关节强直、肘关节完全伸直受限、掌指关节半脱位、手指尺侧偏斜、手指"天鹅颈"或"纽扣花"畸形 重症患者关节呈纤维强直或骨性强直，可能完全丧失关节功能，生活不能自理	见于晚期患者，由于滑膜炎破坏软骨和软骨下骨所致，而关节周围肌肉的萎缩可使畸形更为加重

2. 关节外表现

表 4-8　RA 的关节外表现

	核心考点	其他细节
类风湿结节	最常见的关节外表现，位于关节隆突部位及受压部位的皮下，如前臂伸面肘鹰嘴突附近、枕骨、跟腱等部位	多对称性分布 结节不仅是 RA 的特异性皮肤表现，也是疾病活动的表现
类风湿血管炎	皮肤缺血溃疡、眼巩膜炎	
肺	最常见的并发症：肺间质病变	影像学检查(特别是高分辨 CT)有助于早期诊断。还可并发肺内结节、胸膜炎、肺动脉高压等
血液系统	常见：贫血和血小板增多	
干燥综合征	口干、眼干症状	
其他	如心包炎、腕管综合征等，但肾脏受累少见	

二、实验室检查及影像学检查

1. 实验室检查

表 4-9　RA 诊断中的价值小结(TANG)

	诊断价值	其他
抗环瓜氨酸肽(抗 CCP)抗体	对于 RA 诊断，尤其早期 RA 诊断非常重要 在 RA 诊断中的敏感性为 66%，但特异性约 95% 以上 抗 CCP 高滴度阳性不仅是 RA 诊断的重要依据，也是 RA 患者预后不良的指征	

续表

	诊断价值	其他
类风湿因子（RF）	见于 70%RA 患者，高滴度 RF 阳性（3 倍或以上正常值高限）对诊断 RA 有意义。 RF 滴度多与疾病活动性和严重性相关。 RF 阳性患者不一定是类风湿关节炎，RF 阴性也不一定不是类风湿关节炎	RF 特异性较差，多种结缔组织病（如干燥综合征等）、某些感染性疾病、肿瘤性疾病以及 5% 的正常人群血清中也可以检测到 RF
血沉和 C 反应蛋白	增高有助于 RA 诊断和判断疾病为活动性期	
血常规	轻中度贫血、血小板增高	

2. 影像学检查

表 4-10　RA 的影像学检查（小结，TANG）

关节 X 线片	尤其以手指及腕关节 X 线价值——最高	早期改变：骨质疏松、软组织肿胀 长期慢性 RA 患者：典型的骨侵蚀、关节间隙狭窄及畸形
肌肉骨骼超声技术	特征改变——滑膜炎症和骨侵蚀	安全、便捷 可发现滑膜炎症、关节腔积液、腱鞘炎和骨侵蚀等多种病理改变
磁共振	T_1 加权像和 T_2 加权压脂像——滑膜炎、骨髓水肿以及骨侵蚀 增强磁共振检查——发现滑膜炎，鉴别骨髓水肿和骨侵蚀，为 RA 早期诊断、判断活动性、预测疾病进展、指导治疗方面提供重要信息	
关节穿刺及关节镜检查	有助于 RA 的诊断与鉴别诊断	

三、诊断和鉴别诊断

1. 诊断　欧洲及美国风湿病学会 2010 年制定的分类标准。

在至少有一个关节肿痛，传统 X 线没有发现典型骨侵蚀病变的前提下，满足以下各项总分至少 6 分者可诊断为 RA：

表 4-11　欧洲及美国风湿病学会 2010 年制定的分类标准

受累关节数	得分
1 中大关节	0
2~10 中大关节	1
1~3　小关节	2
4~10　小关节	3
>10 至少一个为小关节	5
血清学自身抗体检测	
类风湿因子或抗环瓜氨酸肽抗体均阴性	0
类风湿因子或抗环瓜氨酸肽抗体至少一项低滴度阳性	2
类风湿因子或抗环瓜氨酸肽抗体至少一项高滴度阳性	3
滑膜炎持续时间	
<6 周	0
≥6 周	1
急性期反应物	
CRP 或 ESR 均正常	0
CRP 或 ESR 增高	1

2. 鉴别诊断

表 4-12 　RA 的鉴别诊断(小结 TANG)

	核心鉴别点	其他鉴别点
骨关节炎累及手指关节	血沉正常、RF 阴性。 X 线示关节间隙狭窄、边缘骨质增生	50 岁以上人群,受累关节为骨性膨大
强直性脊柱炎	骶髂关节和脊柱常有典型的影像学改变。可有家族史,RF 阴性,90%以上患者 HLA-B27 阳性	青年男性,外周关节受累以非对称性的下肢大关节为主,极少累及手指关节
银屑病关节炎	皮肤银屑病史,手指受累以远端指间关节最常见。血清 RF 和抗 CCP 抗体阴性	常伴该关节的附着点炎,可同时有指(趾)炎、骶髂关节炎
系统性红斑狼疮	关节病变较轻,为非侵蚀性关节炎 常伴有关节外症状,如皮疹、脱发、蛋白尿、血液系统受累等,血抗核抗体、抗 dsDNA 等多种自身抗体阳性,补体下降	

四、治疗

早期诊断、早期治疗至关重要。目的:减轻症状、延缓病情进展、防止和减少关节破坏、保护关节功能、提高患者的生活质量。

表 4-13 　RA 的治疗小结(TANG)

		核心考点	其他考点
非甾体抗炎药		起效快,抗炎、镇痛 不能控制病情进展,必须与改变病情抗风湿药联合应用	
糖皮质激素		有强大的抗炎作用,可迅速缓解关节肿痛症状,抑制骨质破坏。用于: A. 改变病情抗风湿药起效前的"桥接治疗"; B. 伴有重要并发症者(如肺间质性病变、皮肤血管炎)	口服:泼尼松<10mg/d。 不建议糖皮质激素单药治疗;另外在疾病活动度得到控制后也应尽早减停药。 关节腔内注射激素:适于单关节炎症突出或寡关节受累的 RA 患者,但一年内注射不宜超过 4 次
改变病情抗风湿药(DMARD)	传统 DMARD	延缓疾病进展。首选:甲氨蝶呤,并将它作为联合治疗的基本药物	其他:来氟米特、柳氮磺吡啶、硫酸羟氯喹、硫唑嘌呤、环孢素、环磷酰胺
	生物制剂 DMARD	肿瘤坏死因子-α 拮抗剂、白细胞介素-6 受体单克隆抗体、CD20 单克隆抗体	不仅可减轻炎症,而且可更好地抑制骨质破坏和疾病进展,成为重要药物
手术治疗(少见)		关节镜下行关节清理术或滑膜切除术 晚期——关节成形术,或人工关节置换术	

第四章　痛　风

痛风多见于 30 岁以上的男性，常表现为急慢性关节炎、痛风石、间质性肾炎等，是由于嘌呤代谢障碍所导致的代谢性疾病。

一、临床表现——四个时期

1. 无症状高尿酸血症期　高尿酸血症（血尿酸>420μmol/L）可为间歇性或持续性，从血尿酸增高至症状出现的时间可长达数年至数十年，有些可终生不出现症状。但血尿酸水平越高，发生关节炎的可能性越大。

2. 急性关节炎期，特点：

（1）多在午夜或凌晨突然起病，数小时内受累关节出现红、肿、热、痛和功能障碍，疼痛剧烈，单侧第一跖趾关节最常见。其余依次为足背、踝、膝、腕、手指、肘关节。急性关节炎发作可能的诱因包括：受寒、劳累、饮酒、高嘌呤饮食以及外伤、手术、感染、运动等。

（2）秋水仙碱治疗后，关节症状可以迅速缓解。

（3）初次发作常呈自限性，数日内可自行缓解，为本病特有的表现。

（4）常伴高尿酸血症，但部分患者急性发作时血尿酸水平正常。

（5）确诊本病的最确切依据——在偏振光显微镜下，关节滑液内发现呈双折光的针形尿酸盐结晶。

3. 慢性期　主要表现为痛风石及慢性关节炎。

痛风石是痛风的特征性表现，常见于耳廓、关节周围，破溃则有豆渣样的白色物质排出。

4. 肾脏并发症

（1）痛风性肾病：起病隐匿，早期仅有间歇性蛋白尿，随着病情发展而呈持续性蛋白尿，肾浓缩功能受损时可出现夜尿增多，晚期可发生肾功能不全，表现为水肿、高血压等，少数患者表现为急性肾功能衰竭。

（2）尿酸性肾病：少数患者可发生肾结石，尿酸结石呈泥沙样，常无症状，较大者可发生肾绞痛、血尿。当结石引起梗阻时导致肾积水、肾盂肾炎、肾积脓或肾周围炎，感染可加速结石的增长和肾实质的损害。

二、诊断

血尿酸>420μmol/L 可诊断为高尿酸血症。

当同时存在特征性的关节炎表现时应考虑痛风性关节炎。

痛风诊断金标准——关节腔穿刺获得的滑液或关节镜下获得的滑膜组织或痛风石标本，经偏振光显微镜发现呈针形的尿酸盐结晶。

三、预防和治疗

控制高尿酸血症、预防尿酸盐沉积、迅速终止急性关节炎的发作、防止尿酸结石形成和肾功能损害是预防和治疗的目的。措施包括：

1. 预防和一般性干预手段

控制饮食总热量；限制饮酒和高嘌呤食物（如海鲜、动物内脏等）；每天饮水至少 2000ml 以增加尿酸的排泄；慎用抑制尿酸排泄的药物如噻嗪类利尿药；避免诱发因素；积极治疗相关疾病。

2. 急性痛风性关节炎的治疗

（1）非甾体抗炎药：具有抗炎镇痛作用，起效快，但可能有不良反应，症状缓解应减量至停用。

（2）糖皮质激素：起效快、缓解率高。关节炎急性发作期可以关节腔内注射或肌注长效激素；也可口服或静脉用激素，如泼尼松 30~40mg/d，5~7 天递减并停用。

（3）秋水仙碱：治疗急性痛风性关节炎的有效药物小剂量（1.5mg/d）有效且不良反应少。

3. 高尿酸血症的降尿酸治疗——使血尿酸维持正常水平。

（1）促尿酸排泄药：苯溴马隆。

机制——抑制近端肾小管对尿酸盐的重吸收，从而增加尿酸的排泄，主要适于肾功能良好的患者。有尿酸性结石者不宜使用。用药期间应多饮水，并服用碳酸氢钠 3~6g/d。急性发作期应避免使用。

（2）抑制尿酸生成药物：别嘌呤醇和非布司他。

机制——抑制黄嘌呤氧化酶，使尿酸的生成减少，适用于尿酸生成过多或不适合使用促尿酸排泄药物者。不良反应方面，别嘌呤醇主要是胃肠道不适和皮肤过敏（亚裔人群用药前可行 HLA-B5801 检测）；非布司他主要是肝功能异常和腹泻。关于非布司他——不完全依赖肾脏排泄，可用于轻至中度肾损害患者。

（3）碱性药物：碳酸氢钠。

可碱化尿液，使尿酸不易在尿中形成结晶，增加尿酸由尿液中排出。

4. 发作间歇期和慢性期的处理

发作间歇期仍需持续使用降尿酸药物。痛风石较大或已经破溃者可手术剔除。

5. 其他综合治疗

对痛风患者伴有的高血压、高血脂、肥胖及胰岛素抵抗等进行相应治疗。

第五章　脊柱关节炎

一、代表性疾病——强直性脊柱炎（ankylosing spondylitis，AS）

以中轴关节慢性炎症、骨质破坏及骨质增生为主要特点的风湿性疾病，也可累及外周关节和内脏器官。缓慢隐匿起病，青年男性多见，男性病情通常较女性严重。典型影像学改变是骶髂关节骨质破坏以及晚期脊柱"竹节样"改变。

（一）临床表现

1. 症状

（1）疼痛：早期常表现：下腰部疼痛、不适、晨僵等。疼痛的特点是：静止痛、休息痛，活动后减轻，严重者可在睡眠中痛醒，需下床活动后方能重新入睡。

部分臀区或腹股沟区酸痛，少数以颈痛、胸痛为首发表现。约半数患者以下肢大关节肿痛为首发症状，如髋、膝、踝关节等，常为非对称性关节炎。

肌腱、韧带、关节囊附着于骨的部位发生炎症可以引起疼痛，表现为胸肋连接、脊椎骨突、髂嵴、大转子、坐骨结节以及足跟等疼痛。

（2）强直：随病情进展，腰椎各个方向活动受限，整个脊柱可自下而上发生强直。先是腰椎前凸消失，进而呈驼背畸形、颈椎活动受限，胸廓呼吸运动范围可缩小。晚期常伴骨折。

（3）关节外症状：眼葡萄膜炎、结膜炎、肺上叶纤维化、升主动脉根部和主动脉瓣病变以及心脏传导系统失常等。

2. 体征　特别重要考点！（TANG）

骶髂关节压痛，脊柱前屈、后伸、侧弯和转动受限，胸廓活动度减低（<2.5cm），枕墙距异常（>0cm）等，Schober 试验阳性（<4cm）。"4"字试验阳性提示骶髂关节病变。

（二）诊断

表 4-14　AS 纽约分类标准（1984 年修订）

临床标准	腰痛、晨僵 3 个月以上，活动后改善，休息无改善； 腰椎额状面和矢状面活动受限； 胸廓活动度低于相应年龄、性别正常人
放射学标准	双侧≥Ⅱ级或单侧Ⅲ~Ⅳ级骶髂关节炎 肯定的 AS：符合放射学标准和 1 项（及以上）临床标准者 可能的 AS：符合 3 项临床标准，或符合放射学标准而不具备任何临床标准者

[经典例题 1]

男性，30 岁。主因右膝关节肿痛 2 周就诊，腰痛 3 年，查体，右膝关节肿胀，有压痛，左侧骶髂关节压痛阳性，左侧"4"字征阳性。

（1）首先应选择的检查是

A. 骶髂关节 X 线片　　　　　　　　　　B. 血沉

C. 类风湿因子　　　　　　　　　　　　D. 抗"O"

E. HLA-B27

（2）检查类风湿因子、抗"O"均阴性，血沉 30mm/h，HLA-B27（+），骶髂关节 X 线片提示：左侧间隙狭窄，边缘不整，可见骨破坏，最可能诊断是

A. 强直性脊柱炎　　　　　　　　　　B. 骨关节炎

C. 风湿性多肌炎　　　　　　　　　　D. 化脓性关节炎

E. 类风湿关节炎

[参考答案] 1. A、A

(三)治疗　目的——缓解症状、控制病情进展。

1. 非药物治疗　鼓励坚持活动，选择恰当的锻炼方式，注意立、坐、卧的正确姿势，睡硬板床、低枕等。

2. 药物治疗

表4-15　强直性脊柱炎药物治疗

治疗药	代表药	核心考点(TANG 小结)
非甾体抗炎药		治疗反应良好，是缓解关节疼痛和晨僵的一线药物
改变病情抗风湿药	甲氨蝶呤、柳氮磺吡啶、来氟米特	能够降低血沉、C-反应蛋白等炎性指标，改善活动性外周关节炎的肿胀和疼痛，但对仅有中轴受累的患者无效
糖皮质激素		对于急性葡萄膜炎、重症或顽固性关节炎患者可局部或全身应用
肿瘤坏死因子拮抗剂		治疗强直性脊柱炎的有效药物，不仅可以减轻炎症，而且可以控制疾病进展，在疾病早期使用疗效更佳

3. 手术治疗　人工关节置换术或畸形矫正术适用于髋关节僵直和严重脊柱后凸畸形的晚期患者。

二、【总论性质的内容，了解 TANG】脊柱关节炎概况

一组以脊柱、关节和韧带炎症为主要特征的疾病的总称，包括：强直性脊柱炎、银屑病关节炎、反应性关节炎、炎性肠病关节炎、孤立性急性前葡萄膜炎以及未分化脊柱关节炎。

这些疾病的共同特点包括：与 HLA-B27 相关、RF(-)、骶髂关节炎和脊柱炎、寡关节炎(非对称性表现)、附着点炎、家族聚集性、有关节外表现(如眼、皮肤、泌尿生殖系统受累)。

SpA 患者最常见的临床表现是炎性腰背痛。具有以下 5 个特点中至少 4 点的腰背痛称为炎性腰背痛，包括：年龄<40 岁、隐袭起病、夜间重、休息后无减轻、但活动后好转。

表4-16　脊柱关节炎概况

	分类标准	治疗
中轴型 SpA	起病年龄<45 岁，表现为至少 3 个月的腰背痛，同时①影像学提示骶髂关节炎，且具备 1 条或以上 SpA 的特征，或②HLA-B27 阳性，且具备 2 条或以上 SpA 的特征。SpA 特征包括：①炎性腰背痛；②关节炎；③附着点炎；④眼葡萄膜炎；⑤指(趾)炎；⑥银屑病；⑦克罗恩病/溃疡性结肠炎；⑧对非甾体抗炎药治疗反应良好；⑨SpA 家族史；⑩HLA-B27 阳性；⑪CRP 升高	首选——非甾体抗炎药，无效者直接使用肿瘤坏死因子拮抗剂(快速控制炎症)
外周型 SpA	关节炎，或附着点炎，或指/趾炎，同时具备下列至少一项 SpA 特征(葡萄膜炎、银屑病、克罗恩病/溃疡性结肠炎、前驱感染、HLA-B27(+)、骶髂关节影像学改变)或同时具备下列至少两项(其他的)SpA 特征(关节炎、附着点炎、指(趾)炎、既往炎性背痛病史、脊柱关节炎家族史)	与 RA 相似——甲氨蝶呤、柳氮磺胺吡啶、来氟米特

其 他

考情分析

历年考情概况

常考知识点	历年常考内容	历年分值
围手术期处理	术前准备、术后处理、术后并发症	1~2
营养	肠外营养、肠内营养	1~2
感染	软组织急性化脓性感染、全身化脓性感染、破伤风	2~3
损伤	机械性损伤、烧伤	2~3
乳房疾病	急性乳腺炎、乳腺囊性增生病、乳腺纤维腺瘤、乳腺癌	1~2
急性中毒	急性有机磷农药中毒、急性一氧化碳中毒	2~3
中暑	中暑	0~1

易错考点摘要

考点	考查角度
拆线时间	头、面、颈部4~5天；下腹、会阴部6~7天；胸、上腹、背部和臀部7~9天；四肢10~12天(近关节处适当延长)；减张缝线14天
外科感染	疖：单个毛囊化脓性炎症+红肿热痛； 痈：多个毛囊化脓性炎症+红肿热痛； 丹毒：病灶边界清楚+红肿热痛； 急性蜂窝织炎：病灶边界不清楚+红肿热痛
有机磷毒蕈碱样症状（M样症状）	腹痛、腹泻、平滑肌痉挛； 流涎、流泪、肺部湿啰音，腺体分泌增多； 交感神经腺体分泌增多引起瞳孔缩小； 毒蕈碱样症状——阿托品对抗
烟碱样症状（N样症状）	肌束震颤、心律失常、血压升高； 烟碱样症状——解磷定对抗

本篇学习方法或注意事项

其他这部分内容比较杂，但考题不难，核心考点比较明确。最容易命题、最该重点掌握的得分点包括——乳腺疾病、烧伤、外科感染、中毒、围手术期处理。

Learning plan
学习时间规划表

第01天　第　章	第02天　第　章	第03天　第　章	第04天　第　章	第05天　第　章	第06天　第　章
听老师的课　□ 复习讲义　　□ 做习题　　　□	听老师的课　□ 复习讲义　　□ 做习题　　　□	听老师的课　□ 复习讲义　　□ 做习题　　　□	听老师的课　□ 复习讲义　　□ 做习题　　　□	听老师的课　□ 复习讲义　　□ 做习题　　　□	听老师的课　□ 复习讲义　　□ 做习题　　　□
第07天　第　章	第08天　第　章	第09天　第　章	第10天　第　章	第11天　第　章	第12天　第　章
听老师的课　□ 复习讲义　　□ 做习题　　　□	听老师的课　□ 复习讲义　　□ 做习题　　　□	听老师的课　□ 复习讲义　　□ 做习题　　　□	听老师的课　□ 复习讲义　　□ 做习题　　　□	听老师的课　□ 复习讲义　　□ 做习题　　　□	听老师的课　□ 复习讲义　　□ 做习题　　　□
第13天　第　章	第14天　第　章	第15天　第　章	第16天　第　章	第17天　第　章	第18天　第　章
听老师的课　□ 复习讲义　　□ 做习题　　　□	听老师的课　□ 复习讲义　　□ 做习题　　　□	听老师的课　□ 复习讲义　　□ 做习题　　　□	听老师的课　□ 复习讲义　　□ 做习题　　　□	听老师的课　□ 复习讲义　　□ 做习题　　　□	听老师的课　□ 复习讲义　　□ 做习题　　　□
第19天　第　章	第20天　第　章	第21天　第　章	第22天　第　章	第23天　第　章	第24天　第　章
听老师的课　□ 复习讲义　　□ 做习题　　　□	听老师的课　□ 复习讲义　　□ 做习题　　　□	听老师的课　□ 复习讲义　　□ 做习题　　　□	听老师的课　□ 复习讲义　　□ 做习题　　　□	听老师的课　□ 复习讲义　　□ 做习题　　　□	听老师的课　□ 复习讲义　　□ 做习题　　　□
第25天　第　章	第26天　第　章	第27天　第　章	第28天　第　章	第29天　第　章	第30天　第　章
听老师的课　□ 复习讲义　　□ 做习题　　　□	听老师的课　□ 复习讲义　　□ 做习题　　　□	听老师的课　□ 复习讲义　　□ 做习题　　　□	听老师的课　□ 复习讲义　　□ 做习题　　　□	听老师的课　□ 复习讲义　　□ 做习题　　　□	听老师的课　□ 复习讲义　　□ 做习题　　　□
第31天　第　章					
听老师的课　□ 复习讲义　　□ 做习题　　　□					

注意：每天的学习建议按照"听课→做题→复习讲义"三部曲来进行；另：计划一旦制订，请各位同学严格执行。

第一章　围手术期处理

一、术前准备

(一)手术时限分类

表 5-1　外科手术分类

外科手术分类(TANG 小结)		举例(常考点)
急症手术	需在最短时间内进行必要的准备, 即迅速实施手术	外伤性肠破裂
限期手术	手术时间应有一定限度, 不宜延迟过久, 而应在尽可能短的时间内做好术前准备	各种恶性肿瘤根除术
择期手术	可在充分的术前准备后选择合适时机进行手术	良性肿瘤切除术及腹股沟疝修补术等

(二)一般准备　心理+生理准备。

1. 高频考点小结

表 5-2　术前一般准备考点(TANG)

术前多久应停止吸烟?	2 周
术前多久开始禁止饮水?	4 小时
术前多久开始禁食?	12 小时
术前禁食禁水的目的?	防止因麻醉或手术过程中的呕吐而引起窒息或吸入性肺炎
胃肠道手术者, 术前多久开始进流质饮食?	1~2 日
结肠或直肠手术, 应在何时行清洁灌肠或结肠灌洗?	术前 1 日及手术当天
结肠或直肠手术, 应在何时开始口服肠道制菌药物, 以减少术后并发感染的机会?	术前 2~3 日
一般性手术, 肥皂水灌肠的时间?	术前 1 日
择期或限期手术的患者, 最好多久开始通过口服或静脉途径, 提供热量、蛋白质和维生素?	术前 1 周左右
需要延迟手术日期的情况	与疾病无关的体温升高; 妇女月经来潮; 哮喘正在发作者
术前预防性应用抗生素的情况 ①涉及感染病灶或切口接近感染区域的手术; ②肠道手术; ③操作时间长、创伤大的手术; ④开放性创伤, 创面已污染或有广泛软组织损伤, 创伤至实施清创的间隔时间较长, 或清创所需时间较长以及难以彻底清创者; ⑤癌肿手术; ⑥涉及大血管的手术; ⑦需要植入人工制品的手术; ⑧脏器移植术	

2. 其他细节

(1)所有手术(无论手术大小、轻重、缓急):均应履行书面知情同意手续, 包括手术志愿书、麻醉志愿书等, 由患者本人或委托的家属签署。

(2)为手术后变化做适应性锻炼:术前练习在床上大小便, 教会正确的咳嗽和咳痰的方法。

(3)预防感染:术中严格遵循无菌技术原则, 手术操作轻柔, 减少组织损伤等, 是防止感染的重要环节。

(4)胃肠道准备:必要时可胃肠减压。有幽门梗阻的患者, 需在术前洗胃。

(5)输血和补液:施行大、中手术者, 术前应做血型和交叉配合试验, 备好全血或成分血。术前纠正水、电解质及酸碱平衡失调和贫血。

(6)其他：手术前夜，可给予镇静剂，以保证良好睡眠。进手术室前，应排尽尿液；估计手术时间长的，或者施行盆腔手术者应留置导尿管，使膀胱处于空虚状态。术前应取下可活动义齿，以免麻醉或手术过程中脱落或造成误咽或误吸。

(三)特殊准备

1. 高频考点

表 5-3　术前特殊准备可考点 TANG

血清白蛋白：30~35g/L		补充富含蛋白质饮食予以纠正
血清白蛋白：<30g/L，或转铁蛋白<0.15g/L		输入血浆、人体白蛋白制剂或行术前肠内、肠外营养支持
近期有脑卒中史者，择期手术应至少推迟多久？		2 周
近期有脑卒中史者，择期手术最好推迟多久？		6 周
高血压患者术前血压控制标准		160/100mmHg 以下，可不必做特殊准备；选用降压药，使血压平稳在接近正常水平，但不要求降至正常
心肌梗死者多长时间内不施行择期手术		6 个月内
急性呼吸系统感染者，择期手术应推迟至		治愈后 1~2 周
需要肾透析的患者，何时进行		计划手术 24 小时以内
糖尿病患者围手术期并发症发生率和死亡率较无糖尿病者上升		50%
糖尿病患者特殊准备	仅以饮食控制病情者	术前不需特殊准备
	口服降糖药的患者	继续服用至手术的前一天晚上。如服用长效降糖药，应在术前 2~3 日停服，改用常规胰岛素控制血糖
	禁食患者	静脉输注葡萄糖加胰岛素维持血糖轻度升高状态(5.6~11.2mmol/L)
	平时用胰岛素者	术前应以葡萄糖和胰岛素维持正常糖代谢。在手术日晨停用胰岛素
	伴有酮症酸中毒的患者，需要接受急症手术	尽可能纠正酸中毒、血容量不足、电解质失衡(特别是低血钾)
	术中	根据血糖监测结果，静脉滴注胰岛素控制血糖

2. 其他细节

(1)营养不良：因病导致低蛋白血症，营养不良患者，体重下降>20%，术后感染率会增加 3 倍。

(2)脑血管病：80%的脑血管病都发生在术后，由手术创伤、低血压、心房纤颤的心源性栓塞所致。

(3)心血管病患者术前需注意：①治疗严重贫血；②纠正心律失常，尤其老年人。

(4)肺功能障碍：高危患者，术前肺功能检查第 1 秒钟最大呼气量(FEV$_1$)<2L 时，可能发生呼吸困难，FEV$_1$%<50%，提示肺重度功能不全，应予适当治疗。戒烟 1~2 周，黏膜纤毛功能可恢复，痰量减少，戒烟 6 周，可改善肺活量。

(5)凝血障碍：服用阿司匹林，非甾体抗炎药物或降血脂药(可能导致维生素 K 缺乏)，抗凝治疗(如心房纤颤、静脉血栓栓塞、机械心瓣膜时服华法林)等。如果临床确定有凝血障碍，择期手术前应做相应的治疗处理。急症手术时，由于术前没有足够的时间纠正凝血障碍，必须输血浆制品。为预防下肢深静脉血栓形成，使用低分子量肝素，间断气袋加压下肢和口服华法林(近期曾接受神经外科手术或有胃肠道出血的患者慎用)，术后尽可能早下床活动，尽早多饮温开水。

二、术后处理

(一)术后处理的最可考点

1. 高频考点　引流管排除时间。

表 5-4　引流管排除时间

	拔除引流管的时间
乳胶片引流	术后 1~2 日
烟卷式引流	72 小时内

2. 高频考点　术后卧位的选择。

表 5-5　术后卧位的选择

状态	术后卧位（TANG 小结）
全身麻醉尚未清醒	平卧，头转向一侧——目的：使口腔内分泌物或呕吐物易于流出，避免吸入气管
蛛网膜下腔阻滞麻醉	平卧或头低卧位 12 小时——目的：防止因脑脊液外渗致头痛
以下为全身麻醉清醒后、蛛网膜下腔阻滞 12 小时后，以及硬脊膜外腔阻滞、局部麻醉患者，术后的体位	
颅脑手术后，无休克或昏迷	15°~30°头高脚低斜坡卧位
颈、胸手术后	高半坐位卧式——目的：便于呼吸及有效引流
腹部手术后	低半坐位卧式或斜坡卧位——目的：减少腹壁张力； 腹腔内有污染的患者——尽早改为半坐位或头高脚低位
脊柱或臀部手术后	俯卧或仰卧位
休克患者	下肢抬高 15°~20°，头部和躯干抬高 20°~30°的特殊体位
肥胖患者	侧卧位——目的：有利于呼吸和静脉回流

3. 高频考点　缝线拆除时间。

表 5-6　缝线拆除时间

手术部位	术后拆线时间（TANG 小结）
头、面、颈部	4~5 日
下腹部、会阴部	6~7 日
胸部、上腹部、背部、臀部	7~9 日
四肢	10~12 日（近关节处可延长）
减张缝线	14 日

注：青少年患者可适当缩短拆线时间，年老、营养不良患者可延迟拆线时间，也可根据患者的实际情况采用间隔拆线。

4. 高频考点　切口分类及愈合评判。

表 5-7　切口分类

切口分类	定义	举例（TANG 小结）
清洁切口 （Ⅰ类切口）	缝合的无菌切口	甲状腺大部切除术
可能污染切口 （Ⅱ类切口）	手术时可能带有污染的缝合切口	胃大部切除术、皮肤不容易彻底消毒的部位、6 小时内的伤口经过清创术缝合、新缝合的切口再度切开者
污染切口 （Ⅲ类切口）	邻近感染区或组织直接暴露于污染或感染物的切口	阑尾穿孔的阑尾切除术、肠梗阻手术、各部位脓肿引流的手术等

表5-8　切口的愈合分级

切口的愈合	记录为	表现(TANG 小结)
甲级愈合	"甲"	愈合优良，无不良反应
乙级愈合	"乙"	愈合处有炎症反应，如红肿、硬结、血肿、积液等，但未化脓
丙级愈合	"丙"	切口化脓，需要做切开引流等处理

应用上述分类分级方法，观察切口愈合情况并做记录。如甲状腺大部分切除术后愈合优良，则记以"Ⅰ/甲"；胃大部分切除术切口血肿，则记以"Ⅱ/乙"。

5. 高频考点　术后各种不适的处理。

表5-9　术后各种不适的处理

术后不适	原因	处理(TANG 小结)
疼痛	镇痛药有吗啡、哌替啶和芬太尼。在达到有效镇痛作用的前提下，药物剂量宜小，用药间隔时间应逐渐延长。及早停用镇痛剂有利于胃肠动力的恢复。硬膜外阻滞可留置导管数日，连接镇痛泵以缓解疼痛，特别适合于下腹部手术和下肢手术患者	
恶心、呕吐	麻醉反应；腹部手术后胃扩张或肠梗阻	针对病因治疗
腹胀	早期腹胀：由于胃肠道蠕动受抑制，肠腔内积气不能排出所致； 术后数日仍未排气，兼有腹胀：腹膜炎或其他原因所致肠麻痹	持续胃肠减压、放置肛管。如非胃肠道手术，可应用促进胃肠蠕动的药物。因腹腔感染引起的肠麻痹或已确定为机械性肠梗阻，经非手术治疗不能好转者，尚需再次手术
呃逆	暂时性，多为神经中枢或膈肌直接刺激引起	术后早期发生者可采用压迫眶上缘，短时间吸入二氧化碳，抽吸胃内积气、积液，给予镇静或解痉药物等措施。若为顽固性呃逆应做膈下 B 超或 CT 检查，如有膈下感染，应及时处理
尿潴留	全身麻醉或蛛网膜下腔麻醉后排尿反射受抑制；切口疼痛；患者不习惯床上排尿	协助患者坐于床沿或立起排尿。下腹部热敷，按摩，用止痛镇静药物解除切口疼痛等将有利于患者自行排尿。如上述措施无效，可在无菌条件下进行导尿

6. 高频考点　术后进食时间。

表5-10　术后进食时间

不同的手术		术后进食时间(TANG 小结)
非腹部手术	局部麻醉下实施的手术，体表或肢体手术，全身反应轻者	术后即可进饮食
	手术范围较大，全身反应较明显的	术后 2~3 日后方可进食
	蛛网膜下腔阻滞和硬脊膜外腔阻滞者	术后 3~6 小时才可进食
	全身麻醉者	待麻醉清醒，恶性、呕吐反应消失后，方可进食
腹部手术	择期胃肠道手术	待肠道蠕动恢复，可以开始饮水，进少量流质饮食，逐步增加到全量流质饮食、半流质、普通饮食

禁食及少食期间，应经静脉输液补充水、电解质和营养。

(二)术后处理的其他考点

1. 静脉输液　术后应接受足够量的静脉输液直至恢复进食。

肠梗阻、小肠坏死、肠穿孔患者，术后 24 小时内需补给较多的晶体。但输液过量又可以导致肺水肿和充血性心力衰竭；休克和脓毒症患者由于液体自血管外渗至组织间隙，会出现全身水肿，此时应估计恰当的输液量。

医学教育网 www.med66.com

2. 活动

（1）原则：早期床上活动，争取在短期内起床活动，有利于增加肺活量，减少肺部并发症，改善全身血液循环，促进切口愈合，减少因静脉血流缓慢并发深静脉血栓形成的发生率。有利于肠道蠕动和膀胱收缩功能的恢复，从而减少腹胀和尿潴留的发生。

（2）例外情况：有休克、心力衰竭、严重感染、出血、极度衰弱等情况，以及施行过有特殊固定、制动要求的手术患者，则不宜早期活动。痰多者，应定时咳痰，患者可坐在床沿上，做深呼吸和咳嗽。

三、术后主要并发症

（一）术后出血

1. 疑有手术切口出血的情况　覆盖切口的敷料被血渗湿、创口部位明显肿胀。

2. 提示有术后内出血的情况　胸腔手术后从胸腔引流管内每小时引流出血液量持续>100ml；体腔手术后24小时内出现烦躁，心率持续增快，往往先于血压下降之前出现；中心静脉压<5cmH$_2$O（0.49kPa）；每小时尿量<25ml；在输给足够的血液和液体后，休克征象和监测指标均无好转，或继续加重，或一度好转后又恶化。

（二）术后发热与低体温

1. 发热　术后最常见的症状。

术后发热一般不一定表示伴发感染。非感染性发热通常比感染性发热来得早。术后第一个24小时出现高热（>39℃），如果能排除输血反应，多考虑链球菌或梭菌感染、吸入性肺炎或原已存在的感染。

（1）体温不超过38℃：可不予处理。

（2）高于38.5℃：患者感到不适时，可予以物理降温，对症处理，严密观察。

2. 低体温　多因麻醉药阻断体温调节过程、开腹或开胸手术热量散失、输注冷液体、库存血液造成。大量输注冷的液体和库存血液时，应通过加温装置，术后注意保暖。

（三）术后感染

1. 伤口感染　处理原则：在伤口红肿处拆除伤口缝线，使脓液流出，同时行细菌培养；或急诊切开清创，使用广谱抗生素。

2. 肺不张、肺炎

（1）肺不张

1）表现：术后早期发热、呼吸率和心率增快。颈部器官可能向患侧偏移。胸部叩诊时在肺底部可以发现浊音或实音区，听诊时有局限性湿性啰音，呼吸音减弱、消失或为管性呼吸音。血气分析PaO$_2$下降和PaCO$_2$升高。胸部X线检查，出现典型肺不张征象，可确诊。

2）预防与治疗：保持顺畅的呼吸活动。术后鼓励患者深呼吸，帮助患者多翻身，解除支气管阻塞，使不张的部分肺重新膨胀。可口服痰液稀释剂、使用超声雾化器等使痰液易于咳出，必要时可用支气管镜吸痰或做气管切开术，同时给予抗生素。

（2）肺炎：患者出现发热、咳嗽和咳痰，白细胞增加，胸部X线检查有渗出性病变，可确诊肺炎。应做痰培养，同时应用抗生素。

3. 腹腔脓肿和腹膜炎

（1）表现：发热、腹痛、腹部触痛及白细胞增加。如为弥漫性腹膜炎，应急诊剖腹探查。如感染局限，行腹部和盆腔B超或CT扫描常能明确诊断。

（2）治疗：腹腔脓肿定位后可在B超引导下做穿刺置管引流，必要时需开腹引流。选用抗生素应针对肠道菌丛和厌氧菌丛。

4. 尿路感染

基本原因：尿潴留。感染可起自膀胱炎，上行感染引起肾盂肾炎。

（1）急性膀胱炎：尿频、尿急、尿痛，排尿困难，无全身症状。尿液检查：有较多的红细胞和脓细胞。

（2）急性肾盂肾炎：多见于女性，表现为发冷、发热，肾区疼痛，白细胞计数增高，中段尿做镜检可见大量白细胞和细菌。尿液培养可明确菌种(大多数是 G^- 菌),为选择有效抗生素提供依据。治疗选择有效的抗生素,维持充分的尿量及保持排尿畅通。

5. 真菌感染

见于长期用广谱抗生素者,多为假丝酵母菌所致。行血培养,拔除全部静脉插管,检查视网膜是否有假丝酵母菌眼内炎。治疗可选两性霉素 B 或氟康唑。

(四)切口裂开

1. 表现 术后 1 周内,患者一次腹部突然用力时,自觉切口疼痛和突然松开,有淡红色液体自切口溢出。除皮肤缝线完整而未裂开外,深层组织全部裂开,称部分裂开;切口全层裂开,有肠或网膜脱出者为完全裂开。

2. 原因 ①营养不良,组织愈合能力差;②切口缝合技术有缺陷;③腹腔内压力突然增高的动作,如剧烈咳嗽,或严重腹胀。

3. 预防 ①在依层缝合腹壁切口的基础上,加用全层腹壁减张缝线;②应在良好麻醉、腹壁松弛条件下缝合切口,避免强行缝合造成腹膜等组织撕裂;③及时处理腹胀;④患者咳嗽时,最好平卧,以减轻咳嗽时横膈突然大幅度下降,腹压骤然增加;⑤腹部适当加压包扎。

4. 治疗 立刻用无菌敷料覆盖切口,在良好的麻醉条件下重予缝合,同时加用减张缝线。

[经典例题 1]

手术后乳胶片引流拔除时间一般在术后

A. 1~2 天

B. 3 天

C. 4 天

D. 5 天

E. 5 天以后

[参考答案] 1. A

第二章 外科营养

一、概述

(一)人体基本的能量储备与需要

表 5-11 机体的能量贮备(TANG)

糖原	供能仅约 900kcal(3765kJ),只占一天正常需要量的 1/2 左右
蛋白质	不能被作为能源来考虑,原因是体内无储备的蛋白质,均是各器官、组织的组成成分,若蛋白质作为能源被消耗(饥饿或应激状态下),必然会使器官功能受损
脂肪	体脂是体内最大的能源仓库,储量约 15kg。饥饿时消耗脂肪以供能,对组织器官的功能影响不大。但在消耗脂肪的同时,也有一定量的蛋白质被氧化供能

按 Harris-Benedict 公式计算机体的能量需要,即基础能量消耗(BEE)。

患者实际静息能量消耗(REE)值比 H-B 公式的 BEE 值低 10% 左右。

简易的估计热量需要的方法是:机体每天所需热量为 1800~2000kcal(7531~8368kJ)。每天基本需要量为 20~25kcal/kg。机体的热量来源:15% 来自氨基酸,85% 来自碳水化合物及脂肪。在营养支持时,所供氨基酸作为蛋白质合成原料,此时氨基酸不计算热量。非蛋白质热量(kcal)与氮量(g)之比为(100~150):1(1kcal=4.1868kJ)。

(二)创伤与感染后的代谢变化与营养需求

1. 神经、内分泌反应

创伤与感染后交感神经系统兴奋,患者处于高代谢和物质分解增加的状态,胰岛素分泌减少(只此一种激素减少 TANG),肾上腺素、去甲肾上腺素、胰高糖素、促肾上腺皮质激素、肾上腺皮质激素及抗利尿激素分泌均增加。

2. 机体代谢变化与营养需求

在抗利尿激素及醛固酮的作用下,水钠潴留,以保存血容量。创伤、感染可致水、电解质及酸碱平衡失调。交感神经所致的高代谢状态,使机体的静息能量消耗(REE)增加。

表 5-12 静息能量消耗(TANG)

状态	静息能量消耗(REE)
正常成人	25kcal(104.6kJ)/(kg·d)
创伤、感染时	增加 20%~30%
大面积烧伤	增加 50%~100%
择期性手术	增加 10%

表 5-13 创伤时机体三大营养物质的变化(TANG)

糖	对糖的利用率下降——高血糖、糖尿
蛋白质	分解增加,尿氮排出增加,出现负氮平衡,糖异生过程活跃
脂肪	分解明显增加

(三)患者营养状况的评估

常用指标:①人体测量,如体重、皮褶厚度等;②内脏蛋白测定,如白蛋白、前白蛋白、转铁蛋白;③淋巴细胞测定;④氮平衡试验,其中以非尿素氮形式排出的氮为 2~3g/d。

二、外科患者的营养支持

有肠内营养和肠外营养两种。其中肠内营养符合生理状况，远比肠外营养简便安全，只要胃肠道允许，应尽量采用肠内营养。因此，我们先学肠内营养。

（一）肠内营养

1. 适应证　胃肠功能正常，因病不能进食或营养不足，如昏迷、烧伤患者。

2. 方法

（1）口服：首选方法。

（2）鼻饲：鼻饲管（长约 1.5m、直径 3～4mm 的硅胶管）经鼻腔插入，借胃蠕动推送进入十二指肠或空肠。

（3）胃肠造瘘：经胃造口引导入十二指肠，或于屈氏韧带下 15～20cm 行空肠造口。

（4）营养液：①多聚膳：含未经消化的蛋白、糖、中等量脂肪，适用于消化吸收功能良好的患者；②单体膳（要素饮食）：含不需消化或稍消化即可吸收的分子状态营养物，如葡萄糖、氨基酸、水解蛋白、乳化脂肪、无机盐、维生素等，适用于消化功能不全，而吸收功能尚可的患者，每天总液体量约 2000ml（浓度 24%，速度 100ml/h）。

3. 并发症防治　①误吸致肺炎，预防：进食时患者半卧位，防止发生胃潴留；②腹胀、腹泻，预防：不可输注太快。

（二）肠外营养（PN，又称静脉营养）

通过静脉补给患者每天所需的全部营养或部分营养。

1. 适应证

（1）不能或不宜经口摄食超过 5～7 天的患者。

（2）营养不良者的术前应用。

（3）消化道瘘、急性重症胰腺炎、肠道炎性疾病、短肠综合征。

（4）严重感染、脓毒症、大面积烧伤，以及肝肾衰竭者。

（5）复杂手术后，应用 PN 有利于患者康复，特别是腹部大手术之后。

（6）恶性肿瘤患者在营养支持后会使肿瘤细胞增殖、发展，因此需在营养支持的同时加用化疗药物。化疗期或放疗期应用 PN 可补充摄食不足。

2. 方法

（1）常用的静脉营养液有：葡萄糖液、脂肪乳剂、复方氨基酸、无机盐、微量元素、维生素等。目前最合理——全营养混合液 3L 塑料袋。

（2）补给途径

表 5-14　肠外营养补给途径

肠外营养补给途径	适用于（TANG 小结）	选用
浅静脉营养	不超过 2 周的短期肠外营养，或较长期输入接近等渗的营养液	氨基酸、中浓度葡萄糖、脂肪乳剂系统
深静脉营养	长时间静脉营养，宜选择经右侧颈内静脉或颈外静脉向上腔静脉插入硅胶管，24 小时或夜间连续滴入	25%葡萄糖液

3. 并发症

表 5-15　肠外营养的常见并发症

肠外营养常见并发症	表现（TANG 小结）	预防与处理
技术性并发症	穿刺致气胸、血管损伤、空气栓塞	仔细避免发生，发生后即刻对症处理

肠外营养常见并发症	表现（TANG 小结）	预防与处理
代谢并发症	补充不足、糖代谢异常、胆囊结石、肝酶升高、肠屏障功能减退	监测血糖，采用双能源，减少糖用量
感染并发症	导管性脓毒症	注意无菌操作，避免导管多用途，及时换管

第三章　感　染

外科感染特点：①多为需氧菌与厌氧菌的混合感染；②以内源性(自身)感染为主，病原菌多来自人体的正常菌群；③多数有明显的局部症状和体征，病变常导致组织结构破坏、修复、愈合并形成瘢痕；④常需手术治疗。

一、软组织急性化脓性感染

(一)5种软组织化脓性感染核心考点

表 5-16　5种软组织化脓性感染核心考点 TANG

类型	致病菌	好发部位	最可考点	定义
疖	金黄色葡萄球菌、表皮葡萄球菌引起	毛囊和皮脂腺丰富的部位	面部，特别是上唇周围和鼻部(危险三角区)的疖，若被挤压——致病菌进入颅内——化脓性海绵窦静脉炎——眼部及周围组织出现进行性红肿的大片硬结、结膜充血、眼球外突、头痛、呕吐、寒战、高热甚至昏迷	单个毛囊及其所属皮脂腺的急性化脓性感染，常扩展累及皮下组织
痈	金黄色葡萄球菌	颈项、背等皮肤厚韧处	多个脓头、火山口状；唇痈禁忌手术，可夹去脓栓，切忌挤压	邻近多个毛囊及其所属皮脂腺、汗腺的急性化脓性感染，或由多个疖融合而成
急性蜂窝织炎	溶血性链球菌，其次为金黄色葡萄球菌或厌氧菌	①口底、颌下、颈部感染可使喉头水肿，压迫气管，出现呼吸困难，甚至窒息，若经短期抗感染治疗无效，应尽早切开减张引流，以防喉头水肿，压迫气管窒息致死；②胃肠道或泌尿道内容物污染的会阴部、腹部伤口，多混有厌氧菌感染，全身症状重，局部产气有捻发音，有蜂窝组织和筋膜坏死，且伴进行性皮肤坏死，脓液恶臭	皮下、筋膜下、肌间隙或深部蜂窝组织的急性弥漫性化脓性感染
丹毒	乙型溶血性链球菌	下肢及面部	烧灼样痛，出现边界清、稍高出皮肤的鲜红色片状红斑；足癣或血丝虫感染可反复诱发下肢丹毒，重者因淋巴阻塞和淋巴淤滞发展成象皮腿	由乙型溶血性链球菌从皮肤、黏膜的细小破损入侵皮肤及其网状淋巴管的急性炎症
脓性指头炎	金黄色葡萄球菌	手术应做患指侧面纵行切口，但不可超过末节，以免伤及腱鞘		手指末节掌侧皮下组织的急性化脓性感染。多由刺伤引起

(二)其他细节

1. 疖

病初局部出现红、肿、痛、热的小结节，逐渐肿大呈锥形隆起。数日后中央因组织坏死，液化成脓，在顶端形成黄白色脓栓，再数日后，脓栓脱落，排出脓液后炎症消退而愈。无明显全身症状。

多个疖同时或反复发生在身体各部，称为疖病。常见于营养不良、糖尿病、免疫缺陷等患者。

治疗：早期病灶外敷鱼石脂软膏、金黄膏。患处以50%硫酸镁湿热敷或物理疗法(透热、红外线或超短波)。有波动时，应及早刺破排脓。禁忌挤压，以免引起感染扩散。

危险三角区的疖：严禁挤压，全身使用有效抗菌药物。

疖病：全身支持疗法提高免疫力，肌注丙种球蛋白，静脉使用抗菌药，治疗糖尿病。

2. 痈

多见于糖尿病等免疫力低下的成年患者。感染常从一个毛囊底部开始，沿阻力小的脂肪柱蔓延至深筋膜，并向四周扩散，波及邻近脂肪柱，再向上侵及毛囊群，故病灶为多个脓头隆起的浸润区，质地坚韧，界限不清，在中央部有多个脓栓，破溃后呈蜂窝状，以后中央坏死、溶解、塌陷，形成"火山口"状，而周围呈浸润性水肿。局部剧痛或区域性淋巴结肿大疼痛，伴明显全身症状，如寒战、高热、头痛、厌食、白细胞计数及嗜中性粒细胞数增加等。易并发全身性化脓性感染。

治疗：联用有效抗菌药物；控制糖尿病。若感染灶中心坏死组织多，宜在局部浸润麻醉或全身麻醉下，做"+"或"++"形切开排脓，直达深筋膜，清除坏死组织，伤口内用纱布或碘仿纱布填塞止血。术后每日换药，如创面不能自行愈合，需待新鲜肉芽组织生长良好，再植皮覆盖。

3. 急性蜂窝织炎

浅表感染：患处明显红肿、剧痛，并向四周迅速扩大，病变中央部位因缺血常有组织坏死。深层感染：患处红肿不明显，只有局部水肿和深部压痛，全身感染中毒症状较重，有高热、寒战、头痛、全身无力、白细胞计数及嗜中性粒细胞增加等。

治疗：足量应用抗菌药。局部早期热敷、药膏外敷或理疗。如脓肿形成者，应做切开引流。

4. 丹毒

起病急，常有头痛、畏寒、发热。患处烧灼样痛，出现边界清、稍高出皮肤的鲜红色片状红斑，有时伴小水疱形成，手指轻压褪色，松手后很快复红。随着红肿区向外迅速蔓延，中心区肤色变暗、脱屑，转为棕黄。区域淋巴结肿大疼痛。

治疗：抬高患肢。局部用50%硫酸镁溶液湿热敷。全身用大剂量青霉素，治疗并存的足癣。

5. 脓性指头炎

初起，指头为针刺样疼痛。以后，随着组织肿胀加重，疼痛愈来愈剧烈。当指动脉受压，疼痛转为搏动性跳痛。指头红肿不明显，表皮反显黄白色，此时多伴有发热，全身不适、白细胞计数及中性粒细胞增高。

后期，因神经末梢和营养血管受聚积脓液压迫，致组织缺血坏死，疼痛反而减轻。因手指末节掌面的皮肤与指骨骨膜间为起自指骨、终于皮肤的致密纵行纤维索分隔成许多密闭小腔，腔内充满脂肪组织和丰富的神经末梢，感染的渗出物迅速形成高压脓腔，不仅引致剧痛，尚可压迫末节指骨的滋养血管，引起指骨缺血坏死，形成慢性骨髓炎，伤口经久不愈。

治疗：早期经理疗、热盐水、抗菌药可控制炎症。如一旦出现搏动性跳痛及指头张力增高时，即应切开减压、引流，不能等待波动出现再手术。切口内放置乳胶片引流。

二、全身性化脓性感染

全身性感染由致病菌及其毒素作用引起。常见的主要是脓毒症。其转归与原发致病因素的强度和机体自身抗感染能力有关。如感染扩展，可造成机发生过度全身炎症反应，如得不到有效控制，则导致全身炎症反应综合征（SIRS），发生脓毒性休克、多器官功能障碍综合征（MODS），甚至多器官功能衰竭。

（一）诊断

1. 原发性病变、有器官感染或脓肿。严重者发生休克、器官功能障碍。

2. 不同致病菌所致脓毒症的临床表现。

表 5-17　不同致病菌脓毒症的临床特点

鉴别要点	G⁺菌	G⁻菌	厌氧菌	真菌
常见病因	严重疖、蜂窝织炎、骨关节化脓性感染	严重胆道、尿道、肠道感染，大面积烧伤	严重腹腔、盆腔感染	严重感染或免疫低下患者长期使用广谱抗生素后
致病菌	金黄色葡萄球菌、溶血性链球菌	大肠杆菌、铜绿假单胞菌（绿脓杆菌）、肠杆菌	脆弱杆菌、厌氧葡萄球菌，厌氧链球菌与需氧菌混合感染	白色念珠菌、曲霉菌、隐球菌

续表

鉴别要点	G⁺菌	G⁻菌	厌氧菌	真菌
临床特征	稽留热或弛张热型、寒战少有，休克出现晚持续时间短，常有皮疹和转移性脓肿，尿量一般不少。多为暖休克	寒战，呈间歇热型，严重时体温不升，休克出现早，持续时间长，多有少尿或无尿，无转移性脓肿。多为冷休克	发生时间晚，寒战、高热、伴黄疸及高胆红素血症。休克发生率高，局部组织坏死明显，伴有特殊臭味，可有血栓性静脉炎和转移性脓肿	骤起寒战、高热、出汗，一般情况迅速恶化；神志淡漠、昏睡、休克等。周围血有白血病样反应。口、皮肤、肺、肾有真菌病变表现
病原菌检查	血、尿细菌培养(+)		血、尿细菌培养(−)，厌氧菌培养(+)	真菌培养(+)组织活检(+)

（二）治疗　原则：积极处理原发灶，联合应用抗生素，增强机体全身免疫力和营养支持。防治器官功能障碍。

1. 原发灶处理　切开脓肿，清除坏死组织，敞开死腔，充分引流；或手术去除病灶，如阑尾炎、胆囊炎、坏死肠段切除；拔除感染的导管等。

2. 联合应用有效抗生素　先依据原发感染灶诊断和分泌物性质，经验性选用广谱抗生素或联合应用两种抗生素；然后根据疗效、病情演变、细菌培养及药物敏感性测定，针对性调整或选用抗生素。对真菌性脓毒症应停用广谱抗生素，改用有效窄谱抗生素，并加用酮康唑或两性霉素 B 等抗真菌药物。

3. 全身营养支持疗法　输注新鲜血液、白蛋白和多种维生素，纠正低蛋白血症、贫血。处理原有的糖尿病、肝硬化、尿毒症及水电解质和酸碱失衡。防治肾、肝、心、肺等重要脏器功能不全，防治休克。

4. 炎症反应过度、中毒症状严重者加用激素。

三、破伤风

（一）病因　G⁺厌氧梭状芽孢杆菌，通过皮肤和黏膜伤口侵入人体，在缺氧的环境中方可生长繁殖，产生以下两种外毒素致病。

1. 痉挛毒素　经血液循环和淋巴系统，附合在血清球蛋白上到达脊髓前角灰质或脑干的运动神经核，引起全身横纹肌的强直性收缩或阵发性痉挛。同时影响交感神经，导致大汗、血压不稳和心率增快等。

2. 溶血毒素　引起组织局部坏死和心肌损害。

（二）临床表现

1. 潜伏期　平均为 6~10 天，亦有短于 24 小时或长达数月或数年者。新生儿破伤风一般在断脐带后 7 天左右发病，故俗称"七日风"。潜伏期愈短，症状愈重，死亡率亦愈高。

2. 前驱期　乏力、头晕、头痛、咬肌紧张酸胀、烦躁不安、打呵欠。

3. 发作期　横纹肌顺序发生持续收缩和阵发性痉挛。

表 5-18　破伤风患者发作期累及的肌群

破伤风患者发作期累及肌群(按顺序)	表现(TANG 小结)
咬肌(最早)	咀嚼不便、张口困难
面肌	牙关紧闭，苦笑面容
颈项肌	颈项强直
背腹肌、四肢肌群	角弓反张；肢体屈膝、弯肘、半握拳姿态
膈肌和肋间肌	呼吸困难，甚至可致呼吸停止
喉部肌肉	窒息

4. 并发症

表 5-19　破伤风常见并发症小结 TANG

系统	临床表现
呼吸系统	呼吸困难，咳痰困难，呼吸道不畅，易继发肺不张和肺炎；因持续抽搐可致窒息
循环系统	缺氧、中毒，可发生心动过速，久可致心力衰竭，甚至发生休克或心脏停搏
运动系统	强烈四肢痉挛可致骨折
泌尿、消化系统	括约肌痉挛致尿潴留与便秘
水电解质紊乱和酸碱失衡	呼吸性酸中毒：呼吸道不畅、通气不足所引起； 代谢性酸中毒：肌痉挛、缺氧和禁食后体内代谢不全，使酸性代谢产物淤积所致； 低血钾：由于进食困难和补充不足所致，引起腹胀。多汗加重电解质失衡

5. 三个重要可考细节

(1)任何轻微的刺激，如光线、声响、震动或触碰，均可诱发强烈的抽搐。

(2)发作期表现：每次发作持续数分钟，患者面色发绀，呼吸急促，口吐白沫，流涎，磨牙，头频频后仰，四肢抽搐不止，全身大汗，非常痛苦。病情较重时，抽搐发作频繁，持续时间长，间歇期则短。

(3)患者神志始终清楚。自第 2 周后，随病程的延长症状逐渐减轻。病程一般为 3~4 周。

(三)预防

1. 正确处理伤口　所有伤口都应清创。清除一切坏死及无活力的组织，清除异物，切开死腔，敞开伤口，充分引流。

2. 自动免疫　皮下注射破伤风毒素，目前较少应用。

3. 被动免疫　伤后尽早注射破伤风抗毒素(TAT)或破伤风免疫球蛋白(TIG)。适用于未注射过类毒素者。伤后 24 小时内，皮下或肌内注射 TAT 1500U，仅维持 10 天左右，故对污染严重伤口必要时应重复注射。注射前应常规做过敏试验，阳性者就不注射了吗？——错(TANG)。皮试阳性者，需脱敏注射：将抗毒素 1ml，用生理盐水稀释 10 倍后分次注射，首次为 1ml，以后依次为 2ml、3ml、4ml，每次间隔 30 分钟，直至全量注射完毕。

若出现过敏怎么办？如出现面色苍白、皮肤瘙痒或有荨麻疹、打喷嚏、咳嗽、呼吸困难、发绀、反应严重者，可静脉滴注地塞米松，并停止抗毒素注射。休克时，应立即皮下注射肾上腺素。

TIG 的效价比 TAT 强 10 倍以上，免疫效能可维持 3~4 周，且无血清反应，不必做过敏试验，250~500U 深部肌注。

(四)治疗原则　消除毒素来源，中和体内游离毒素，控制和解除痉挛，保持呼吸道通畅和防治并发症。

1. 消除毒素来源　有伤口者应在控制痉挛下，施行彻底清创，扩大伤口以利引流，清除坏死组织和异物，用 3%过氧化氢或 1∶5000 高锰酸钾液冲洗、湿敷。

2. 中和游离毒素　尽早使用 TAT 和人体 TIG，因二者均不能中和已经与神经组织结合的毒素。TAT 2 万~5 万 U 加入 5%葡萄糖溶液 500~1000ml 内静脉滴注；不需连续应用。新生儿可用 2 万 U 抗毒素静滴。

3. 控制和解除痉挛

表 5-20　破伤风患者控制和解除痉挛的措施(TANG)

避免诱因	住隔离单间暗室，避免光、声等刺激。防止坠床或压疮
病情较轻者	安定 10mg 静脉注射，每日 4 次；或 10%水合氯醛 10~15ml 口服(或 30~40ml 保留灌肠)，每 4 小时 1 次；或巴比妥钠 0.2g 肌内注射，每天 3 次

病情较重者	冬眠 1 号合剂加入 5%葡萄糖液 500ml 缓慢静脉滴注，每日 2 次；或静脉注射硫喷妥钠；必要时应早期做气管切开，以防喉头痉挛所致窒息
抽搐严重	早期做气管切开，并早期应用呼吸机支持呼吸。如仍不能解除抽搐，可采用强有力的麻醉剂控制抽搐；在控制呼吸条件下，可使用肌肉松弛剂：氯化琥珀胆碱、氨酰胆碱等。如并发高热，可加用氢化可的松静脉滴注

4. 保持呼吸道通畅　对病情严重者，应做气管切开术，以免呼吸道并发症发生。病床旁应备有抽吸器、人工呼吸器和氧气等，以便急救。

5. 抗生素　大剂量青霉素。

6. 全身支持疗法　不能进食者，放置胃管管饲要素饮食，或用全胃肠外营养和输少量新鲜血。

[经典例题 1]

男性，30 岁。右小腿疼痛 2 天伴发热。查体：右小腿皮肤片状红疹，颜色鲜红，中间较淡，边界清楚，隆起，皮温增高。最可能的诊断是

A. 疖

B. 痈

C. 急性蜂窝织炎

D. 丹毒

E. 急性淋巴结炎

[参考答案] 1. D

第四章　损　伤

本节从考试的角度而言，绝大多数考题集中在烧伤部分。因此，本着"哪里重要先学哪里"的原则，我们先复习烧伤(TANG)。

一、烧伤

烧伤需掌握的四大考点：面积、深度、严重性和补液(TANG)。

(一)伤情判断、面积和深度判断　最基本要求：判断烧伤面积和深度，以及呼吸道损伤的程度。

1. 烧伤面积的估算

(1)九分法：按体表面积划分为11个9%的等份，另加1%，构成100%的体表面积。

表5-21　九分法

部位		占成人体表%		占儿童体表%
头颈	发部	3	9	9+(12-年龄)
	面部	3		
	颈部	3		
双上肢	双上臂	7	9×2	9×2
	双前臂	6		
	双手	5		
躯干	躯干前	13	9×3	9×3
	躯干后	13		
	会阴	1		
双下肢	双臀	5*	9×5+1	9×5+1-(12-年龄)
	双大腿	21		
	双小腿	13		
	双足	7*		

注：* 成年女性的臀部和双足各占6%

(2)手掌法：不论性别、年龄，患者并指的掌面约占体表面积1%，如医者的手掌大小与患者相近，可用医者手掌估算，此法可辅助九分法，尤其测算小面积烧伤较便捷。

2. 烧伤深度的识别　采用三度四分法。

表5-22　烧伤深度的分类 TANG

	浅度烧伤		深度烧伤	
	Ⅰ度	浅Ⅱ度	深Ⅱ度	Ⅲ度
伤及层次	仅表皮浅层，生发层健在，再生能力强	表皮的生发层、真皮乳头层	伤及皮肤的真皮层	全皮层烧伤甚至达到皮下、肌肉或骨骼
有无水疱	无	大小不一水疱形成，内含淡黄色澄清液体	可有水疱	无

	浅度烧伤		深度烧伤	
	Ⅰ度	浅Ⅱ度	深Ⅱ度	Ⅲ度
痛觉	烧灼感	疼痛明显	痛觉较迟钝	痛觉消失
表面	红斑状、干燥	局部红肿明显，水疱皮如剥脱，创面红润、潮湿	去疱皮后，创面微湿，红白相间	蜡白或焦黄色甚至炭化。局部温度低，皮层凝固性坏死后形成焦痂，触之如皮革，痂下可显树枝状栓塞的血管
痊愈	3~7日脱屑痊愈	1~2周内	3~4周。由于真皮层内有残存的皮肤附件，可赖其上皮增殖形成上皮小岛	因皮肤及其附件已全部烧毁，无上皮再生的来源，必须靠植皮而愈合
是否留瘢痕	短期内有色素沉着	不留瘢痕，多数有色素沉着	常有瘢痕增生	

3. 烧伤严重性分度

表5-23　烧伤严重性分度（TANG）

Ⅱ度	Ⅲ度	合并症	判定结果
<10%	/	/	轻度烧伤
10%~30%	<10%	/	中度烧伤
总面积30%~50%	10%~20%	或已发生休克等并发症、呼吸道烧伤和较重的复合伤	重度烧伤
总面积>50%	>20%以上	或已有严重并发症	特重烧伤

（二）临床经过

表5-24　烧伤的临床经过

急性液体渗出期（休克期）	组织烧伤后的立即反应是体液渗出，持续36~48小时。烧伤早期休克属于低血容量休克，伤后2~3小时最为急剧，8小时达高峰，随后逐渐减缓，至48小时渐恢复——TANG：故补液治疗，主要针对48小时以内
感染期	浅度烧伤如早期创面处理不当，此时可出现创周炎症。严重烧伤对病原菌的易感性很高，早期暴发全身性感染的概率也高
修复期	组织烧伤后，炎症反应的同时，组织修复也已开始。浅度烧伤多能自行修复，深Ⅱ度烧伤靠残存的上皮岛融合修复；Ⅲ度烧伤靠皮肤移植修复

（三）大面积烧伤的急救

1. 先挽救生命

（1）迅速脱离热源：小面积烧伤立即用清水连续冲洗或浸泡。大面积烧伤——忌奔跑呼叫，避免双手扑打火焰。热液浸渍的衣裤，可冷水冲淋后剪开取下，避免强力剥脱。

（2）处理紧急危重情况：如对心跳骤停、窒息、呼吸道烧伤等迅速进行处理，挽救伤员生命。尽早进行补液处理。

表5-25　烧伤补液计算方法（TANG 小结）

		特殊情况	输入方法
伤后第一个24小时	体重(kg)×烧伤面积(Ⅱ度、Ⅲ度)×1.5ml	小儿：将1.5变成2；	伤后8小时内＝总量的一半 先快后慢。电解质液、胶体和水分应交叉输入
	其中，胶体(血浆)：电解质液(平衡盐液)＝0.5：1	广泛深度烧伤者与小儿烧伤其比例可改为0.75：0.75	
	另加5%葡萄糖溶液2000ml，补充水分	儿童另按年龄、体重计算	
伤后第二个24小时	胶体和电解质液＝第一个24小时×1/2； 水分(5%葡萄糖溶液)＝2000ml		

紧急抢救一时无法获得血浆时，可以使用右旋糖酐和羟乙基淀粉等低分子量的血浆代用品，利用其暂时扩张血容量和溶质性利尿，但用量不宜超过1000ml，并尽快以血浆取代。

举例：一烧伤面积60%、体重50kg患者，第一个24小时补液总量为60×50×1.5+2000＝6500ml，其中胶体为60×50×0.5＝1500ml，电解质液为60×50×1＝3000ml，水分为2000ml。第二个24小时，胶体减半为750ml，电解质液减半为1500ml，水分仍为2000ml。

2. 防止再损伤保护创面　在现场，创面只求不再污染、不再损伤，可用干净敷料或布类保护，或行简单包扎后送医院处理。注意避免用有色药物涂抹，增加随后深度判定的困难。

3. 尽早转送　争取在休克发生前或伤后2～3小时内转送。①转送前准备：抗休克，常规使用抗生素、破伤风抗毒素及必要时气管切开；②转送途中：伤员尽可能横放或头朝前平卧，防止脑缺血；禁用冬眠药物及血管扩张剂，坚持输液；③到达输运地后，应交代或转交详细病情记录及用药情况。

(四)小面积烧伤的治疗　临床上小面积烧伤最常见，除常规使用抗生素、破伤风抗毒素和止痛药物外，重点在于局部创面的处理。

表5-26　烧伤创面的处理

分度	创面处理
Ⅰ度	无需特殊处理。面积稍大者可用紫草油、烧伤膏、京万红等以缓解疼痛
Ⅱ度以上	以苯扎溴铵(新洁尔灭)、氯己定(洗必泰)等溶液消毒周围皮肤，并清创处理，去除黏附物； 浅Ⅱ度水疱：小的多数可让其自行吸收，大的可在其低位剪开引流或针吸，如已破损污染则将其剪去以防感染； 深Ⅱ度水疱：感染机会大，宜全部剪除
Ⅲ度	焦痂涂擦碘酊，以利焦痂干燥。然后采用包扎或暴露疗法。面、颈和会阴部烧伤不适合用包扎法

(五)烧伤全身性感染　主要致病菌是G⁻杆菌。病因：肠源性感染、继发肺部感染和静脉导管感染(医源性)导致。临床表现：性格变化、体温骤变、心率加快、呼吸急促、烧伤创面骤变及白细胞变化。

二、机械性损伤

(一)概述

表5-27　损伤的分类

按致伤原因	烧伤、冷伤、挤压伤、刃器伤、火器伤、冲击伤、爆震伤、毒剂伤、核放射伤及多种因素合并所致的复合伤
按受伤部位	颅脑伤、颌面部伤、颈部伤、胸(背)部伤、腹(腰)部伤、骨盆伤、脊柱脊髓伤和四肢伤等
按伤后皮肤完整性	开放伤：如擦伤、撕裂伤、切割伤、砍伤和刺伤等。在开放伤中，又可再分为：贯通伤(既有入口又有出口者)、非贯通伤(只有入口没有出口者)、切线伤(致伤物沿体表切线方向擦过所致的沟槽状损伤)、反跳伤(入口和出口在同一点)； 闭合伤：皮肤保持完整无开放性伤口。如挫伤、挤压伤、扭伤、震荡伤、关节脱位和半脱位、闭合性骨折和闭合性内脏伤

按伤情轻重	轻伤：局部软组织伤，暂时失去作业能力，但仍可坚持工作，无生命危险，或只需小手术者； 中等伤：广泛软组织伤、上下肢开放骨折、肢体挤压伤、机械性呼吸道阻塞、创伤性截肢及一般的腹腔脏器伤等，丧失作业能力和生活能力，需手术，但一般无生命危险； 重伤：危及生命或治愈后有严重残疾者

战伤分类与上述基本一致，分别称为伤类、伤部、伤型和伤势，增加了一种分类——伤式：大出血、窒息、休克、昏迷、骨折、气胸、截肢、抽搐及其他，以便根据不同伤情采取针对性救治措施

（二）清创术　目的是将污染伤口变成清洁伤口。时间越早越好，伤后 6～8 小时内清创可达一期愈合。其步骤是：①先用无菌敷料覆盖伤口，用无菌刷和肥皂液清洗周围皮肤；②去除伤口敷料后可取出明显可见的异物、血块及脱落的组织碎片，用生理盐水反复冲洗；③常规消毒铺巾；④沿原伤口切除创缘皮肤 1～2mm，必要时可扩大伤口，全肢体部位应沿纵轴切开，经关节的切口应做“S”形切开；⑤由浅至穿梭，切除失活的组织，清除血肿、凝血块和异物，对损伤的肌腱和神经可酌情进行修复或仅用周围组织掩盖；⑥彻底止血；⑦再次用生理盐水反复冲洗伤腔，污染重者可用 3% 过氧化氢溶液清洗后再以生理盐水冲洗；⑧彻底清伤后，伤后时间短和污染轻的伤口可予缝合，但缝合不宜过密、过紧，以伤口边缘对合为度，视伤口状况置必要的引流物。

笔试注意几个细节：

1. 沿原伤口切除创缘皮肤 1～2mm。必要时可扩大伤口，全肢体部位应沿纵轴切开，经关节的切口应做“S”形切开。

2. 由浅至穿梭，切除失活的组织，清除血肿、血凝块和异物，对损伤的肌腱和神经可酌情进行修复或仅用周围组织掩盖。

3. 彻底清伤后，伤后时间短和污染轻的伤口可予缝合，但缝合不宜过密、过紧，以伤口边缘对合为度。视伤口状况置必要的引流物。缝合后消毒皮肤，外加包扎，必要时固定制动。

4. 如果伤口污染较多或处理时间已超过伤后 8～12 小时，但尚未发生明显的感染，或在头面部、颈部虽有轻度感染，仍可一期缝合，伤口内留置盐水纱条引流。可能感染者延期缝合。

（三）换药　目的：观察伤口变化，清除伤口内异物、分泌物及妨碍伤口愈合的线头、坏死组织等，控制局部感染，保护伤口肉芽组织的健康生长，促进伤口愈合。包括处理感染伤口、无菌切口的引流物、缝线。

表 5-28　不同伤口的换药步骤（TANG 小结）

清洁伤口	多为手术切口。到拆线期更换敷料。遇切口疼痛、红肿、有少量渗液，缝线处有脓点，是早期感染征象，可用镊子夹破脓点，酒精纱布贴敷；如已明显化脓，应拆除部分或全部缝线，敞开切口排脓，必要时置引流物
浅表感染伤口	创面脓苔用等渗盐水棉球拭去，继而用氯己定（洗必泰）或呋喃西林液清洗
深部感染伤口	确保引流通畅，防止伤口表皮过早合拢，让肉芽组织从创底向上填满愈合。消毒皮肤后，均应先用长镊或探针了解创道，如发现引流不畅，要适当扩大伤口。创腔用呋喃西林或盐水棉球清洗，脓多而臭时，改用石灰硼酸溶液清洗，再置凡士林纱布条引流

（四）急救及治疗

1. 急救　必须优先抢救的急症包括心跳、呼吸骤停、窒息、大出血、张力性气胸和休克等。常用的急救技术：复苏、通气、止血、包扎、固定和后送等。

（1）复苏：心跳、呼吸骤停时，应立即采取心、肺、脑复苏措施，迅速行初步生命支持。均应规范操作，快而准。

（2）通气：争分夺秒解除各种阻塞病因。

表 5-29　通气的方法

通气方法	适用于（TANG 小结）
手指掏出	颌面部伤所致的口腔内呼吸道阻塞
抬起下颌	颅脑伤舌根后坠及伤员深度昏迷而窒息者
环甲膜穿刺或切开	可用粗针头做环甲膜穿刺，对不能满足通气需要者，可用尖刀作环甲膜切开
气管插管、气管切开	

（3）止血：动脉出血呈鲜红色，速度快，呈间歇性喷射状；静脉出血多为暗红色，持续涌出；毛细血管损伤多为渗血，呈鲜红色，自伤口缓慢流出。

表 5-30　常用的止血方法（TANG 小结）

加压包扎法	最常用。小动脉和静脉损伤出血均可用	先将灭菌纱布或敷料填塞或置于伤口，外加纱布垫压，再以绷带加压包扎。包扎的压力要均匀，范围应够大。包扎后将伤肢抬高，以增加静脉回流和减少出血
指压法	头颈部大出血：压迫一侧颈总动脉、颞动脉或颌动脉； 上臂出血：压迫腋动脉或肱动脉； 下肢出血：压迫股动脉	用手指压迫动脉经过骨骼表面的部位，达到止血目的
填塞法	肌肉、骨端等渗血	先用 1~2 层大的无菌纱布铺盖伤口，以纱布条或绷带充填其中，再加压包扎。此法止血不够彻底，且可能增加感染机会。另外，在清创去除填塞物时，可能由于凝血块随同填塞物同时被取出，又可出现较大出血
止血带法	四肢伤大出血，加压包扎止血无效者。注意：每隔 1 小时放松 1~2 分钟，且使用时间不应超过 4 小时	使用止血带时，接触面积应较大，以免造成神经损伤。止血带的位置应靠近伤口的最近端。紧急情况也可使用橡皮管、三角巾或绷带等代替，但应在止血带下放好衬垫物。禁用细绳索或电线等充当止血带

使用止血带注意事项：①不必缚扎过紧，以能止住出血为度；②上止血带的伤员必须有显著标志，并注明启用时间，优先后送；③松解止血带之前，应先输液或输血，补充血容量，打开伤口，准备好止血用器材，然后再松止血带；④因止血带使用时间过长，远端肢体已发生坏死者，应在原止血带的近端加上新止血带，然后再行截肢术。

（4）包扎：目的是保护伤口、减少污染、压迫止血、固定骨折、关节和敷料并止痛。遇到外露污染的骨折断端或腹内脏器，不可轻易还纳。若系腹腔组织脱出，应先用干净器皿保护后再包扎，不要将敷料直接包扎在脱出的组织上面。

（5）固定：骨关节损伤时必须固定制动，以减轻疼痛，避免骨折端损伤血管和神经，并有利于防治休克和搬运后送。固定范围一般应包括骨折处远和近端的两个关节。伤口出血者，应先止血并包扎，然后再固定。外露的骨折端不要还纳伤口内，固定的夹板不可与皮肤直接接触，须垫衬物。

（6）搬运：对骨折伤员，特别是脊柱损伤的伤员，搬运时必须保持伤处稳定，以免加重损伤。

2. 进一步救治

（1）判断伤情

表 5-31　伤情判断及处理（TANG 小结）

第一类	致命性创伤	作短时的紧急复苏，就应手术治疗
第二类	生命体征尚属平稳	观察或复苏 1~2 小时，做好交叉配血及必要的检查，做好手术准备
第三类	潜在性创伤	可能需要手术，应继续密切观察，并做进一步检查

（2）呼吸支持：必要时行气管插管或气管切开。

(3)循环支持：主要是积极抗休克。

对心搏骤停者，应立即胸外心脏按压，药物或电除颤起搏。心包压塞者应立即行心包穿刺抽血。对循环不稳定或休克伤员应建立一条以上静脉输液通道，必要时可考虑做锁骨下静脉或颈内静脉穿刺，或周围静脉切开插管。在扩充血容量的基础上，可酌情使用血管活性药物。髂静脉或下腔静脉损伤以及腹膜后血肿者，禁止经下肢静脉输血或输液，以免伤处出血增加。

(4)镇静止痛和心理治疗。

(5)防治感染：遵循无菌术操作原则，使用抗菌药物。开放性创伤需加用破伤风抗毒素。

(6)密切观察病情变化，及时处理。

(7)支持治疗：维持水、电解质和酸碱平衡，保护重要脏器功能。

3. 闭合性创伤的治疗　浅部软组织挫伤、扭伤。

浅部软组织挫伤表现为局部疼痛、肿胀、触痛，或有皮肤发红，继而转为皮下青紫瘀斑。常用：物理疗法或包扎制动。

闭合性骨折和脱位先予以复位，然后选用各种外固定或内固定的方法制动。

4. 开放性创伤的处理

擦伤、表浅的小刺伤和小切割伤——非手术疗法。

其他——均需手术修复断裂的组织，根据具体伤情选择方式方法。

表 5-32　开放性创伤的处理

清洁伤口	伤后 8 小时内清创后可以直接缝合； 开放性创伤早期为污染伤口可行清创术，直接缝合或者延期缝合
感染伤口	先引流，然后再做其他处理。伤口或组织内存有异物，应尽量取出；但如果异物数量多，或者摘取可能造成严重的再次损伤，处理时必须权衡利弊

另，开放性创伤者应注射破伤风抗毒素，在伤后 12 小时内应用可起到预防破伤风的作用。污染和感染伤口还要考虑使用抗菌药。

第五章 乳房疾病

一、急性乳腺炎

(一)病因病理

1. 乳汁淤积 最常见的病因和病理基础，是预防的基础。

2. 细菌侵入 主要致病菌是金黄色葡萄球菌，其次为链球菌。乳头的皮肤破损使细菌沿着淋巴管或输乳管入侵是感染的主要途径。

【预防】关键为防止乳汁淤积，保持乳头清洁、避免损伤。每次哺乳应排空乳汁，乳头出现破损需及时治疗，保持婴儿口腔卫生。

(二)临床表现 感染最常发生在初产妇，可见于哺乳的最初 3~4 周。

早期局部红、肿、热、痛，伴发热、乏力等全身症状。进展期，全身炎症表现加重，寒战、高热、心率加快，可有患侧腋窝淋巴结肿大、压痛，白细胞计数明显升高。后期脓肿形成，为单房或多房性，可向外破溃，或向乳房和胸肌间疏松组织破溃形成乳房后脓肿，严重者可并发脓毒症。

(三)诊断

1. 乳房局部表现 红、肿、热、痛，同侧腋窝淋巴结肿大，韧有压痛，全身性炎症表现。

2. 血常规 白细胞及中性粒细胞比例升高。

3. 炎症早期 乳汁细菌培养或脓肿形成后穿刺抽出脓液，细菌培养和药敏试验阳性。

(四)治疗及切开引流的注意事项 原则：消除感染、排空乳汁，患侧乳房停止哺乳并以吸乳器及时排空乳汁。应用健侧哺乳，避免再发生淤乳。感染严重时应终止泌乳(口服溴隐亭、肌注苯甲酸雌二醇、中草药)。

1. 脓肿形成前(蜂窝织炎期)

以抗生素为主——抗葡萄球菌或链球菌药物(如青霉素、头孢菌素)，不宜应用可分泌至乳汁影响婴儿健康的抗生素(如四环素、氨基糖苷类、磺胺类和甲硝唑等)。可不必等待细菌培养结果后再用药，如药物治疗效果不明显应反复穿刺以明确有无脓肿形成并依据细菌培养结果用药。

2. 脓肿形成后 脓肿切开引流。注意事项：

①良好麻醉和于压痛明显处穿刺定位；②依脓肿部位选择放射状切口或乳晕边缘弧形切口，避免损伤乳管，深部或乳房后脓肿选择乳房下缘弧形切口及对口引流；③切开后以手指打通各脓腔以保证充分引流；④脓腔较大时于最低处做对口引流。

二、乳腺纤维腺瘤

(一)诊断

20~40 岁女性，乳房出现一定韧度、圆形，或者有弹性的肿块，表面光滑易活动，与皮肤或胸壁无粘连。月经周期对肿块大小无影响。雌激素是发病的刺激因子。

乳腺 B 超：肿块形态规整，边界清晰，边缘光滑整齐，内部回声均质，如有钙化斑多为颗粒状或弧形，血流信号检出率低。穿刺活检可确诊。

(二)治疗 手术切除是唯一治疗方法。

因妊娠可使肿块增大，对可扪及的肿瘤妊娠前一般应手术，将肿块连同其包膜和周围少量正常腺体组织一并切除，切除物需做病理检查。

三、乳腺囊性增生病

（一）诊断　本病病程长，发展缓慢。主要表现——乳房胀痛和肿块。疼痛常具周期性，与月经周期常相关，劳累、情绪剧烈波动后可诱发或疼痛加重。扪诊可及乳腺增厚，肿块大小不一，呈颗粒状、结节状或片状，质韧而不硬，与周围分界不明显，腋淋巴结无肿大，少数可有乳头浆液性溢液。

因本病与乳腺癌可能同时存在，故需患者定期复查以早期发现癌变，如发现乳房局限性增厚明显，质地变硬且有结节状突出，或者腋窝淋巴结肿大，可行活组织病理检查（空芯针穿刺、麦默通旋切术、细针针吸细胞学及切取活检、钼靶、B超），有助于鉴别诊断。

（二）治疗　主要是对症治疗，可用中药或中成药调理。对局限性增生者应定期复查，在月经结束5~7天复查。如肿块变软消退则可继续观察。如肿块局限，药物治疗后无明显消退，疑乳腺癌时可做穿刺活检，若存在不典型增生，或患者有乳腺癌家族史等高危因素时——手术。

四、乳腺癌

（一）临床表现

肿块最多见于外上象限，其次是乳头乳晕、内上象限。早期表现为乳腺内无痛单发小肿块，多质硬不光滑，分界不清，活动度差，同侧腋窝可触及异常肿大的淋巴结。肿块逐渐增大，可致局部皮肤隆起。

表5-33　乳腺癌的几个特殊体征

乳腺癌的几个特殊体征	机制（小结TANG）
乳房表面"酒窝征"	累及Cooper韧带
乳房皮肤"橘皮样变"	癌细胞堵塞皮下淋巴管，淋巴回流障碍，导致真皮水肿
"铠甲胸"	癌细胞侵入大片皮肤形成结节
乳头回缩、凹陷	邻近乳头乳晕的癌肿侵入乳管可使乳头偏向肿块一侧，进而导致
肿块不易推动	后期癌肿侵入胸肌筋膜、胸肌

皮肤破溃后形成伴恶臭、出血的溃疡。腋淋巴结转移是乳腺癌最初的转移处，肿大淋巴结质硬、无压痛、活动，之后增多、增大、融合。最常见的远处转移依次为：骨、肺、肝，同时伴随相应症状和体征，局部疼痛常常是主动就诊的原因。

表5-34　两种特殊类型乳腺癌

特殊类型	病程及预后	表现（小结TANG）	鉴别诊断
炎性乳腺癌	发展迅速、恶性程度高、预后差	早期皮肤炎症样改变，迅速扩展至乳房大部，整个乳房增大、皮肤红、充血、水肿、橘皮样变，一般无疼痛，乳房内无明显肿块，而同侧腋窝淋巴结肿大，常累及对侧	急性乳腺炎
乳头湿疹样乳腺癌（Paget病）	恶性程度低，进展缓慢	乳头初为瘙痒、烧灼感，有脱屑，之后乳头乳晕皮肤粗糙糜烂如湿疹样，进而形成溃疡，上覆黄褐色鳞屑样痂皮，部分患者乳晕下可触诊到肿块。单侧发病为最常见	皮肤湿疹或接触性皮炎

（二）诊断和分期

1. 诊断

（1）穿刺活检（针吸细胞学活检或空芯针穿刺活检）、真空辅助和手术切除活检是确诊最主要的方法。

（2）B超：边界不清的低回声团块，后方回声衰减可见明显血流信号。

（3）X线：边界不规则或呈毛刺状的高密度影，伴或不伴细小密集成簇的钙化点。其形态不一，成行排列，均应首先考虑乳腺癌的诊断。

（4）MRI：有助于明确诊断。

【预防】乳腺钼靶 X 线摄片联合 B 型超声是最有效的乳腺癌筛查手段。重视乳腺癌的早期发现(二级预防)，进行乳腺癌普查，提高生存率。乳腺癌病因未明，一级预防较难开展。

2. 乳腺癌的临床分期——TNM 分期法。

表 5-35　乳腺癌的 TNM 分期法(重要考点，TANG 小结)

乳腺癌 TNM 分期		
T	原发肿瘤未查出	T0
	原位癌(非浸润性癌及未查见肿块的乳头湿疹样癌)	Tis
	肿瘤最大直径≤2cm	T1
	>2cm，≤5cm	T2
	>5cm	T3
	癌瘤大小不计，凡侵及皮肤或胸壁，包括炎性乳腺癌	T4
N	同侧腋窝淋巴结无转移	N0
	同侧腋窝淋巴结转移，可推动	N1
	同侧腋窝淋巴结转移融合，或与周围组织粘连	N2
	同侧锁骨上淋巴结及同侧胸骨旁淋巴结转移	N3
M	无远处转移	M0
	有远处转移	M1

根据以上情况进行组合，可把乳腺癌分为以下各期。

表 5-36　乳腺癌的分期

乳腺癌临床分期(TANG 小结)	
TisN0M0	0 期
T1N0M0	Ⅰ 期
T0~1N1M0、T2N0~1M0、T3N0M0	Ⅱ 期
T0~2N2M0、T3N1~2M0、T4 任何 NM0、任何 TN3M0	Ⅲ 期
包括 M1 的任何 TN	Ⅳ 期

3. 鉴别诊断

表 5-37　乳腺癌的鉴别诊断

鉴别诊断	鉴别点
纤维腺瘤	常见于青年女性，肿块性质与恶性肿瘤差别较明显，易于诊断。40 岁以后女性，不应轻易诊为纤维腺瘤
乳腺囊性增生病	乳房周期性的胀痛和肿块，增厚腺体无明显边界，可定期复查，如有局限性肿块无消退则可行病理检查

鉴别诊断	鉴别点
乳腺导管扩张症	旧称浆细胞性乳腺炎、又称非哺乳期急性乳腺炎、肉芽肿性乳腺炎，是乳腺组织的无菌性炎症，可继发感染

（三）治疗　以手术为主的合理综合治疗。

1. 手术　乳腺癌综合治疗的首选方法。

适用于 TNM 分期 0、Ⅰ、Ⅱ期以及部分Ⅲ期而无手术禁忌证的患者。

表 5-38　乳腺癌的手术方法

乳腺癌术式	具体手术方法（TANG 小结）	适应证
乳腺癌改良根治术	有两种术式： 一是保留胸大肌，切除胸小肌； 二是保留胸大、小肌	目前最常用。Ⅰ、Ⅱ期乳腺癌应用根治术及改良根治术的生存率无明显差异，且该术式保留了胸肌，术后外观及上肢功能效果较好
单纯乳房切除术	切除整个乳房包括腋尾部及胸大肌筋膜	适用于：原位癌、微小癌及年老体弱者
保留乳房的乳腺癌切除术	完整切除肿块及腋淋巴结清扫，切除肿块周围 1～2cm 的组织及胸大肌筋膜，确保切缘阴性；术后必须辅以放疗等	适于Ⅰ、Ⅱ期患者且乳房，单发病灶，无乳头溢液且有一定体积者
乳腺癌根治术	切除整个乳房、胸大肌、胸小肌及腋窝淋巴结、锁骨下淋巴结	已较少应用
乳腺癌扩大根治术	在根治术基础上同时清除胸骨旁淋巴结	很少用

手术禁忌证：远处转移、一般情况差、恶病质、重要脏器的严重疾病，不能耐受手术；年老体弱不宜手术者。

前哨淋巴结活检：前哨淋巴结的状况对决定是否行腋窝淋巴结清扫有一定指导意义。前哨淋巴结阴性的患者可不进行腋窝淋巴结清扫。前哨淋巴结阳性或术前证实腋窝淋巴结阳性的患者应行腋窝淋巴结清扫。

2. 辅助治疗

（1）化疗指征：浸润性肿瘤直径>2cm，淋巴结转移。

1）术后化疗：最有效的方案之一，应于术后早期应用（不超过 1 个月）。治疗期以 6 个周期为宜，较轻者 4 个周期。

2）术前化疗：称为新辅助化疗。多用于Ⅲ期病例。目的：消灭、控制可能已经转移的微小病灶；探测肿瘤对药物的敏感性；使瘤体缩小，可调整手术方案。

目前常采用 CAF（环磷酰胺、阿霉素、氟尿嘧啶）方案、AT（蒽环类、紫杉醇类）方案。经典化疗方案为：CMF（环磷酰胺、甲氨蝶呤、氟尿嘧啶）方案。

化疗的常见不良反应：骨髓抑制、肝脏毒性、消化道反应、肾脏毒性、脱发以及局部刺激症状。

（2）内分泌治疗：术后激素受体（ER、PR）检测阳性是内分泌治疗的重要依据。分药物（目前最多应用）和非药物治疗。

表 5-39 乳腺癌的内分泌治疗(重要考点 TANG 小结)

治疗	药物种类	机制	适用人群
药物治疗	他莫昔芬(三苯氧胺)或妥瑞米酚	与雌二醇争夺 ER,从而抑制肿瘤生长。用药期限原则为 5 年	用于绝经前和绝经后的患者
	抑制性治疗 第三代芳香化酶抑制剂:类固醇类的依西美坦;非类固醇类的来曲唑和阿那曲唑	与芳香化酶结合,使它失去酶的活性,使雄激素再也无法转化为雌激素,起到治疗作用。主要用于抑制雌激素产生,降低体内雌激素水平	用于绝经后患者,切断老年妇女雌激素的来源
	添加性治疗:孕激素类	负反馈抑制下丘脑-垂体-肾上腺轴,使激素分泌减少	绝经前

非药物内分泌治疗——卵巢去势

(3)放疗:可减少局部区域复发,提高生存率,缩小手术范围,提高生存质量。对局部晚期患者可改善症状甚至增加手术机会。

(4)靶向治疗:曲妥珠单抗(赫赛汀)对 HER2 过度表达的患者有一定效果,可降低乳腺癌复发率。

第六章 急性中毒

一、概述

表 5-40 中毒的分类与特点

分类	接触毒物的剂量和时间	临床特点
急性中毒	短时间或一次性接触	发病急骤，症状多较严重，变化快，如不及时治疗，可危及生命
慢性中毒	小剂量、长时间反复接触	起病较缓慢，病程较长，易误诊、漏诊

(一)病因和中毒机制

1. 中毒原因　①职业性中毒：在生产、保管、运输、使用过程中，毒物进入人体；②生活中毒：误食或生活中意外使用过量的毒物。

2. 中毒机制

(1)局部刺激、腐蚀作用。

(2)妨碍氧的摄取、运输和利用，造成组织细胞缺氧。

(3)麻醉作用。

(4)抑制酶的活性。

(5)干扰细胞或细胞器的生理功能。

(6)受体的竞争。

3. 影响毒物作用的因素　毒物的化学结构、物理性质、量、接触时间、进入人体的途径；个体易感性；其他化学物质的联合作用。

(二)临床表现

1. 急性中毒

表 5-41 急性中毒的临床表现(TANG 小结)

急性中毒的表现		见于
皮肤黏膜	灼伤	强酸、强碱、煤酚皂液(来苏)等腐蚀性毒物中毒
	皮肤黏膜发红	酒精、阿托品等抗胆碱药及抗组胺药中毒
	口唇黏膜呈樱红色	一氧化碳及氰化物中毒时
	发绀	亚硝酸盐，苯胺、硝基苯类(引起血红蛋白氧合不足或产生高铁血红蛋白)；抑制呼吸及引起肺水肿的毒物
	黄疸	导致肝损害(如毒蕈、蛇毒、鱼胆)或急性溶血(如砷化氢中毒)的毒物
眼部	瞳孔扩大	阿托品、莨菪碱类中毒
	瞳孔缩小	有机磷杀虫药、吗啡、氯丙嗪中毒
神经系统	谵妄	阿托品、酒精中毒、抗组胺药中毒；
	肌纤维颤动	胆碱酯酶抑制剂(有机磷杀虫药、毒扁豆碱)等中毒
	昏迷	常见于吗啡、安眠药、酒精及镇静麻醉药物。急性中毒的常见表现，由毒物引起中毒性脑病所致

急性中毒的表现		见于
呼吸系统	呼出有酒味	乙醇中毒
	苦杏仁味	氰化物中毒
	蒜味	有机磷、砷、硒中毒
	呼吸加快	呼吸中枢兴奋剂、甲醇及水杨酸类中毒
	呼吸减慢	镇静安眠药、吗啡中毒
	肺水肿	刺激性气体、磷化锌、有机磷杀虫药中毒
循环系统	心律失常、心脏骤停、休克	洋地黄、三环类抗抑郁药、氨茶碱
	严重低钾血症	排钾性利尿剂
消化系统	呕吐、腹泻、腹痛、肝损害	
泌尿系统	急性肾衰竭	汞、四氯化碳、毒蕈等毒物以及氨基糖苷类、头孢菌素类等抗菌药
血液系统	溶血性贫血	砷化氢、伯氨喹啉、毒蕈等中毒
	白细胞减少和再生障碍性贫血	氯霉素、抗癌药、苯中毒等
	凝血障碍而导致出血	药物(如阿司匹林、氯霉素、抗癌药)或毒物(如敌鼠、蛇毒等)

2. 慢性中毒

表 5-42 慢性中毒的临床表现(TANG 小结)

慢性中毒的表现		见于
神经系统	痴呆	四乙铅、一氧化碳中毒
	震颤麻痹综合征	锰、一氧化碳、吩噻嗪中毒
	周围神经病	铅、砷、铊、有机磷中毒
消化系统	中毒性肝病	砷、四氯化碳、氯丙烯中毒
泌尿系统	中毒性肾病	镉、汞、铅中毒
血液系统	白细胞减少和再生障碍性贫血	苯中毒
骨骼系统	氟骨症	氟
	下颌骨坏死	黄磷

(三)诊断 主要诊断依据:

1. 确切的毒物接触史 例如考虑一氧化碳中毒可能性时,应了解室内炉火、煤气。

2. 中毒所造成的临床表现见上表。

3. 可疑病原和毒物检测 常规留取残余的毒物或可能含毒的标本,呕吐物、胃内容物、尿、粪便、血标本等。必要时进行毒物分析或细菌培养,并对中毒现场和环境进行调查、取证,也可用相应的特效解毒剂试验治疗。

(四)治疗和预防

1. 急性中毒的治疗原则

(1)立即终止接触毒物。

(2)迅速清除进入体内已被吸收或尚未吸收的毒物。

(3)如有可能,及时使用特效解毒剂或拮抗剂。

(4)积极对症治疗/复苏。

(5)预防并发症。

2. 慢性中毒的治疗原则

（1）解毒疗法：慢性铅、汞、砷、锰等中毒可采用金属解毒药。

表5-43　金属中毒常用的解毒药

毒物种类	特效解毒剂
铅、锰	依地酸二钠钙、促排灵
砷、汞、锑	二巯丙醇、二巯基丁二酸及其钠盐、二巯丙磺钠铁
镍、铊	二乙基二硫化氨基甲酸钠、去铁胺

（2）对症治疗。

二、急性有机磷农药中毒

（一）病因和发病机制

1. 中毒原因

（1）生产性中毒：在生产、包装、运输、分销、贮存过程中，有机磷可经消化道、呼吸道、皮肤及黏膜侵入人体，大多在肝进行生物转化，少数药物经代谢后毒性反而增强，如对硫磷、敌百虫。

（2）使用性中毒：喷洒农药时，药液污染皮肤或湿透衣服由皮肤吸收，或吸入空气中农药导致中毒。

（3）生活性中毒：误服、自服或饮用被农药污染的水源或食品所致。

2. 中毒机制　有机磷杀虫药的毒性作用是与乙酰胆碱酯酶的酯解部位结合，形成磷酰化胆碱酯酶，使后者失去分解乙酰胆碱的能力，于是乙酰胆碱在体内大量积蓄，导致胆碱能神经先兴奋后抑制的一系列临床表现，即毒蕈碱样（M样）、烟碱样（N样）和中枢神经系统症状，严重者可因昏迷、呼吸衰竭而死亡。

胆碱能神经包括：副交感神经节前/节后纤维、交感神经节前纤维、支配汗腺分泌及血管收缩的交感神经节后纤维、支配横纹肌的运动神经、中枢神经系统细胞的突触。

（二）临床表现和分级

1. 有机磷中毒主要的三大表现

表5-44　有机磷中毒的主要三大临床表现

有机磷中毒主要的三大表现		机制（TANG 小结）
毒蕈碱样症状	最早出现。恶心、呕吐、腹痛、腹泻；瞳孔缩小；流涎、流泪、多汗或大汗淋漓；心跳减慢；痰多、气急、肺部湿啰音，严重者出现肺水肿、呼吸衰竭	主要因副交感神经末梢兴奋导致脏器平滑肌痉挛、腺体分泌增多和部分交感神经支配的汗腺分泌增多
烟碱样症状	肌纤维、肌束震颤，常从小肌群开始，逐渐发展至全身，乃至全身抽搐，严重者可出现肌无力，甚至因呼吸肌麻痹而死亡	由交感神经节和横纹肌运动神经兴奋性增高引起
	血管收缩、血压升高、心律失常、体温升高	交感神经节兴奋、节后纤维释放儿茶酚胺增多
中枢神经系统症状	头晕、头痛、乏力、烦躁不安、共济失调，重者意识模糊，甚至昏迷，可发生脑水肿、呼吸衰竭	

2. 有机磷中毒的其他表现

（1）迟发性多发性神经病：个别患者在急性中毒症状消失后2~3周发生迟发性神经损害，出现感觉、运动型多发性神经病变的症状和体征，病变主要累及肢体末梢。

（2）中间型综合征：多发生在重度中毒和复能药用量不足的患者，常出现在急性症状缓解后，约中毒后24~96小时突然出现颈项肌、四肢近端肌无力和第Ⅲ、Ⅶ、Ⅸ、Ⅹ对脑神经支配的肌肉无力，可引起通气障碍性呼吸困难或衰竭，可导致死亡。

（3）局部损害：敌敌畏、敌百虫、对硫磷、内吸磷接触皮肤后可引起过敏性皮炎、皮肤水疱和剥脱性皮炎。

3. 有机磷杀虫剂中毒程度分级

表 5-45 有机磷杀虫剂中毒程度分级

有机磷杀虫剂中毒程度	表现	全血胆碱酯酶活力
轻度	头晕、头痛、恶心、呕吐、出汗、胸闷、视物模糊、无力。瞳孔可能缩小	50% ~ 70%
中度	上述+肌束震颤、瞳孔缩小、轻度呼吸困难、大汗、流涎、腹痛、腹泻、步态蹒跚、神志清楚或模糊，血压可升高	30% ~ 50%
重度	神志不清、昏迷、瞳孔如针尖大小，呼吸极度困难、发绀、肺水肿，全身明显肌束震颤、大小便失禁，可发生呼吸肌麻痹。出现脑水肿，心率减慢、心律不齐、血压下降	<30%

(三)辅助检查

1. 全血胆碱酯酶活力测定。

2. 尿相关检查　尿对硝基酚检测(用于对硫磷和甲基对硫磷中毒诊断)；尿三氯乙醇检测(用于敌百虫中毒诊断)。

(四)诊断及鉴别诊断

1. 诊断依据

(1)确切的有机磷杀虫药接触史。重要的诊断依据——胃内容物、呼吸道分泌物、皮肤、衣物等有特殊的大蒜气味。

(2)典型的临床表现。

(3)全血胆碱酯酶活力降低至70%以下。

(4)毒物鉴定和阿托品试验。

2. 鉴别诊断

(1)中暑。

(2)急性胃肠炎：与进食不清洁食物有关，可多人同时发病，急性呕吐和腹泻为主要表现。

(3)脑炎：如乙型脑炎等。多为夏季，表现为高热、意识障碍、脑膜刺激征、神经系统损害征象。

(4)拟除虫菊酯等中毒：确切的毒物接触史、表现、可疑毒物检测。

(五)治疗

治疗的关键是彻底清除毒物、及时合理应用解毒剂、防治并发症。

危重患者——首先应解除毒性作用(如静脉注射阿托品)，稳定病情，减轻损害，并为清除毒物(如洗胃)的顺利进行创造条件。

1. 终止接触毒物，迅速清除毒物　立即离开现场，脱去污染的衣物，用肥皂水清洗污染的皮肤、毛发和指甲。溅入眼内的毒物，可用清水、2%碳酸氢钠或生理盐水彻底清洗；口服中毒应反复、彻底洗胃。洗胃液可选用清水或2%碳酸氢钠或1∶5000高锰酸钾，但敌百虫中毒禁用2%碳酸氢钠洗胃；甲拌磷、内吸磷、对硫磷、乐果、马拉硫磷中毒忌用高锰酸钾液洗胃。洗胃后常用硫酸钠和硫酸镁导泻。

2. 解毒药的应用　常用特效解毒药——阿托品和氯解磷定(胆碱酯酶复活剂)。用药原则：早期、足量、联合、重复用药。

(1)抗胆碱药：常用药阿托品。对缓解毒蕈碱样症状和对抗呼吸中枢抑制有效。能与乙酰胆碱争夺胆碱受体，阻断乙酰胆碱的作用。可根据病情应用或酌情调整阿托品的剂量，直到毒蕈碱样症状明显好转或出现"阿托品化"表现。阿托品化表现为瞳孔扩大、口干、皮肤干燥、颜面潮红、肺部湿啰音消失、心率增快。当出现阿托品化表现后，应减少剂量或停药观察。如出现瞳孔扩大、神志模糊、烦躁不安、抽搐、昏迷和尿潴留等表现，提示阿托品中毒，应立即停用。

(2)胆碱酯酶复活剂：解除烟碱样症状较有效，能使被抑制的胆碱酯酶恢复活性，但对已老化的胆碱酯酶无复活作用。与阿托品合用可发挥协同作用。常用氯解磷定、解磷定、双复磷。

表5-46 有机磷杀虫药中毒解毒药应用剂量表

药名	用药阶段	轻度中毒	中度中毒	重度中毒
阿托品	开始	1~2mg 皮下注射每1~2小时1次	2~4mg 立即静脉注射，1~2mg，每半小时1次静脉注射	5~10mg立即静脉注射，3~5mg，静脉注射每10~30分钟1次
	阿托品化后	0.5mg皮下注射，每4~6小时1次	0.5~1mg皮下注射，每4~6小时1次	0.5~1mg皮下注射，每2~6小时1次
氯解磷定	首剂	0.25~0.5g肌注或稀释后缓慢静脉注射	0.5~0.75g肌注或稀释后缓慢静脉注射	0.75~1.0g稀释后缓慢静脉注射30分钟后可重复一次
	以后	必要时2小时后重复1次	0.5g肌注或稀释后缓慢静脉注射，2小时1次，共3次	0.25g，每小时静滴，6小时后如病情好转，可停药观察
解磷定	首剂	0.4g，稀释后缓慢静脉注射	0.8~1.2g，稀释后缓慢静脉注射	1.2~1.6g.稀释后缓慢静脉注射，30分钟后酌情重复0.6~0.8g1次
	以后	必要时，2小时重复1次	0.4~0.8g稀释后缓慢静脉注射，每2小时1次，共3次	静注0.4g/h，6小时后如好转，可停药观察

3. 支持和对症治疗 有机磷杀虫药中毒主要死亡原因是呼吸衰竭——应保持呼吸道通畅，及时给氧，必要时机械通气；加强支持治疗；纠正水、电解质失衡；必要时可应用血液净化技术，可选用血液灌流加血液透析，或血液灌流加腹膜透析，早期、反复应用，可有效清除血液中和蓄积组织中释放入血的有机磷农药，提高治愈率。应用抗生素防治感染；防治休克、心力衰竭、心律失常、肺水肿。

三、急性一氧化碳中毒

含碳物质不完全燃烧可产生一氧化碳（CO）。吸入过量CO引起的中毒称为急性一氧化碳中毒。一氧化碳中毒主要引起组织缺氧，引起以中枢神经损害为主的症状和体征。

（一）病因

多见于炼钢、炼焦、烧窑过程中，煤气管道泄漏或煤矿瓦斯爆炸及失火现场；煤炉使用不当、连续大量吸烟。

【预防】

居室内火炉要安装烟囱管道，防止管道漏气。注意开窗通风，提倡安装CO报警器。煤气发生炉和管道要经常检修以防漏气。加强矿井下空气中CO浓度的监测和报警制度。进入高浓度CO环境时，要戴好防毒面具。

（二）临床表现

1. 急性中毒 表现为急性发生的中枢神经损害的症状和体征。

表5-47 急性一氧化碳中毒的分度及表现

中毒程度	COHb浓度	临床特点	治疗后反应
轻度	10%~20%	头痛、头晕、恶心、呕吐、心悸和四肢无力	脱离现场、吸入新鲜空气或氧疗后可缓解
中度	30%~40%	胸闷、气短、呼吸困难、幻觉、视物不清、运动失调及不同程度的意识障碍	氧疗后可恢复正常
重度	40%~60%	迅速昏迷、呼吸抑制、肺水肿、心律失常或心力衰竭，可呈去皮质综合征状态	

2. 急性一氧化碳中毒迟发脑病（神经精神后遗症） 急性CO中毒患者在意识恢复后，经过约2~60天"假愈期"，出现以下表现之一：①神经或意识障碍：呈现痴呆木僵、谵妄状态或去皮质状态；②锥体外系功能障碍：出现震颤麻痹综合征；③锥体系神经损害表现：如偏瘫、病理反射阳性或小便失禁等；④大脑

皮质局灶性功能障碍表现：如失语、失明、不能站立及继发性癫痫；⑤脑神经及周围神经损害表现：如视神经及周围神经病变等。

（三）辅助检查

1. 血液 COHb 测定

表 5-48　血液 COHb 测定方法

方法	阳性反应	特点
加碱法	加碱后血液保持淡红色不变	COHb 浓度超过 50% 方可呈阳性反应
分光镜检查法	镜下见到特殊吸收带	明确诊断；有助于分型和评估预后

2. 脑电图检查　图形改变与缺氧性脑病的进展程度一致。

3. 头部 CT　脑水肿表现。

（四）诊断与鉴别诊断

1. 诊断依据　病史+表现+血液 COHb 测定。

2. 鉴别诊断　脑出血、脑炎、糖尿病并发症（如低血糖昏迷、酮症酸中毒、高渗性昏迷等）、其他原因引起的中毒。

（五）治疗、预防并发症和后遗症

1. 终止 CO 吸入　迅速将患者转移到空气新鲜处，休息，吸氧，保暖，保持呼吸道通畅。

2. 氧疗

（1）吸氧：可用鼻导管和面罩吸氧。

（2）高压氧舱治疗：迅速纠正组织缺氧，缩短昏迷时间和病程，预防 CO 中毒引起的迟发性脑病。

3. 生命脏器功能支持　无高压氧舱治疗指征者，给予 100% 氧治疗，直至症状消失及 COHb 浓度降至 10% 以下；有心肺基础疾病患者建议 100% 氧治疗至 COHb 浓度降至 2% 以下。有严重冠状动脉粥样硬化病变基础者，密切监测心电变化。

4. 防治脑水肿　脱水治疗——20% 甘露醇静脉快速点滴（10ml/min）或注射呋塞米。其他治疗包括：三磷酸腺苷、肾上腺皮质激素。促进脑细胞代谢药——三磷酸腺苷、辅酶 A、细胞色素 C 和大量维生素 C 等。

5. 防治并发症和后遗症　昏迷期间应保持气道通畅，定时翻身以防发生压疮和肺炎。可酌情采用物理降温或药物降温法，必要时可采用冬眠疗法。抗生素防治感染。

（六）发病机制（最难懂的内容，最后学 TANG）

CO 中毒主要引起组织缺氧。由于中枢神经系统对缺氧耐受性最差，缺氧后可发生血管壁细胞变性、水肿、渗透性增加，引起急性脑水肿，以及继发性脑血液循环障碍及血管病变；严重时可发生血栓形成，并可造成皮质或基底节的局灶软化或坏死，或广泛的脱髓鞘病变，致使少数患者发生迟发性神经精神障碍。

具体机制——一氧化碳吸收入血后，与血红蛋白迅速形成不易解离的碳氧血红蛋白，妨碍氧合血红蛋白的解离，使血液的带氧功能发生障碍而造成低氧血症，引起组织缺氧。同时，高浓度的一氧化碳还可与含二价铁的蛋白质结合，如与肌球蛋白结合，影响氧从毛细血管弥散到细胞内的线粒体，损害线粒体功能；一氧化碳与还原型细胞色素氧化酶的二价铁结合，抑制酶活性，影响细胞呼吸和氧化过程，阻碍对氧的利用。

[经典例题 1]

男性，36 岁。急性一氧化碳中毒入院治疗 1 周后症状消失出院。1 个月后突然出现意识障碍。既往无高血压及脑血管病史。最可能的诊断是

A. 脑梗死

B. 脑出血

C. 肝性脑病

D. 中间综合征

E. 中毒迟发脑病

[参考答案] 1. E

第七章 中 暑

在暑热天气、湿度大和无风的环境条件下，因体温调节中枢功能障碍、汗腺功能衰竭和水电解质丧失过度而引发相关临床表现。

（一）病因与发病机制

中暑损伤主要是由于体温过高（>42℃）对细胞直接损伤作用，引起酶变性、线粒体功能障碍、细胞膜稳定性丧失和有氧代谢途径中断，导致多器官功能障碍或衰竭。

表 5-49　中暑引起的多系统器官功能障碍（TANG 小结）

中枢神经系统	高热引起大脑和脊髓细胞的快速死亡，继发脑局灶性出血、水肿、颅内压增高和昏迷
心血管系统	心肌缺血、坏死，促发心律失常、心功能障碍或心力衰竭，继而引起心排血量下降和皮肤血流减少，进一步影响散热，形成恶性循环
呼吸系统	呼吸频率增快和通气量增加，热射病时可致肺血管内皮损伤发生 ARDS
水和电解质代谢	大量出汗常导致水和钠丢失，引起脱水和电解质紊乱
泌尿系统	严重脱水、心血管功能障碍和横纹肌溶解等，可致急性肾衰竭
消化系统	直接热损伤和胃肠道血液灌注减少可引起缺血性溃疡，易发生消化道大出血。热射病患者发病 2~3 天后几乎均有肝坏死和胆汁淤积
血液系统	重症患者，发病 2~3 天后可出现弥散性血管内凝血（DIC）。DIC 又可进一步加重重要器官（心、肝、肾）功能障碍或衰竭

（二）临床表现与诊断

分期：热痉挛（早期）、热衰竭（中介过程）和热射病（致命）。

表 5-50　中暑的临床表现

中暑的三个阶段及主要表现（TANG 小结）		体温	实验室检查
热痉挛	有严重的肌痉挛伴有收缩痛。肌痉挛以四肢肌、咀嚼肌及腹肌等经常活动的肌肉为多见。常发生在高温环境中强体力劳动后。由于出汗过多，口渴，大量饮水而盐分补充不足以致血中氯化钠浓度显著下降，而引起四肢阵发性的强直性痉挛，最多见于下肢双侧腓肠肌，常伴有肌肉疼痛、腹绞痛及呃逆	大多正常	血钠和氯化物降低，尿肌酸增高
热衰竭	头痛、头晕、恶心，继而有口渴、胸闷、脸色苍白、冷汗淋漓、脉搏细弱或缓慢、血压偏低。可有晕厥，并有手、足抽搐。重者出现周围循环衰竭	可升高至 40℃	血细胞比容增高、高钠血症、轻度氮质血症和肝功能异常
热射病	致命性急症，典型表现为高热（>41℃）和意识障碍，早期受影响的器官依次为脑、肝、肾和心脏	高热（>41℃）	

从另一个角度，热射病在临床上可分为两型。

表 5-51　热射病的分型

热射病分型	机制	易感人群	主要表现及预后（TANG 小结）
劳力性热射病	高温环境下内源性——产热过多	平素健康的年轻人，在高温、湿度大和无风天气进行重体力劳动或剧烈体育运动数小时后发病	约 50% 患者大量出汗，心率可达 160~180 次/分，脉压增大。可发生横纹肌溶解、急性肾衰竭、肝衰竭或 MODS，病死率较高

续表

热射病分型	机制	易感人群	主要表现及预后(TANG 小结)
非劳力性(或典型性)热射病	高温环境下体温调节功能障碍——散热减少	居住拥挤和通风不良的城市体衰居民	病初,行为异常或癫痫发作,继而出现谵妄、昏迷和瞳孔缩小,严重者可出现低血压、休克、心律失常及心力衰竭、肺水肿和脑水肿

(三)治疗原则

表 5-52 中暑的治疗原则

分期	治疗原则
热痉挛与热衰竭	迅速转移到阴凉通风处休息或静卧。口服凉盐水、清凉含盐饮料。静脉补给生理盐水、葡萄糖液和氯化钾。一般患者经治疗后 30 分钟到数小时内即可恢复
热射病	紧急抢救,降温速度决定预后。应在 1 小时内使直肠温度降至 38.5℃以内。 ①体外降温:转移到通风良好的低温环境,脱去衣服,按摩四肢皮肤,使皮肤血管扩张和加速血液循环,促进散热。 无循环虚脱者——用冷水擦浴,或将躯体浸入 27~30℃水中降温。 循环虚脱者——蒸发散热降温,如用 15℃冷水反复擦拭皮肤或同时应用电风扇或空气调节器。或在头部、腋窝、腹股沟处放置冰袋,并用电扇吹风,加速散热。无上述条件时可用井水或泉水擦洗,促进蒸发降温; ②体内降温:体外降温无效者,用冰盐水进行胃或直肠灌洗,也可用无菌生理盐水进行血液透析或腹膜透析,或将自体血液体外冷却后回输体内降温; ③药物降温:常用氯丙嗪。用法:将氯丙嗪 25~50mg 稀释在 500ml 葡萄糖盐水或生理盐水中静滴 1~2 小时;病情紧急时可用氯丙嗪及异丙嗪各 25mg 稀释于 5%葡萄糖液 100~200ml 中,在 10~20 分钟内静滴完毕。如 1 小时内体温仍未下降可重复一次。肛温降至约 38℃时应暂停,如体温回升可重复运用; ④对症治疗:保持呼吸道通畅,吸氧;烦躁不安或抽搐者,可用地西泮或苯巴比妥钠肌注;肾上腺皮质激素对高温引起机体的应激和组织反应以及防治脑水肿、肺水肿均有一定效果;应用 B 族维生素和维生素 C,以及脑细胞代谢活化剂;防治心、肾、呼吸功能不全、感染

第六篇

实践综合

考情分析

历年考情概况及本篇学习方法

近年来实践综合这块很少出题，其实这部分的内容我们已经在实践技能考试中学习过了，笔试又把这部分内容单独列出来，以体现医师考试对于实践内容的重视。但这部分很难单独出题，一般结合病例出题，不属于医师考试的重点内容，建议考生：

1. 结合各症状的相关疾病复习，不要单独复习，影响复习效率，并且枯燥难以理解掌握。例如：水肿就结合肝硬化腹水和心力衰竭等疾病的临床表现一起复习，不用单独看水肿这一章。

2. 对本章内容尤其是表格内容，建议考前通读，对掌握各系统疾病有益处，但不用死记硬背，只需掌握到各个症状、体征能结合各自疾病来理解。

3. 有条件的学生要跟随老师一起复习，结合网络课堂，老师把内容串讲起来，这样比自己复习的效率高。

Learning plan
学习时间规划表

第01天　第　章	第02天　第　章	第03天　第　章	第04天　第　章	第05天　第　章	第06天　第　章
听老师的课　□ 复习讲义　□ 做习题　□	听老师的课　□ 复习讲义　□ 做习题　□	听老师的课　□ 复习讲义　□ 做习题　□	听老师的课　□ 复习讲义　□ 做习题　□	听老师的课　□ 复习讲义　□ 做习题　□	听老师的课　□ 复习讲义　□ 做习题　□
第07天　第　章	第08天　第　章	第09天　第　章	第10天　第　章	第11天　第　章	第12天　第　章
听老师的课　□ 复习讲义　□ 做习题　□	听老师的课　□ 复习讲义　□ 做习题　□	听老师的课　□ 复习讲义　□ 做习题　□	听老师的课　□ 复习讲义　□ 做习题　□	听老师的课　□ 复习讲义　□ 做习题　□	听老师的课　□ 复习讲义　□ 做习题　□
第13天　第　章	第14天　第　章	第15天　第　章	第16天　第　章	第17天　第　章	第18天　第　章
听老师的课　□ 复习讲义　□ 做习题　□	听老师的课　□ 复习讲义　□ 做习题　□	听老师的课　□ 复习讲义　□ 做习题　□	听老师的课　□ 复习讲义　□ 做习题　□	听老师的课　□ 复习讲义　□ 做习题　□	听老师的课　□ 复习讲义　□ 做习题　□
第19天　第　章	第20天　第　章	第21天　第　章	第22天　第　章	第23天　第　章	第24天　第　章
听老师的课　□ 复习讲义　□ 做习题　□	听老师的课　□ 复习讲义　□ 做习题　□	听老师的课　□ 复习讲义　□ 做习题　□	听老师的课　□ 复习讲义　□ 做习题　□	听老师的课　□ 复习讲义　□ 做习题　□	听老师的课　□ 复习讲义　□ 做习题　□
第25天　第　章	第26天　第　章	第27天　第　章	第28天　第　章	第29天　第　章	第30天　第　章
听老师的课　□ 复习讲义　□ 做习题　□	听老师的课　□ 复习讲义　□ 做习题　□	听老师的课　□ 复习讲义　□ 做习题　□	听老师的课　□ 复习讲义　□ 做习题　□	听老师的课　□ 复习讲义　□ 做习题　□	听老师的课　□ 复习讲义　□ 做习题　□
第31天　第　章					
听老师的课　□ 复习讲义　□ 做习题　□					

注意：每天的学习建议按照"听课→做题→复习讲义"三部曲来进行；另：计划一旦制订，请各位同学严格执行。

第一章　发　热

一、常见病因

发热是指人的体温超过正常高限而言，是体温调节异常的结果。

人的正常体温是随测量部位不同而异，腋表为 36~37℃，口表为 36.3~37.2℃，肛表为 36.5~37.7℃。

感染性发热：细菌、病毒、真菌等。

非感染性发热：结缔组织病、恶性肿瘤、无菌性组织坏死、内分泌疾病、脑出血、中暑、感染后发热。

二、发病机制

1. 致热原性发热

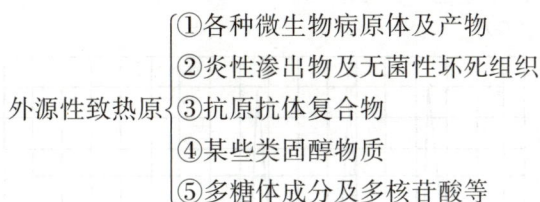

外源性致热原 { ①各种微生物病原体及产物
②炎性渗出物及无菌性坏死组织
③抗原抗体复合物
④某些类固醇物质
⑤多糖体成分及多核苷酸等

图 6-1　外源性致热原

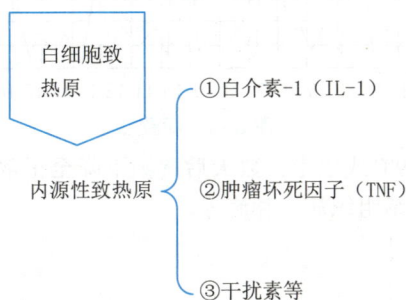

白细胞致热原

内源性致热原 { ①白介素-1（IL-1）
②肿瘤坏死因子（TNF）
③干扰素等

可通过血-脑脊液屏障直接作用体温调节中枢。

图 6-2　内源性致热原

2. 非致热原性发热

（1）体温调节中枢直接受损。

（2）引起产热过多的疾病。

（3）引起散热减少的疾病。

三、发热的分度

表 6-1　发热的分度

低热	37.3~38℃
中等度热	38.1~39℃
高热	39.1~41℃
超高热	41℃以上

四、热型与临床意义

1. 稽留热　体温恒定维持在 39~40℃以上的高水平，达数天或数周，24 小时内波动范围不超过 1℃。见于大叶性肺炎、斑疹伤寒等。

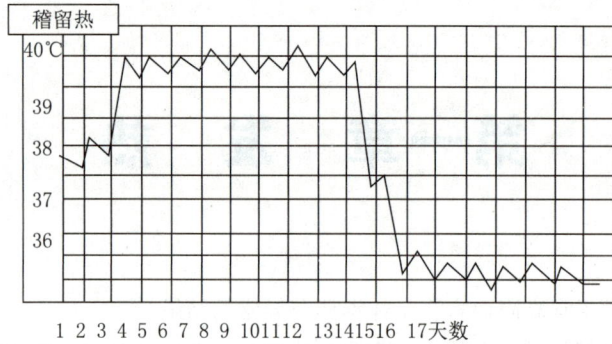
图6-3　稽留热

2. 弛张热　体温常在39℃以上，24小时波动范围超过2℃，但都在正常水平以上，见于败血症、风湿热、重症肺结核、化脓性炎症和感染性心内膜炎等。

3. 间歇热　体温骤升达高峰后持续数小时，又迅速降至正常。无热期持续1天至数天，高热期与无热期反复交替出现，见于疟疾、急性肾盂肾炎等。

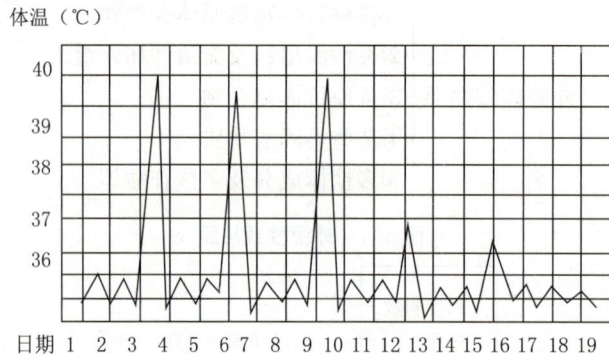
图6-4　间歇热

4. 波状热　体温逐渐上升达39℃或以上，数天后逐渐下降至正常水平，持续数天后又逐渐升高，如此反复多次。见于布氏杆菌病、结缔组织病、肿瘤等。

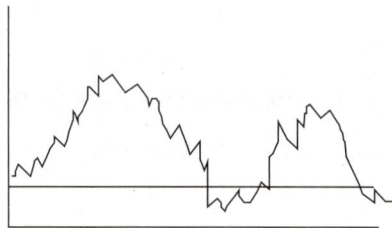
图6-5　波状热

5. 回归热　体温急骤上升至39℃或以上，持续数天后又骤降至正常水平。高热期与无热期各持续数天后规律性交替一次。见于回归热、霍奇金淋巴瘤、周期热等。

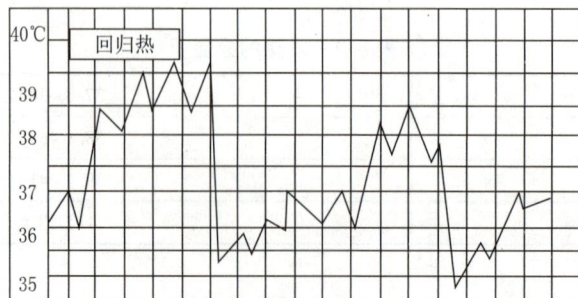
图6-6　回归热

6. 不规则热　发热无明显规律。见于结核病、风湿热、渗出性胸膜炎等。

不规则热

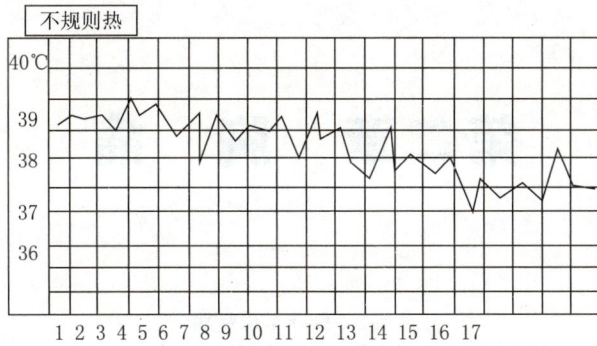

图 6-7　不规则热

五、诊断思路

发热
- 病程
  - 急性高热——感染性疾病、长期发热的早期
  - 长期发热——感染性疾病、肿瘤、结缔组织病
  - 慢性低热——器质性低热、功能性低热
- 热型
  - 稽留热——大叶性肺炎、斑疹伤寒
  - 弛张热——败血症、风湿热、重症肺结核、化脓性炎症
  - 间歇热——疟疾、急性肾盂肾炎
  - 波状热——布氏杆菌病
  - 回归热——回归热、霍奇金病
  - 不规则热——结核病、风湿热、支气管肺炎、渗出性胸膜炎

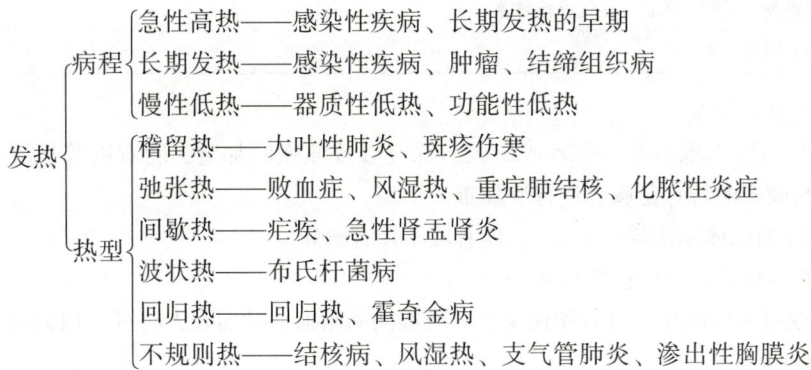

图 6-8　发热的分类及诊断

第二章　胸　痛

一、常见病因

表 6-2　胸痛常见疾病

胸壁疾病	带状疱疹、肋间神经炎、肋骨骨折
心血管疾病	心绞痛、心肌梗死、心肌病等
呼吸系统疾病	胸膜炎、气胸、血胸、支气管肺癌等
其他	如纵隔疾病等

二、引起胸痛的常见疾病及临床特点

1. 胸膜炎　胸膜炎累及壁层时可出现胸痛，跟呼吸有关，深呼吸或咳嗽时加重，随着胸腔积液量增多，胸痛减轻或消失。肿瘤性胸膜炎的特点是胸痛进行性加重。

2. 肺炎　发热+咳嗽、咳痰（病原体不同特点不同），伴有或不伴有胸痛。

特点：铁锈色痰；砖红色胶冻样痰；干咳；恶臭味。

3. 肺癌　中心性肺癌常出现刺激性咳嗽，可有脓性痰、血痰或间断咯血，肿瘤较大时可出现胸闷、气促、发热和胸痛等。

4. 肺栓塞　呼吸困难、胸痛及咯血三联征，可表现为胸膜炎性胸痛或心绞痛样疼痛。

5. 心绞痛　心肌暂时性缺血、缺氧引起，胸骨中上段之后，为压榨样疼痛，休息或含服硝酸甘油可缓解。

注意区别：心脏神经官能症：称功能性心脏不适，常见心悸、心前区疼痛、胸闷、气短、失眠多梦等。多见于女性，尤其是更年期妇女。

6. 急性心肌梗死　持久的缺血性胸痛，疼痛持续数小时，甚至数天，休息或舌下含化硝酸甘油不缓解。

7. 急性心包炎　心前区尖锐性疼痛，可因咳嗽、深呼吸、吞咽或变换体位（弯腰）而加重。

8. 食管疾病　如食管癌，进行性吞咽困难，引起的"烧灼样"疼痛往往与进食有关。

9. 主动脉夹层　胸痛特点为突然出现的剧烈的撕裂样胸痛，可以放射到背部、延伸到腹部甚至下肢。

10. 胸壁软组织、骨骼和神经病变　疼痛较局限，定位准确，按压疼痛部位往往可使疼痛加重。

①带状疱疹——"烧灼样"，沿肋间神经走行区域分布，不超过前正中线。

②肋间神经炎——刀割样疼痛，病变区域可有痛觉过敏或麻木。

胸壁疼痛和胸膜性胸痛的区别：深呼吸对于胸壁疼痛基本没有影响。

三、辅助检查

1. 疑诊肺脏病　胸部 X 线片或胸部 CT 检查。

2. 疑诊冠心病心绞痛　可选择进行运动试验或冠脉造影，疑诊心肌梗死时应行 ECG、心肌坏死标志物等检查。

3. 肺栓塞　可行 ECG、CT 肺动脉造影等。

4. 胸水　胸腔穿刺检查明确积液的性质（结核、脓胸、肿瘤等），必要时行胸腔镜检查。

5. 疑诊食管疾病时可行内镜检查。

四、诊断思路

胸痛
- 是急性还是慢性
  - 急性胸痛——气胸、肺梗死、心绞痛、心肌梗死
  - 慢性胸痛——胸部肿瘤、肺结核
- 是否胸外疾病引起——腹部疾病的反射痛
- 是胸壁疾病还是胸腔内疾病
  - 胸壁疾病——皮肤、皮下组织、肌肉、神经和骨骼关节病变
  - 胸腔内疾病——心血管、支气管、肺、胸膜、纵隔、食管疾病

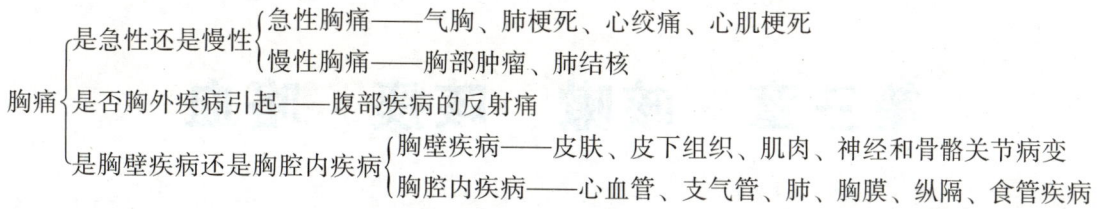

图 6-9　胸痛诊断思路

第三章　咳嗽、咳痰、咯血

一、咳嗽

是一种反射性的防御动作，有助于清除呼吸道内的分泌物或异物。

1. 咳嗽的性质

干性咳嗽；湿性咳嗽。

2. 咳嗽的时间与规律

表6-3　咳嗽的时间与规律

突发性咳嗽	吸入异物、肿瘤压迫气管或支气管分叉处
发作性咳嗽	百日咳、以咳嗽为主要症状的支气管哮喘
长期慢性咳嗽	慢性支气管炎、支气管扩张、肺脓肿及肺结核等
夜间咳嗽	左心衰竭等

敲黑板

咳嗽变异性哮喘的特点：
①以咳嗽为主要特点，表现为发作性的呼气性呼吸困难；
②清晨或夜间发病多见；
③支气管扩张剂和糖皮质激素有效；
④抗生素无效。

3. 咳嗽的音色

(1)声音嘶哑：声带的炎症或肿瘤压迫喉返神经。

(2)鸡鸣样咳嗽：多见于百日咳等。

(3)金属音咳嗽：常见因纵隔肿瘤、主动脉瘤或支气管癌直接压迫气管所致。

二、咳痰

1. 痰液的性状

(1)铁锈色痰：肺炎链球菌肺炎(大叶性肺炎)。

(2)砖红色胶冻样痰：肺炎克雷伯杆菌肺炎(叶间隙下坠、蜂窝状脓肿)。

(3)臭痰：厌氧菌感染，如吸入性肺脓肿。

(4)慢性咳嗽、咳痰：慢性支气管炎，缓解期：白色、黏液样；急性感染后：黄绿色或脓性。

(5)持续咳大量脓性痰：支气管扩张。

(6)痰液留置后可出现分层：支气管扩张、肺脓肿。

(7)大量白色泡沫样痰：细支气管肺泡癌具有特征性的临床表现。

(8)大量粉红色泡沫样痰：急性左心衰竭。

2. 伴随症状

(1)伴发热提示急性支气管或肺部感染。

(2)伴咯血见于支气管扩张、肺结核、肺脓肿、支气管肺癌、二尖瓣狭窄等。

（3）伴杵状指（趾）（长期慢性缺氧所致）见于支气管扩张、慢性肺脓肿、支气管肺癌和脓胸等。

3. 辅助检查

（1）胸部 X 线片检查。

（2）病原学检查。

三、咯血

1. 量：小量咯血<100ml/24h；

中等量咯血 100~500ml/24h；

大咯血>500ml/24h（或一次咯血超过 300ml）。

2. 呕血和咯血的鉴别

咯血：咳嗽、鲜红色或暗红色，可混有痰液或泡沫，常常有喉部发痒的感觉。

呕血：恶心感，外观常常为咖啡色，可混有食物。

3. 病因

（1）呼吸系统疾病：支气管扩张、肺炎、急慢性肺脓肿、肺结核、肺栓塞、肺癌等。

（2）心血管系统疾病：左心衰竭、二尖瓣狭窄、肺动脉高压、先天性心脏病等。

（3）凝血和出血功能障碍性疾病。

（4）传染病和寄生虫病。

4. 临床表现

（1）大咯血：常见支气管扩张、肺部空洞出血、二尖瓣狭窄等。

（2）咯血颜色和性状：痰中带血常见支气管炎、肺良性肿瘤、肺癌、支气管扩张等；粉红色泡沫样痰多见左心衰竭。

5. 辅助检查

（1）检查血小板计数和凝血功能。

（2）支气管扩张——高分辨 CT（HRCT）是有效的诊断手段。肺栓塞——CT 肺动脉造影。

（3）小量到中等量咯血——支气管镜检查是确定咯血部位和病因的主要手段。

第四章　呼吸困难

一、肺源性呼吸困难

1. 吸气性呼吸困难　出现三凹征，常见喉部、气管、大支气管的狭窄与阻塞。

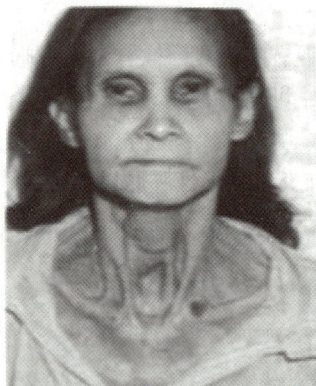

图 6-10　三凹征

2. 呼气性呼吸困难　常见于慢性支气管炎(喘息型)、支气管哮喘、阻塞性肺气肿等。

3. 混合性呼吸困难　常见于重症肺炎、大面积肺栓塞、弥漫性肺间质疾病、大量胸腔积液、气胸等。

二、心源性呼吸困难

最常见的原因为慢性充血性心力衰竭，常见病因包括冠心病、高血压性心脏病、心瓣膜病(尤其是二尖瓣狭窄)等。

1. 左心衰竭

夜间阵发性呼吸困难是慢性充血性心力衰竭的特征性表现。患者常于睡眠中憋醒、出汗，必须坐起或站立方可使呼吸困难缓解。由于支气管黏膜充血水肿引起广泛的气道狭窄，在肺部可闻及大量的哮鸣音，酷似支气管哮喘的发作，又称为"心源性哮喘"。

2. 右心衰竭

引起呼吸困难的主要机制为体循环淤血，呼吸困难的程度往往较左心衰竭轻。

3. 先天性发绀型心脏病

主要病理改变为心脏内右向左分流，如 Fallot 四联症(室间隔缺损+肺动脉狭窄+主动脉骑跨+右心室肥厚)。Fallot 四联症患者常常采取蹲踞位以缓解呼吸困难。

三、中毒性呼吸困难

1. CO 中毒　红细胞携氧能力下降，引起呼吸困难。可出现意识障碍，口唇呈樱桃红为其重要特征。

2. 亚硝酸盐中毒，又称肠源性发绀　血中高铁血红蛋白含量增加，使得红细胞的携氧能力下降。

3. 有机磷中毒　可引起肺水肿，发生呼吸困难。

四、血液病性呼吸困难

重度贫血，典型表现为劳力性呼吸困难。贫血的发生速度、严重程度和呼吸困难的症状相关，贫血发生越快，程度越重症状就越明显。

五、异常呼吸形式

1. 代谢性酸中毒　出现深大呼吸，称为 Kussmaul 呼吸，常见于糖尿病酮症酸中毒、尿毒症酸中毒等。

2. 中枢抑制引起呼吸困难　Cheyne-Stokes 呼吸和 Biot 呼吸。多见于重症颅脑疾病，如脑血管意外、脑炎、脑膜炎；吗啡、巴比妥、有机磷农药中毒等。

敲黑板

呼吸困难 {
　急性 {
　　胸片正常——支气管哮喘、高通气综合征、肺栓塞
　　胸片异常——肺炎、ARDS、气胸、血胸、胸腔积液、心衰、急性中毒
　　胸片可疑——肺栓塞→螺旋CT、肺动脉造影、放射性核素肺通气/血流灌注扫描
　}
　慢性 {
　　胸片正常——支气管哮喘、高通气综合征、心衰
　　胸片异常——COPD、慢性气肿性呼吸衰竭、胸腔积液、心衰
　　胸片可疑——弥漫性肺病、纵隔疾病→胸部CT
　}
}

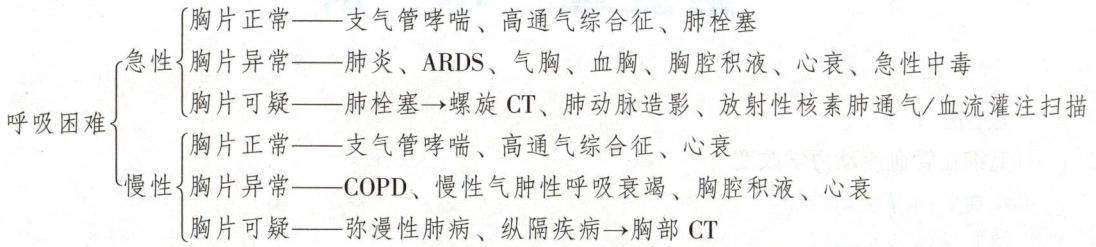

图 6-11 呼吸困难的胸片检查

第五章　水　肿

一、发生机制

（一）毛细血管血流动力学改变

1. 毛细血管内静水压增加。

2. 血浆胶体渗透压降低。

3. 组织液胶体渗透压增高。

4. 组织间隙机械压力降低。

5. 毛细血管通透性增强。

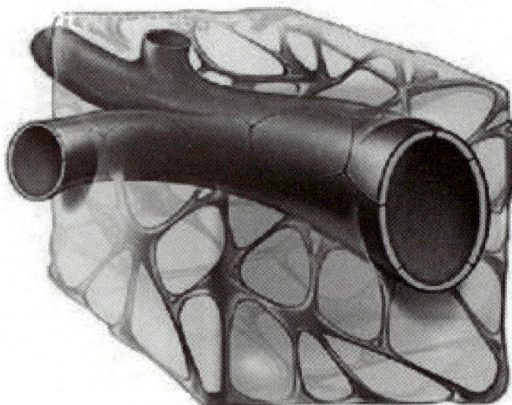

图 6-12　毛细血管

（二）钠水潴留

1. 肾小球滤过功能降低。

2. 肾小管对钠水的重吸收增加

（1）肾小球滤过分数增加。

（2）醛固酮分泌增加。

（3）抗利尿激素分泌增加。

（三）静脉、淋巴回流障碍多产生局部性水肿。

二、常见病因

1. 全身性水肿

（1）心源性水肿：右心衰竭、缩窄性心包炎等。

（2）肾源性水肿：肾小球肾炎、肾病综合征等。

（3）肝源性水肿：病毒性肝炎、肝癌及肝硬化等。

（4）营养不良性水肿：常见于低蛋白血症、维生素 B_1 缺乏症等。

（5）结缔组织病性水肿：常见于系统性红斑狼疮等。

（6）变态反应性水肿：如血清病等。

（7）内分泌性水肿：常见于希恩综合征、Graves 病、甲状腺功能减退症及 Cushing 综合征等。

（8）特发性水肿：周期性水肿，可能与月经周期变化有关。

（9）其他：贫血性水肿、妊娠中毒性水肿。

（10）药物性水肿：肾上腺皮质激素等。

2. 局限性水肿

（1）静脉阻塞性水肿。

（2）淋巴梗阻性水肿。

（3）炎症性水肿。

（4）变态反应性水肿。

表6-4　各种常见水肿疾病的临床特点

	心源性	肝源性	肾源性	营养不良性	内分泌性
开始水肿部位	从足部开始，下垂部位明显	足部开始，腹水更突出	眼睑或足部开始	足部开始	胫前或眼眶周围
可凹性	是	是	是	是	是或否
是否伴有胸腹水	常见	常见	可见	常见	少见
发展速度	缓慢	缓慢	迅速	缓慢	缓慢
伴随症状、体征	心脏增大、肝大、颈静脉怒张	肝脾大、黄疸、肝掌、蜘蛛痣、腹壁静脉曲张	高血压、尿量减少	消瘦、体重下降、皮脂减少	怕冷、反应迟钝或心悸、多汗、便秘或腹泻
辅助检查	超声心动图	肝酶升高、凝血功能下降、白蛋白下降	血尿、蛋白尿、血肌酐升高	血白蛋白下降、贫血	甲状腺功能或其他分泌功能异常

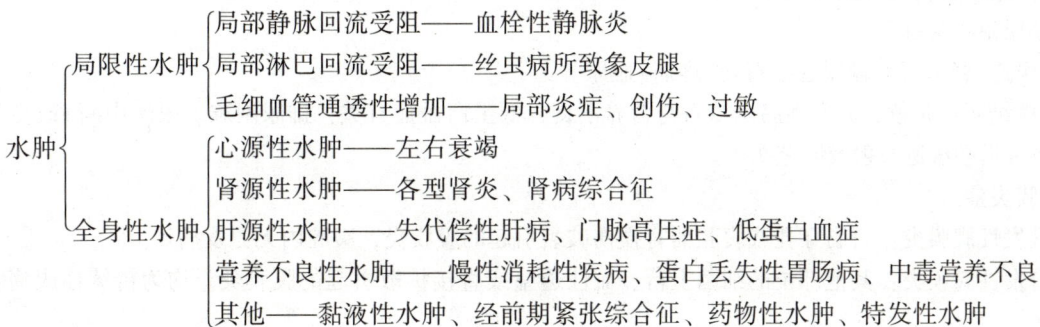

图6-13　水肿的病因

第六章　腹　痛

一、病因及常见疾病临床特点

（一）急性腹痛

1. 腹腔器官急性炎症

（1）急性胃肠炎：不洁、生冷食物史+腹痛、腹泻。

（2）急性胰腺炎：暴饮暴食+上腹痛，向腰背部带状放射。

（3）急性阑尾炎：右下腹麦氏点（Mc Burney）压痛（+）。

（4）胆囊炎：暴饮暴食，Murphy（+）。

2. 腹部空腔器官阻塞或扩张

（1）肠梗阻：腹痛+腹胀+呕吐+停止排气。

（2）胆石病

a. 胆囊结石：饱餐、进食油腻+右上腹绞痛+无黄疸+B超（强回声，有声影）。

b. 肝外胆管结石：结石造成胆管梗阻出现：腹痛+黄疸，若继发胆管炎有典型的Charcot三联征（腹痛+黄疸+寒战高热），B超示胆管内强回声团后伴声影。

（3）泌尿系统结石

a. 上尿路（肾结石、输尿管结石）：疼痛+血尿。

b. 膀胱结石：儿童，原发性膀胱结石与营养不良，低蛋白血症有关，排尿困难、尿流中断+改变姿势后继续排尿+远端尿道放射及阴茎头等。

3. 腹膜炎症

（1）继发性腹膜炎：胃肠穿孔或腹腔器官损伤破裂引起的腹膜炎，腹腔内无原发病灶。

（2）自发性腹膜炎：其他部位的细菌上行、血性透壁或直接扩散引起的腹膜炎。均为持续性腹痛，有腹膜刺激征。

4. 腹腔器官扭转　如肠扭转、卵巢扭转等，多具有突发持续性伴阵发性绞痛的特点。

5. 腹壁疾病　如腹壁皮肤带状疱疹、腹壁挫伤。

6. 腹腔内血管病变　如夹层腹主动脉瘤等。

7. 全身性病因　心绞痛、急性心肌梗死、肺梗死、胸膜炎、胸椎结核等。

（二）慢性腹痛

1. 消化性溃疡最常见　周期性、节律性腹痛。

2. 腹腔器官的慢性炎症　如反流性食管炎、慢性胃炎、结核性腹膜炎等。

3. 腹腔肿瘤的压迫及浸润　以恶性肿瘤多见，多无规律，呈隐痛或胀痛，逐渐加重，如胃癌、结肠癌、肝癌等。

二、发病机制

1. 内脏性腹痛　部位不明确，感觉模糊，多为不适、钝痛、灼痛；常伴恶心、呕吐、出汗等其他自主神经兴奋症状。

2. 躯体性腹痛　定位准确，腹痛程度剧烈而持续；可因咳嗽、体位变化而加重。

3. 牵涉痛　定位准确、有压痛及感觉过敏等。如胆囊炎常引起右肩部不适等。

三、腹痛主要的伴随症状

1. 腹痛伴发热、寒战　提示有炎症存在，见于急性胆道感染等。

2. 腹痛伴休克、贫血　腹腔实质器官破裂。

3. 腹痛伴黄疸　肝、胆、胰疾病有关。

4. 腹痛伴大量呕吐　胃肠道梗阻。

5. 腹痛伴血尿　可能为泌尿系统疾病。

四、腹痛的部位

1. 中上腹　胃、十二指肠。

2. 右上腹　肝胆疾病。

3. 右下腹　阑尾炎（McBurney）。

4. 脐部或脐周　小肠疾病。

5. 下腹部　膀胱炎、盆腔炎及异位妊娠破裂。

6. 弥漫性或部位不定　急性弥漫性腹膜炎。

五、腹痛的性质——连连看

绞痛——空腔脏器痉挛或梗阻；

持续性——内脏的炎症；

节律性——消化性溃疡；

钻顶样——胆道蛔虫病；

突发刀割样——胃、十二指肠穿孔。

六、诊断流程

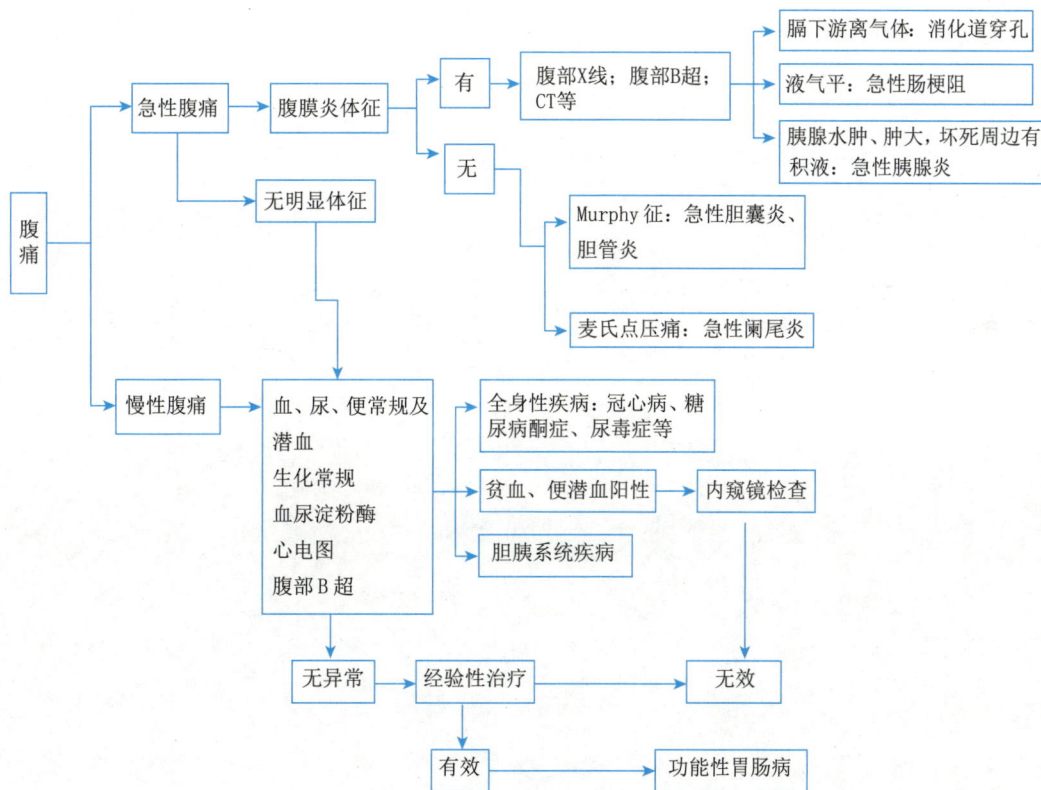

图 6-14　腹痛的诊断流程

[经典例题1]

对于腹痛性质与疾病的关系，下列说法有误的是

A. 阵发性绞痛－输尿管结石

B. 阵发性钻顶痛－胆道蛔虫症

C. 剧烈刀割样痛－十二指肠溃疡穿孔

D. 持续性胀痛－实质性脏器发炎

E. 间歇性胀痛－胆总管结石

[参考答案] 1. E

第七章　腹　泻

一、概述

腹泻：排便次数增多（>3 次／日）或粪便量增加（>200g／d），粪质稀薄（含水量>85%）。

慢性腹泻：腹泻超过 3 周。

二、发生机制及分类

1. 分泌性腹泻

胃肠道水和电解质分泌过多或吸收受抑制。特点是粪便为水样，无脓血，禁食 48 小时后腹泻仍持续存在。

霍乱——大量水样腹泻即属于典型的分泌性腹泻。

2. 渗透性腹泻

肠腔内含有大量不能被吸收的物质，使肠腔内渗透压升高，大量液体被动进入肠腔而引起腹泻。禁食 48 小时后腹泻停止或显著减轻。

服用盐类泻剂、甘露醇、消化不良——发生高渗性腹泻。

3. 渗出性腹泻

肠道炎症、溃疡等引起。特点是粪便含有渗出液和血，见于各种肠道感染或非感染性炎症及肿瘤溃烂等。

4. 动力性腹泻　由肠蠕动亢进致肠内食糜停留时间缩短等。

5. 吸收不良性腹泻。

三、临床特点

表 6-5　不同性状粪便的提示疾病

暗红色稀果酱样便	阿米巴痢疾
黏液脓血便、里急后重	细菌性痢疾
白色淘米水样便（米泔水样）	霍乱
红豆汤样便	出血坏死性肠炎

第八章　恶心、呕吐

一、常见病因

1. 中枢性呕吐

表6-6　中枢性呕吐有关的疾病

颅压增高	脑水肿、颅内占位病变等 常表现有喷射性呕吐
化学感受器受刺激	阿片、吗啡、洋地黄等中毒以及酮症酸中毒、代谢性酸中毒等代谢产物的刺激
脑血管功能障碍	偏头痛等
神经性呕吐	神经性厌食症

2. 反射性呕吐

（1）腹部器官疾病：幽门梗阻、肠梗阻、急性胰腺炎等。

（2）胸部器官疾病。

（3）头部器官疾病：如青光眼，由于眼压突然升高，经三叉神经的反射作用引起恶心、呕吐。

3. 前庭障碍性呕吐　如迷路炎、梅尼埃病及晕动病。

二、临床特点

1. 喷射性呕吐　颅内高压所致。

2. 进食后立刻发生呕吐，吐后又可进食　神经症所致。

3. 呕吐酸腐宿食　幽门梗阻。

4. 呕吐物带粪臭味　低位肠梗阻。

5. 呕吐大量酸性液体　胃泌素瘤、十二指肠溃疡等。

6. 呕吐物不含胆汁　梗阻平面在十二指肠乳头以上。

7. 呕吐物含多量胆汁　梗阻平面在十二指肠乳头以下。

8. 呕吐物为咖啡渣　提示上消化道出血。

9. 呕吐伴有听力障碍、眩晕　前庭障碍性呕吐。

10. 晨起呕吐、hCG增多　早孕反应呕吐。

第九章　呕血、便血

呕血：上消化道疾病(指屈氏韧带以上的消化道，包括食管、胃、十二指肠、肝、胆、胰疾病)或全身性疾病所致的上消化道出血，常伴有黑便。

便血：便血颜色可呈黑色、鲜红、暗红，少量出血时可无粪便颜色改变，需经隐血试验才能确定者，称为隐血。

一、常见病因

1. 食管疾病　食管静脉曲张破裂，反流性食管炎等。

2. 胃及十二指肠疾病　消化性溃疡最常见，非甾体抗炎药、饮酒、应激、胃癌。

3. 食管胃底静脉曲张破裂出血。

4. 上消化道邻近器官或组织疾病。

5. 肠道原发疾病　肠道肿瘤、肠道炎症性病变、肠道血管病变、痔和肛裂。

6. 全身疾病累及肠道　如白血病、系统性红斑狼疮、白塞病、尿毒症等。

注意：下消化道出血的最常见病因为大肠癌和大肠息肉。

二、临床特点

1. 上消化道出血　呕血与黑便。

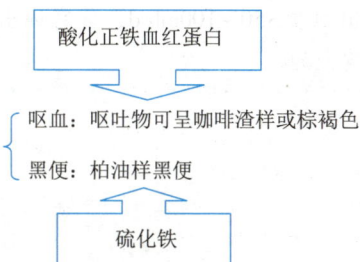

图 6-15　呕血和黑便

2. 下消化道出血

(1)痔、肛裂或直肠肿瘤：排便后有鲜血滴出或喷射出或黏附于粪便表面。

(2)急性细菌性痢疾：黏液脓血便。

(3)急性出血性坏死性肠炎：洗肉水样血便，并有特殊的腥臭味。

(4)阿米巴痢疾：暗红色果酱样的脓血便。

注意：猪肝、动物血、铁剂、铋剂、炭粉及中药等药物也可使粪便变黑，但一般为灰黑色无光泽，且隐血试验阴性，可供鉴别。

3. 周围循环障碍

(1)出血量<血容量的 10%~15%：多无明显症状。

(2)出血量>血容量的 20%：冷汗、心慌、脉搏增快、四肢厥冷等急性失血症状。

(3)出血量>血容量的 30%：急性周围循环衰竭的表现，血压下降、脉搏细数、呼吸急促及休克等。

4. 血液学　早期无明显改变，出血 3~4 小时后可有红细胞比容及血红蛋白逐渐降低。

5. 其他　大量呕血可出现发热、氮质血症等表现。

三、辅助检查

1. 实验室检查　血常规、血型、出凝血时间、隐血试验，肝功、血肌酐、尿素氮等。

2. 胃镜检查　明确上消化道出血病因的首选检查。出血后 24~48 小时内进行，称急诊胃镜检查。

3. X 线钡餐检查　检查一般在出血停止后进行。

4. 其他检查

呕血
便血
├ 假性呕血便血
│　├ 鼻咽部出血或咯血咽下
│　├ 进食含铁食物（猪血、动物血）——大便隐血试验可阳性
│　└ 某些药物（硫酸亚铁、铋剂、活性炭）——粪便可呈黑色
└ 真性呕血便血
　├ 区分上下消化道出血
　│　├ 上消化道出血——呕血为主，柏油样便
　│　└ 下消化道出血——便血为主，咖啡色，鲜红色便
　├ 确定出血部位——食管、胃、十二指肠、胰腺、直肠、肛门
　├ 确定出血量
　│　├ 大便隐血试验阳性——出血量>5ml/d
　│　├ 黑便——出血量>50~80ml/d
　│　├ 开始呕血——出血量>250~300ml/次
　│　├ 出现失血症状——出血量>400ml/次
　│　└ 休克——出血量>800ml
　└ 判断有无活动性出血
　　├ 头晕、出冷汗、呕血、便血、血压↓、心率↑、肠鸣音活跃、
　　└ RBC 和 Hb 进行性降低、大便潜血持续阳性、胃管抽出鲜血

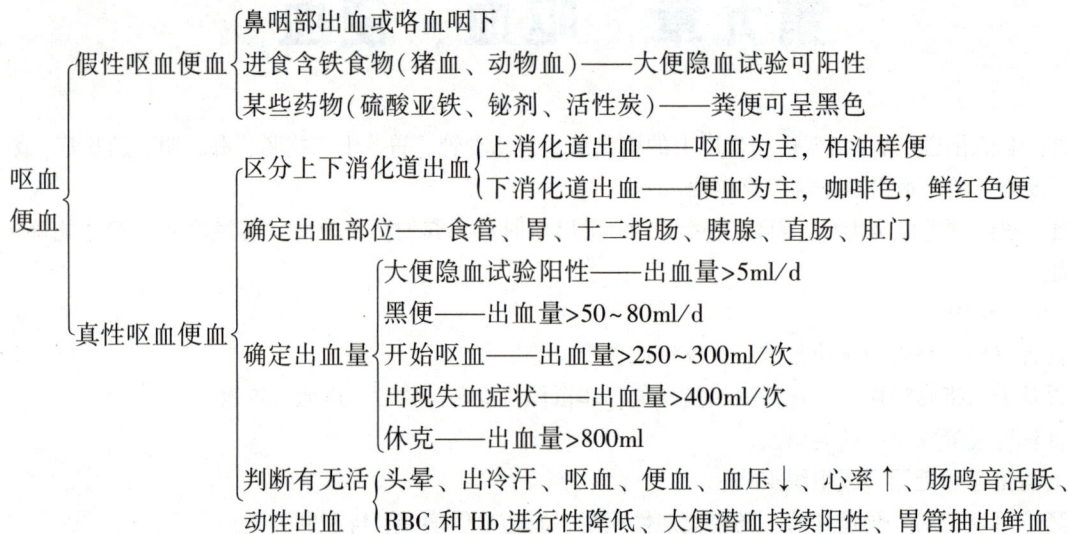

图 6-16　呕血、便血的诊断思路

敲黑板

　　在考试指导中的内容是黑便的出血量>50~100ml/d，休克的出血量>1000ml/d。这个内容在不同版本的教材中差别较大，但是不影响做题。

第十章　黄　疸

一、概述

黄疸是由于胆红素代谢障碍而引起血清内胆红素浓度升高所致。

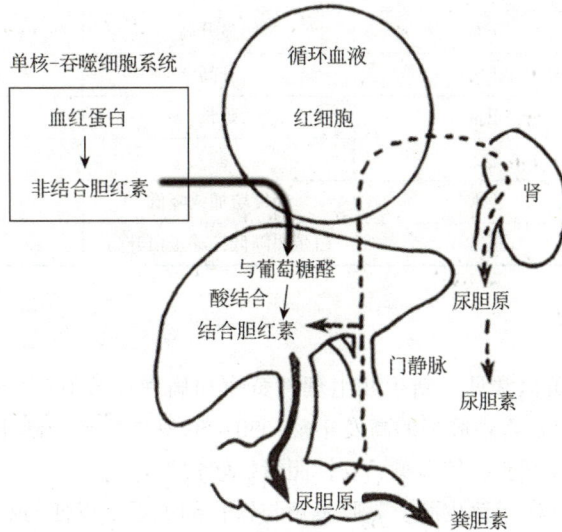

图6-17　胆红素代谢过程

隐性黄疸：血清胆红素浓度为17.1～34.2μmol/L（1～2mg/dl）时，而肉眼看不出。

显性黄疸：血清胆红素浓度>34.2μmol/L（2mg/dl）时，巩膜、皮肤、黏膜以及其他组织和体液出现黄染。

二、黄疸分类及临床表现

1. **溶血性黄疸**　海洋性贫血、遗传性球形红细胞增多症、自身免疫性溶血性贫血、新生儿溶血、不同血型输血后的溶血以及蚕豆病、阵发性睡眠性血红蛋白尿等引起的溶血。

凡是引起溶血的疾病都可以引发溶血性黄疸。

急性溶血：发热+寒战+头痛、呕吐+腰痛，贫血+黄疸+血红蛋白尿（酱油色尿）。

慢性溶血：贫血+黄疸+肝脾大。

2. **肝细胞性黄疸**

各种致肝细胞严重损害的疾病引起，如病毒性肝炎、肝硬化、中毒性肝炎等。

临床表现为：皮肤、黏膜浅黄色至深黄色，可有轻度皮肤瘙痒，其他为肝脏原发病的表现。

3. **胆汁淤积性黄疸**

胆汁淤积可分为肝内性和肝外性。皮肤呈暗黄色，胆道完全阻塞者颜色呈深黄色，甚至呈黄绿色，并有皮肤瘙痒及心动过缓，尿色深，粪便颜色变浅或呈白陶土色。

4. **先天性非溶血性黄疸**

先天性非溶血性黄疸（Gilbert综合征），是一组以非结合胆红素升高为特征的病症。由于遗传性缺陷致肝细胞对胆红素摄取、转运、结合或排泄障碍而引起的高胆红素症。

表 6-7　三种黄疸实验室检查

检查项目	溶血性	肝细胞性	胆汁淤积性
TB	增加	增加	增加
CB	轻度增加	中度增加	明显增加
CB/TB	<0.2	>0.2，<0.5	>0.5
尿胆红素	阴性	阳性	强阳性
尿胆原	增加	轻度增加	减少或消失
血红蛋白尿	可阳性	阴性	阴性
ALT、AST	正常	明显升高	可升高
ALP	正常	升高	升高明显
PT	正常	延长	延长
对 VitK 反应	无	差	好
胆固醇	正常	轻度增加或降低	明显增加
血浆蛋白	正常	白蛋白降低，球蛋白升高	正常

三、病史采集

现病史：

1. 年龄与性别　婴儿期黄疸常见于新生儿生理性黄疸和病理性黄疸（如新生儿肝炎和先天性胆管闭锁）；儿童期至 30 岁以前，是病毒性肝炎的高发年龄；30～50 岁男性是肝硬化和原发性肝癌的高发人群；50 岁以上是肿瘤高发期，男性胰头癌较多见，女性胆管癌较常见。

2. 针对黄疸本身的问诊　①了解皮肤、黏膜发黄与饮食的关系，以便与高胡萝卜素血症等进行鉴别；②黄疸起病情况：如起病急或缓，是否有多人同时发病。同时多人发病常见于病毒性肝炎；③了解黄疸持续的时间与波动情况，有利于梗阻性黄疸与肝细胞性黄疸的鉴别诊断；④黄疸对全身状况的影响：肝细胞性黄疸的程度与肝功能损害程度呈正相关，先天性胆红素代谢障碍者一般情况良好。

3. 相关鉴别问诊　①黄疸伴发热：常见于病毒性肝炎、肝脓肿、急性溶血性疾病、大叶性肺炎等。病毒性肝炎、急性溶血性疾病可先有发热后出现黄疸。②黄疸伴上腹剧烈疼痛：多见于胆道结石、肝脓肿、胆道蛔虫病；右上腹剧痛、寒战高热、黄疸为夏科三联征，提示有急性化脓性胆管炎；持续性右上腹钝痛或胀痛可见于病毒性肝炎、肝脓肿或原发性肝癌。③黄疸伴肝大：肝脏轻度至中度肿大、质地软或中等硬度、表面光滑，常见于病毒性肝炎、急性胆道感染、胆道阻塞，而肝脏明显肿大、质地硬、表面不平，则更多见于肝硬化、原发性肝癌。④黄疸伴胆囊肿大：提示胆总管阻塞，常见于胰头癌、壶腹癌或胆总管癌等。⑤黄疸伴腹水：多见于重型肝炎、肝硬化失代偿期、肝癌等。

第十一章　发　绀

发绀是指血液中还原血红蛋白或异常血红蛋白衍生物增多使皮肤和黏膜呈青紫色，也可称为紫绀。

检查部位：口唇、指（趾）甲床等。

多见于：严重心、肺疾病和各种原因引起的休克、中毒以及高铁血红蛋白血症。

一、发病机制

Hb：还原血红蛋白：超过 50g/L——发绀。

氧合血红蛋白

血红蛋白浓度正常，$SaO_2<85\%$时，发绀已明确可见。

敲黑板

发绀一定提示缺氧吗？缺氧都会有发绀吗？

①患者血红蛋白>180g/L 时，虽然 $SaO_2>85\%$ 亦可出现发绀。

②严重贫血（Hb<60g/L）时，有缺氧，$SaO_2<85\%$，但不一定显示发绀。

二、临床特点

1. 还原血红蛋白增加（真性发绀），包括：

表 6-8　发绀的分类

中心性发绀	周围性发绀
全身性的（四肢、躯干等）	肢体的末端与下垂部位
皮肤温暖	受累皮肤冰冷
肺性发绀、心性混合性发绀	淤血性、缺血性

2. 血液中存在异常血红蛋白衍生物

高铁血红蛋白血症等，虽给予氧疗但发绀不能改善，只有给予静脉注射亚甲蓝或大量维生素 C，发绀方可消退。

三、伴随症状

1. 发绀+呼吸困难　见于重症心肺疾病所致呼吸衰竭，如重症肺炎、支气管哮喘、慢性阻塞性肺疾病（COPD）、肺心病、肺栓塞、气胸及各种心脏病等；

2. 发绀+杵状指（趾）　主要见于发绀型先天性心脏病及某些慢性肺部疾病。

第十二章　紫　癜

紫癜是出血性疾病的常见皮肤表现，除过敏性紫癜外，一般紫癜均不高出皮肤表面。

皮肤出血点瘀点：直径<2mm；

紫癜：直径 2~5mm；

瘀斑：直径>5mm；

出血性疾病是指身体自发性或轻微创伤后出血不止的一组疾病，常由于止血功能障碍引起。

止血过程：

①小血管发生收缩；

②血小板黏附和聚集形成白色血栓——暂时止血；

③凝血因子参与形成红色血栓（即纤维蛋白凝块）——永久止血。

一、常见病因

1. 血管壁异常　遗传性出血性毛细血管扩张症；过敏性紫癜；各种药物性血管性紫癜，如青霉素和磺胺药等；如蛇毒、蜂毒等。

2. 血小板异常　再障、白血病、ITP、DIC、脾亢、血小板无力症、药物因素，如阿司匹林等。

3. 凝血异常　血友病（包括 A 和 B）、遗传性 FXI缺乏症，纤维蛋白原缺乏症等。

4. 抗凝剂纤维蛋白溶解异常　肝素使用过量、香豆素类药物过量、溶栓类药物过量等。

5. 复合性止血机制异常　血管性血友病、DIC 等。

二、诊断思路

```
         ┌ 皮肤黏膜出血为主   ┌ 血小板数量减少——DIC、ITP
         │ ——血小板或血管异常 │ 血小板数量增多——原发性血小板增多症
紫癜 ┤                     │ 血小板功能缺陷——尿毒症
         │                     └ 血管异常——过敏性紫癜
         │                     ┌ ATPP 延长、PT 正常——血友病、FXI 缺乏症
         └ 肌肉血肿和关节出血为主 │ APTT 正常、PT 延长——FⅦ 缺乏症
                               └ APTT 延长、PT 延长——纤维蛋白原缺乏症、维生素 K 缺乏症、肝病
```

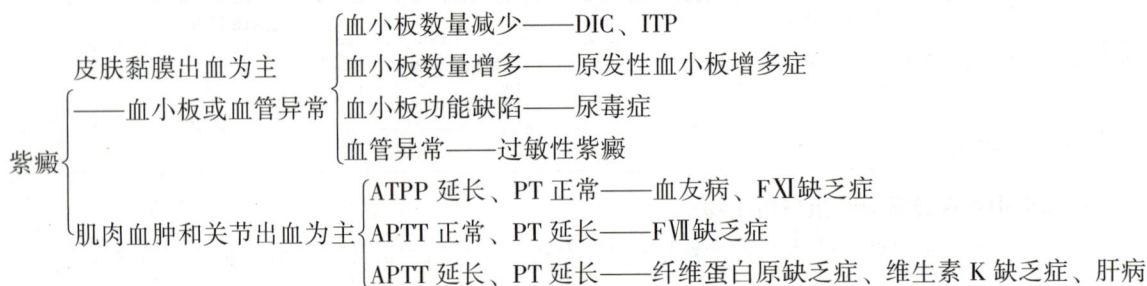

图 6-18　紫癜的诊断思路

注：APTT：活化部分凝血活酶时间；PT：凝血酶原时间；TT：凝血酶时间

第十三章　苍白乏力

苍白乏力是贫血的主要表现，凡是贫血均可引起苍白乏力。

贫血是指外周血液在单位体积中的血红蛋白浓度、红细胞计数和(或)血细胞比容低于正常最低值，以血红蛋白浓度较为重要。

血红蛋白成年男性低于 120g/L；成年女性低于 110g/L、妊娠期低于 100g/L，可诊断为贫血。

一、临床特点

乏力和皮肤黏膜苍白+组织缺氧引起的症状。

1. 心血管系统　活动后心悸、气短最为常见。查体可以有心脏扩大，心尖部出现收缩期吹风样杂音。

2. 神经系统表现　头痛、头晕、耳鸣、易倦以及注意力不集中。维生素 B_{12} 缺乏时可有对称性远端肢体麻木、深感觉障碍及步态不稳等症状。

3. 消化系统表现　食欲减退、恶心较常见。舌炎、舌乳头萎缩见于营养性贫血，黄疸及脾大常见于溶血性贫血患者。

4. 泌尿生殖系统表现　肾脏浓缩功能减退，表现为多尿、尿比重降低。

二、诊断思路

贫血 ┤
　急性贫血——RBC 丢失过多、破坏过多——急性失血、溶血性贫血
　慢性贫血 / RBC 生成减少 ┤
　　造血干细胞异常：再障、MDS、先天性红细胞生成障碍性贫血
　　造血调节因子异常：肾性贫血(EPO 生成减少)、慢性病性贫血
　　骨髓造血微环境异常：骨髓纤维化、骨髓硬化症
　　造血原料不足：缺铁性贫血、巨幼细胞贫血

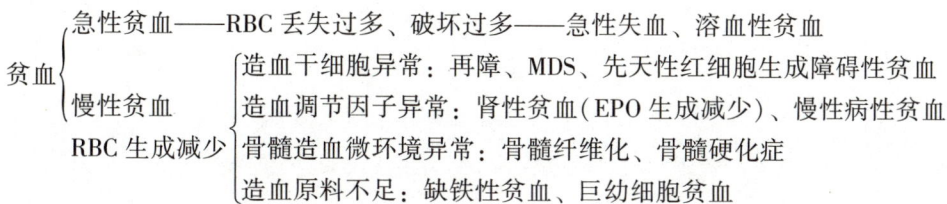

图 6-19　贫血的诊断思路

注意诊断过程中的一些事项：

1. 急性失血　失血性贫血。

2. 慢性失血　缺铁性贫血。

3. 体格检查

(1)皮肤和黏膜出血点、紫癜和瘀斑：常见于再生障碍性贫血、急性白血病等。

(2)黄疸：是溶血性贫血的重要体征。

(3)淋巴结肿大：若有无痛性肿大时应考虑淋巴瘤、淋巴细胞白血病等引起的贫血。

(4)舌和指甲：舌乳头萎缩呈镜面舌，见于巨幼细胞贫血，指甲变扁平或呈反甲(匙状指)，常为严重缺铁性贫血的特征。

(5)骨压痛和叩击痛：胸骨压痛为白血病的重要体征；多处骨压痛和叩击痛，特别是扁骨部位常为多发性骨髓瘤的特征。

(6)脾大：巨脾伴贫血一般仅见于慢性粒细胞白血病和原发性骨髓纤维化症。

(7)神经系统：维生素 B_{12} 缺乏引起的巨幼细胞贫血可有下肢痛觉、触觉(特别是位置觉)的减退或消失，对诊断有意义。

4. 辅助检查

(1)血象：血细胞比容(HCT)、血红蛋白(Hb)、红细胞计数和红细胞有关参数(MCV、MCH、MCHC)；白细胞计数、分类和血小板计数；网织红细胞计数(正常值 0.005～0.015)和绝对数[正常值

$(24\sim84)\times10^9/L$]：这是判断骨髓造血情况最有价值的指标。

（2）尿液检查：尿常规异常伴贫血多提示肾性贫血，尿潜血或尿含铁血黄素试验（Rous试验）阳性提示血管内溶血，尿胆红素阴性而尿胆原强阳性提示溶血性贫血。

（3）粪常规、隐血和虫卵检查：对消化道出血和某些寄生虫病如钩虫病等引起的贫血有诊断价值。

（4）骨髓检查：各种白血病引起的贫血只有骨髓检查才能确诊，再生障碍性贫血和巨幼细胞性贫血的骨髓特点对诊断有重要价值。

第十四章　心脏杂音

心脏杂音是指除心音和额外心音之外，由心室壁、瓣膜或血管壁振动产生的异常声音，它对某些心脏病的诊断有重要意义。

一、心脏瓣膜听诊区

二尖瓣听诊区：心尖部；

肺动脉瓣听诊区：胸骨左缘第 2 肋间；

主动脉瓣听诊区：胸骨右缘第 2 肋间；

主动脉瓣第二听诊区：胸骨左缘 3、4 肋间；

三尖瓣听诊区：剑突下偏左或偏右。

二、杂音的临床特点

器质性杂音：风心病二狭；

功能性杂音：相对二狭——重度主闭(A-F 杂音)；

病理性杂音：粗糙、吹风高调，常伴震颤等；

生理性杂音：儿童、青少年多见；柔和、吹风样。

敲黑板

1. 3 级以上杂音常合并震颤，多为器质性。

2. 舒张期杂音和连续性杂音 均为器质性，而收缩期杂音可为器质性也可为功能性。

3. 杂音分类 收缩期、舒张期、连续性(动脉导管未闭最常见)、双期杂音。

三、常见心脏杂音的听诊特点

(一)心尖部

1. 二尖瓣狭窄 舒张期，隆隆样，局限不传导。

2. 二尖瓣关闭不全 收缩期，吹风样，向左腋下传导。

3. 相对性二狭 重度主动脉关闭不全(Austin-Flint 杂音)。

4. 二尖瓣乳头肌功能失调或断裂 喀喇音。

(二)胸骨右缘第 2 肋间

主动脉瓣狭窄：收缩期、喷射性、递减，向颈部传导(胸骨右缘第二肋间)。

区别：肥厚梗阻型心肌病——胸骨左缘下段心尖内侧(胸骨左缘 3、4 肋间)，收缩中期或晚期喷射性杂音。

(三)胸骨左缘第 2 肋间

1. 肺动脉瓣狭窄 收缩期、喷射样。

2. 二狭导致肺动脉瓣相对性关闭不全 Graham Steel 杂音。

(四)胸骨左缘 2、3 肋间

1. 动脉导管未闭 粗糙响亮的连续机器样，向左锁骨下、颈部、背部传导。

2. 房缺 收缩期杂音，伴 P_2 固定分裂。

(五)胸骨左缘 3、4 肋间

1. **主动脉瓣关闭不全**　舒张早期，叹气样杂音呈递减型，向下传导，可达心尖区，坐位前倾更易听到，呼气末屏气时杂音增强。

2. **室间隔缺损**　响亮而粗糙的收缩期杂音，向心前区传导。

敲黑板

心脏瓣膜杂音是常考知识要点，由于内容多记忆难度大，同学们可以采取按瓣膜听诊位置记杂音的方法。

第十五章　心　悸

一、概述

心悸是一种自觉心脏跳动的不适感或心慌感。心悸时，心率可快、可慢。

在病理情况下，凡能引起心脏搏动增强、心输出量增加、心律失常的心脏内或心脏外因素均可引起心悸。

二、临床特点

1. 心脏搏动增强

生理性：

①健康人在剧烈运动或精神过度紧张时；

②饮酒、喝浓茶或咖啡后；

③应用某些药物，如肾上腺素、麻黄碱、咖啡因、阿托品、甲状腺片等。

病理性：

①心室肥大可引起心悸；

②甲亢：基础代谢与交感神经兴奋增高；

③贫血：血液携氧量减少，机体保证供氧，通过增加心率来代偿；

④发热；

⑤低血糖、嗜铬细胞瘤引起的肾上腺素释放增多。

2. 心律失常

(1)心动过速、过缓或其他心律失常，均可出现心悸。

(2)其他心律失常：期前收缩、心房扑动或颤动等。

3. 心脏神经症。

三、诊断思路

1. 发作诱因　剧烈运动、浓茶、咖啡、过度吸烟和饮酒史，药物如阿托品、β 受体拮抗剂等。

2. 发作时间、频率和病程　心悸呈突发突止，多与心律失常有关。

3. 伴随症状

(1)伴心前区痛：冠心病、心肌炎、心包炎，亦可见于心脏神经官能症等。

(2)伴发热：见于急性传染病、风湿热、心肌炎、心包炎、感染性心内膜炎等。

(3)伴晕厥：见于高度房室传导阻滞、心室颤动或阵发性室性心动过速、病态窦房结综合征等。

(4)伴贫血：见于各种原因引起的急性失血。

(5)伴呼吸困难：见于急性心肌梗死、心包炎、心肌炎、心力衰竭、重度贫血等。

(6)伴消瘦及出汗：见于甲状腺功能亢进。

(7)伴失眠、头晕和乏力等神经衰弱症状：见于心脏神经症。

4. 体格检查(略)。

5. 辅助检查

(1)常规检查：

①血常规；

②血电解质及血糖；

③心电图、动态心电图；

④超声心动图。

（2）特殊检查

①怀疑甲状腺功能亢进：T_3、T_4、TSH 以及甲状腺吸碘率等；

②怀疑嗜铬细胞瘤者检查：血中儿茶酚胺、肾和肾上腺超声、CT；

③怀疑贫血者除化验血常规之外，必要时查骨髓穿刺。

第十六章 消 瘦

一、概述

1. 超重 体重超过标准体重10%。

2. 消瘦 体重低于标准体重10%。

消瘦见于各种疾病，几乎所有的疾病晚期都有消瘦。

二、常见病因、发病机制和临床特点

1. 内分泌及代谢性疾病

（1）甲状腺功能亢进症。

（2）糖尿病。

（3）腺垂体功能减退。

（4）原发性慢性肾上腺功能减退症。

（5）嗜铬细胞瘤。

2. 其他

（1）消化系统疾病：肠道炎性病变（溃疡性结肠炎、克罗恩病）、消化性溃疡、肝脏、胆道和胰腺疾病。

（2）慢性消耗性疾病：肿瘤、结核、艾滋病等。

（3）自身免疫性疾病消瘦。

（4）药物性消瘦。

（5）神经性（精神性）厌食等。

第十七章　淋巴结肿大

一、概述

淋巴结为体内重要的免疫器官，淋巴结中充满着淋巴细胞、浆细胞和巨噬细胞，发挥着体液和细胞免疫应答功能。包括浅表淋巴结、深部淋巴结。

淋巴结分布全身，直径多在 0.2~0.5cm，质软、光滑、无粘连、无压痛，若在表浅淋巴结区触及直径 >1cm 的淋巴结，或深部发现淋巴结均为淋巴结肿大。

二、常见病因

1. 局限性淋巴结肿大

（1）非特异性淋巴结炎：由引流区的急、慢性炎症引起，如急性化脓性扁桃体炎。

（2）淋巴结结核：多位于颈部，质硬、可粘连。

（3）恶性肿瘤淋巴结转移：质硬、粘连、不易推动、无压痛，如胃癌和食管癌转移到左锁骨上淋巴结（Virchow 淋巴结），肺癌转移到右锁骨上淋巴结。

（4）单纯性淋巴结炎：淋巴结本身的急性炎症。

2. 全身淋巴结肿大

（1）感染性疾病：艾滋病、麻风、梅毒等。

（2）结缔组织疾病：SLE、干燥综合征、结节病等。

（3）血液系统疾病：急、慢性白血病、淋巴瘤等。

三、诊断思路

1. 局部淋巴结肿大　有痛性肿大以感染多见，无痛性肿大以肿瘤多见。

2. 全身淋巴结肿大　有痛性肿大多为反应性肿大，无痛性肿大以肿瘤多见。

第十八章　进食哽噎、疼痛、吞咽困难

一、概述

进食哽噎、疼痛，吞咽困难是一组常见消化系统临床症状，吞咽困难往往有重要临床意义。

二、常见病因

1. 口腔、咽、喉病变　如口腔炎、扁桃体脓肿、咽后壁脓肿、白喉、咽喉部结核以及肿瘤等。

2. 先天性疾病　新生儿或哺乳期出现吞咽困难或呕吐，应考虑先天性疾病，如食管狭窄、食管闭锁等。

3. 食管疾病　食管异物、意外损伤、食管炎、食管癌、食管憩室、食管结核、食管裂孔疝等。

4. 胃病变　胃食管吻合术后。

5. 神经肌肉病变或失功能　重症肌无力、舌咽神经、迷走神经麻痹等。

三、诊断思路

吞咽困难 $\begin{cases} \text{假性吞咽困难——癔球症} \\ \text{真性吞咽困难} \begin{cases} \text{口咽喉：口腔炎、扁桃体炎、白喉、结核肿瘤} \\ \text{食管：先天性食管闭锁、食管炎、食管癌、食管憩室、食管受压} \\ \text{胃：贲门癌侵犯食管下段，造成食管狭窄神经肌肉病变：重症肌无力、} \\ \text{舌咽神经麻痹、迷走神经麻痹、贲门失弛缓症} \end{cases} \end{cases}$

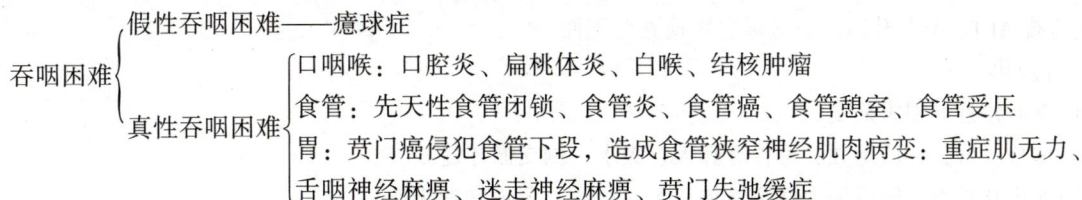

图 6-20　吞咽困难诊断思路

四、辅助检查

1. 食管 X 线稀钡双重对比造影检查是诊断进食疼痛、吞咽困难的首选影像学方法，是鉴别上述食管、胃疾病的简单、易行、有效的手段，依据各自的影像学特征，不难明确诊断。

2. 食道镜是另一个鉴别诊断进食疼痛、吞咽困难的直接、有效的重要检查手段，对于临床怀疑有早期恶性病变的患者，应该选择纤维食管镜检查。在直视下钳取多块组织做病理组织学检查。

3. CT 扫描检查主要用于食管癌临床分期、确定治疗方案和治疗后随访，增强扫描有利于提高诊断准确率，可以清楚显示食管与邻近器官的关系，对于明确诊断、确定部位、了解疾病程度、制定治疗方案都有极重要的作用。另外对于鉴别由于食管受压所致的进食疼痛、吞咽困难，是极为重要的方法。

第十九章　肝　大

一、常见病因

1. 感染　病毒、立克次体、细菌、真菌、寄生虫等均可侵犯肝脏而引起肝大，以病毒性肝炎引起的肝大最为常见。

2. 肝硬化　早期可有肝大，晚期可表现为肝脏缩小。

3. 肿瘤与肝囊肿。

4. 中毒性或药物性肝炎　多种化学物质及药物可导致肝大。

5. 淤血性肝大　见于右心衰竭、心包炎、心肌病、下腔静脉阻塞等，肝脏因淤血而肿大。

二、常见疾病的临床特点

1. 病毒性肝炎

临床特点：常有倦怠、食欲缺乏、肝区痛等症状；体检肝大、有触痛，伴有或不伴有皮肤黏膜黄染；血生化检查 ALT、AST 升高；病毒标志物检查可阳性。

2. 肝硬化

(1) 常有慢性肝损害病史。

(2) 体检：肝大、质地硬，可伴有脾大、腹水、侧支循环建立。

(3) 血生化检查：转氨酶活性可增加，A/G 倒置，凝血功能障碍。

(4) 超声检查：可显示肝、脾大小和外形等。

(5) 上消化道 X 线检查：可发现食管静脉曲张呈虫蚀样或蚯蚓状充盈缺损，胃底静脉呈菊花样充盈缺损。

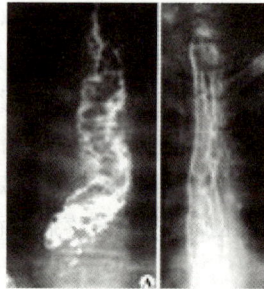

图 6-21　食管静脉曲张

(6) 内镜检查：可观察到食管胃底静脉曲张及其部位和程度。

(7) 肝活组织检查：假小叶形成。

3. 原发性肝癌

(1) 多发生于肝硬化基础之上。

(2) 肝区疼痛(最常见的症状，多为首发)、肝脏进行性肿大(最常见的体征)和消瘦、质地坚硬、表面凸呈结节状。

(3) 大多数患者血清甲胎蛋白高于 400μg/L。

(4) B 型超声——肝癌筛查的首选方法(直径>1cm 的)、CT 等影像学检查有助于诊断。

(5) 超声或 CT 引导下细针穿刺+活组织检查是确诊肝癌最可靠的方法。

4. 继发性肝癌　其原发灶多在胃肠道和生殖系统。

5. 肝脓肿

寒战高热、肝区叩击痛和肝大；B 型超声（首选检查）、CT 有助于诊断。肝穿刺有立竿见影的诊治价值。

6. 淤血性肝大

临床特点：心源性肝大常伴有颈静脉怒张、肝-颈静脉回流征；通常转氨酶活性正常；超声心动图检查能够更准确地提供心腔形态、结构方面的信息，并可对心功能进行评估。

7. 白血病

可因肿瘤细胞浸润或继发性感染而引起肝大。临床特点：常有发热、贫血、皮肤黏膜出血等表现，可伴有淋巴结和脾大；大多数患者末梢血白细胞及幼稚细胞数量增多等。

三、诊断思路

诊断思路同上述内容。

第二十章　脾　大

一、概述

正常大小的脾脏在肋缘下不能触及，正常脾脏浊音界在左侧腋中线第9~11肋间，若仰卧位或右侧卧位在肋缘下能触及脾脏，并除外下移因素，或B超提示正常大小，称为脾大。

脾肿大的测量方法

轻度肿大：脾缘下不超过肋下2cm；

中度肿大：脾缘超过肋下2cm，在脐水平线以上；

高度肿大：超过脐水平线或前正中线，即巨脾。

二、常见病因

1. 急性感染

(1)病毒感染：见于病毒性肝炎、传染性单核细胞增多症、巨细胞病毒感染。

(2)细菌性感染：见于败血症、伤寒、副伤寒、急性粟粒性结核、脾脓肿。

(3)螺旋体感染：回归热、钩端螺旋体病。

2. 亚急性和慢性感染：见于亚急性感染性心内膜炎、结核病、布氏杆菌病、血吸虫病、黑热病、疟疾等。

3. 自身免疫病　见于系统性红斑狼疮、类风湿关节炎、Felty综合征等。

4. 溶血性贫血　见于遗传性球形细胞增多症、自身免疫性溶血性贫血、地中海贫血、血红蛋白病等。

5. 骨髓增生性疾病(MPD)：见于慢性粒细胞白血病(CML，也属于恶性血液病)、真性红细胞增多症、原发性血小板增多症、原发性骨髓纤维化(MF)。

6. 恶性血液病　见于急性白血病、慢性白血病、淋巴瘤等。

7. 淤血　门脉性肝硬化、心源性肝硬化、胆汁性肝硬化、血吸虫性肝硬化、脾静脉阻塞等。

8. 脾肿瘤与囊肿。

9. 其他　类脂沉积病等。

三、临床特点

除有引起脾大的原发疾病的表现外，脾大本身可以没有症状，有的病人可有左上腹饱胀感或不适感，会影响食欲，若发生脾栓塞时，会有局部疼痛。

四、诊断思路

```
                              脾大
           ┌───────────────────┴───────────────────┐
  发热、脾脏触痛、血白细胞增高，中      无发热、脾脏触痛及白细胞增高，中
  性粒细胞或嗜酸性粒细胞增高            性粒细胞或嗜酸性粒细胞正常
           │ 感染性脾肿大                      │ 非感染性脾肿大
  病毒、细菌、螺旋体感染、              淤血性、血液病、结缔组织病、
  立克次体、寄生虫感染                  单核/巨噬细胞增多
           │                                  │
  病毒性肝炎、传染性单核细胞增多症、    肝硬化、门静脉高压、缩窄性心包炎、
  疟疾、伤寒、感染性心内膜炎、急性      白血病、淋巴瘤、骨髓纤维化、脾功
  粟粒性肺结核、败血症、血吸虫病        能亢进、溶血性贫血
```

肝功能异常，肝炎标志物阳性 → 病毒性肝炎

血培养阳性，骨髓培养阳性 → 伤寒，副伤寒，败血症

血涂片阳性 → 疟疾

肝穿活检见假小叶 → 肝硬化

肝脾肿大，骨穿确诊 → 白血病

呕血便血，食管静脉曲张 → 门静脉高压

肝脾肿大、黄疸，红细胞寿命缩短 → 溶血性贫血

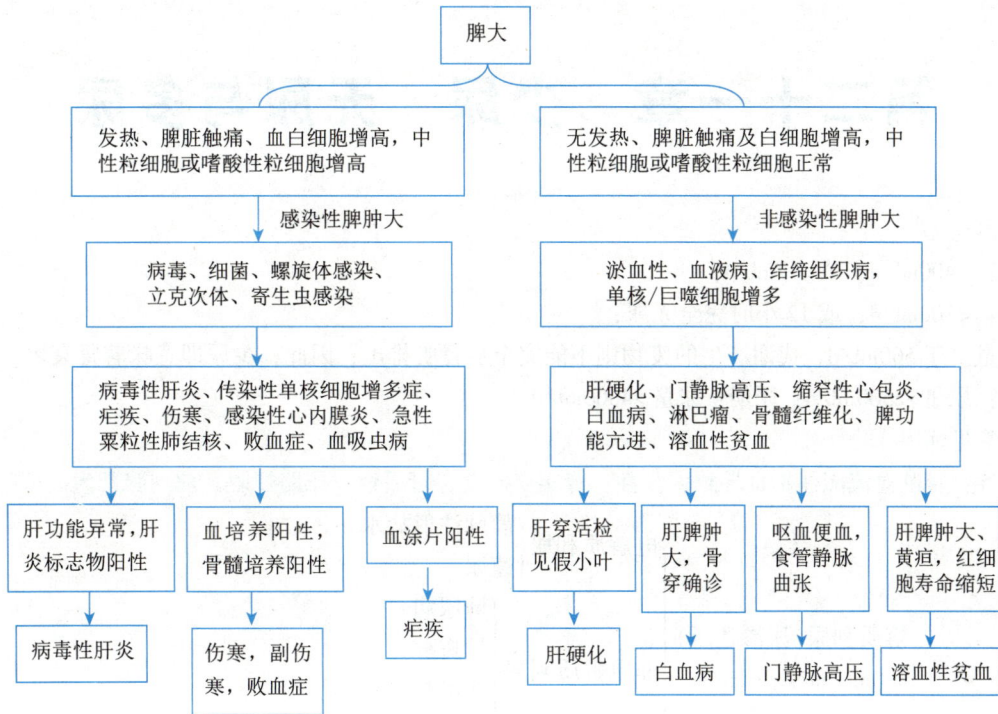

图 6-22 脾大诊断思路

第二十一章　少尿、无尿与多尿

一、概述

少尿：<400ml/d，或<17ml/h；

无尿：<100ml/d，或12小时完全无尿；

若尿量少于500ml/d，代谢产生的废物则不能完全从肾脏排出，因此，少尿即意味着肾衰竭。

多尿：尿量>2500ml/d；尿崩：尿量>4000ml/d。

二、常见病因

肾前性：肾脏血流灌注不良导致；肾性：肾实质病变；肾后性：尿路梗阻、前列腺肥大。

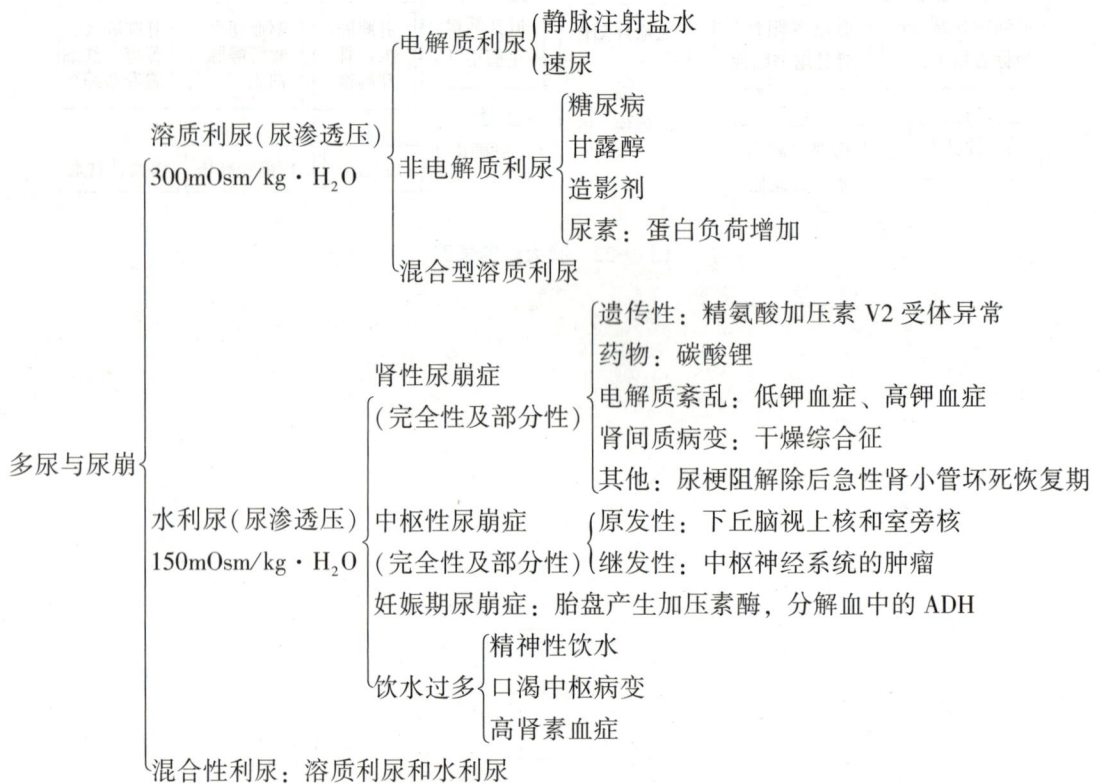

```
                                              ┌ 静脉注射盐水
                          ┌ 电解质利尿 ───────┤
                          │                    └ 速尿
        溶质利尿(尿渗透压) │                    ┌ 糖尿病
        300mOsm/kg·H₂O    ┤ 非电解质利尿 ──────┤ 甘露醇
                          │                    │ 造影剂
                          │                    └ 尿素：蛋白负荷增加
                          └ 混合型溶质利尿

                                              ┌ 遗传性：精氨酸加压素V2受体异常
                                              │ 药物：碳酸锂
                          ┌ 肾性尿崩症 ────────┤ 电解质紊乱：低钾血症、高钾血症
                          │ (完全性及部分性)   │ 肾间质病变：干燥综合征
                          │                    └ 其他：尿梗阻解除后急性肾小管坏死恢复期
多尿与尿崩 ┤              │                    ┌ 原发性：下丘脑视上核和室旁核
        水利尿(尿渗透压) ┤ 中枢性尿崩症 ──────┤
        150mOsm/kg·H₂O   │ (完全性及部分性)   └ 继发性：中枢神经系统的肿瘤
                          │ 妊娠期尿崩症：胎盘产生加压素酶，分解血中的ADH
                          │                    ┌ 精神性饮水
                          └ 饮水过多 ──────────┤ 口渴中枢病变
                                              └ 高肾素血症
          └ 混合性利尿：溶质利尿和水利尿
```

图6-23　多尿与尿崩的病因

敲黑板

肾前性少尿、无尿，肾实质本身无器质性病变，如果肾缺血程度较重而且比较持久，特别是接触肾毒性物质时，易发生急性肾小管损伤，而转变为肾性少尿。

三、临床特点

1. 肾前性少尿、无尿

(1)有引起肾脏灌注不良的疾病或诱因。

(2)尿常规大致正常。

（3）肾小管功能良好，尿浓缩功能正常，一般尿比重>1.020，尿渗透压>500mOsm/kg·H_2O。

（4）血尿素（mg/dl）：血肌酐（mg/dl）≥20∶1。

（5）在及时纠正原发病后，肾功能迅速恢复。

2. 肾性少尿、无尿

（1）有肾脏病的病史和体征。

（2）尿常规异常：蛋白尿、血尿、管型尿。

（3）肾小管功能异常，包括浓缩功能，尿比重常<1.015，尿渗透压<350mOsm/kg·H_2O。

（4）治疗相对困难。

（5）完全无尿，很少见，仅见于广泛肾皮质坏死和极个别的急进性肾小球肾炎患者。

3. 肾后性少尿、无尿

（1）典型表现：突然完全无尿，可反复发作（这一条的提示价值最高）。

（2）有尿排出者，尿常规可有血尿（非肾小球源性）、白细胞尿，但不会出现大量蛋白尿。

（3）有尿路梗阻的形态学改变。

（4）急性梗阻解除后，多数患者于两周左右肾功能恢复正常。

四、辅助检查

1. 血、尿常规，血、尿渗透压。

2. 血生化全套（包括肝、肾功能和血糖、血白蛋白、血脂及心肌酶、电解质）。

3. 尿路 B 超。

4. 颅脑及垂体的 CT、MRI。

五、相关疾病

包括急性肾衰竭、中枢性尿崩症、心力衰竭、糖尿病。

第二十二章　血　尿

一、概述

镜下血尿：新鲜尿液离心沉淀后>3个/HP。

肉眼血尿：每1L尿液中含有1ml血液时，尿液呈红色或呈洗肉水色。

二、病因

98%的血尿是由泌尿系统疾病引起的，2%的血尿由全身性疾病或泌尿系统邻近器官病变所致。

1. 泌尿系统疾病　各种肾小球疾病、各种间质性肾炎、尿路感染、泌尿系统结石、结核、肿瘤、多囊肾、息肉、先天性畸形等。

2. 全身性疾病

（1）感染性疾病：败血症、流行性出血热、钩体病、丝虫病等。

（2）血液病：白血病、再障、血小板减少性紫癜等。

（3）免疫性疾病。

（4）心血管疾病等。

3. 尿路邻近器官疾病　急性阑尾炎、结肠炎、输卵管炎、盆腔炎、盆腔肿瘤等也可以偶尔发生血尿。

4. 化学药品或药品对尿路的损害　磺胺药、甘露醇、铅、环磷酰胺引起的出血性膀胱炎。

5. 功能性血尿　平时运动量小的健康人，突然加大运动量时可出现运动性血尿。

6. 直立性血尿　是指血尿在自立位时出现，平卧位时消失。

三、区别肾小球性血尿与非肾小球性血尿

肾小球源性血尿的特征是：

①全程血尿——尿三杯

②无痛性血尿；

③尿中无凝血；

④红细胞管型；

⑤变形红细胞——相差显微镜。

四、诊断思路

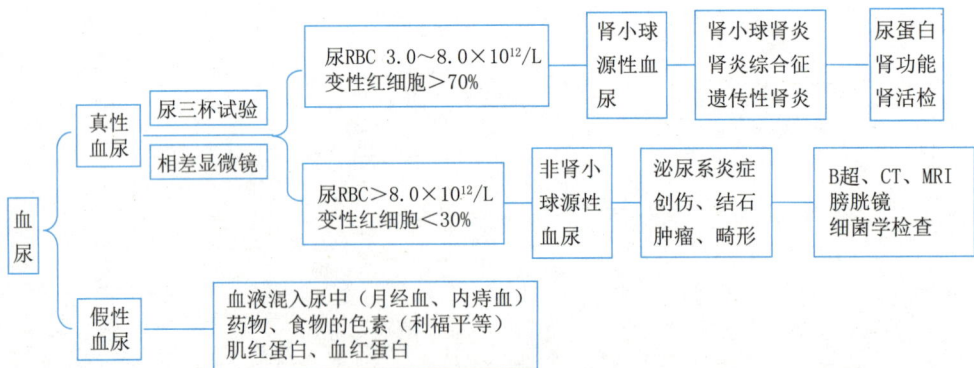

图 6-24　血尿的诊断思路

第二十三章　头　痛

一、分类

原发性：又称特发性头痛，不能归因，如偏头痛、紧张型头痛。

继发性：各种颅内病变如脑血管疾病、颅内感染、颅脑外伤，以及滥用精神活性药物等。

二、头痛发病情况

1. 急性起病+发热　感染疾病引起。

2. 急剧头痛+不同程度意识障碍　脑血管疾病。

3. 慢性进行性头痛+颅压高　颅内占位性病变。

4. 长期反复发作或搏动性头痛　血管性头痛（如偏头疼）或神经官能症。

三、伴发症状

1. 伴剧烈呕吐　为颅内压增高。

2. 慢性头痛突然加剧伴意识障碍　提示可能发生脑疝。

3. 伴视力障碍　可见青光眼或脑肿瘤。

4. 伴脑膜刺激征　脑膜炎或蛛网膜下腔出血。

5. 伴癫痫　可见于脑血管畸形，脑内寄生虫病或脑肿瘤等。

第二十四章　意识障碍

一、临床表现

1. 嗜睡　最轻的意识障碍，是一种病理性倦怠。病人能被唤醒，醒后正确回答问题和做出各种反应，当刺激去除后很快进入嗜睡状态。

2. 意识模糊　在嗜睡基础上对时间、地点或人物等定向力丧失。

3. 昏睡　持续深度睡眠状态。在强烈的刺激(压迫眶上神经)下才能唤醒。醒时答话含糊或答非所问。外界刺激停止后立即又昏睡。

4. 昏迷(不能被唤醒)　最严重的意识障碍，表现为持续性意识完全丧失。根据对周围环境或外界刺激的反应，分为三度：

(1)浅昏迷：对语言、声音、强光等刺激均无反应，无自发性语言，对光反射、角膜、吞咽等反射等可存在。

(2)中度昏迷：对强烈疼痛刺激的防御反应、角膜与瞳孔对光等反射均减弱，大小便失禁或潴留。

(3)深昏迷：全身肌肉松弛，对各种刺激全无反应，深浅反射均消失。

二、伴随症状

1. 瞳孔缩小　吗啡、有机磷、巴比妥中毒，脑桥受损(记忆：小桥喝着咖啡，吃着乐果等芭比)。

2. 瞳孔散大　颠茄类(654-2、阿托品)、酒精、低血糖，氰化物等中毒，癫痫及枕骨大孔疝(又名小脑扁桃体疝，注意不是小脑幕切迹疝)。

3. 双瞳孔大小不等　小脑幕切迹疝(可以是颞叶钩回疝或海马沟回疝)、Horner 综合征(肺癌压迫交感神经，孔小球陷睑下垂)。

4. 脑膜刺激征　流脑、乙脑、结脑、脑出血、蛛网膜下腔出血。

脑膜刺激征：颈强直、Kernig 征(克氏征)、Brudzinski 征(布氏征)。

三、诊断思路

$$
\text{意识障碍}
\begin{cases}
\text{无定位体征}
\begin{cases}
\text{有原发病——尿毒症、肝性脑病、糖尿病酮症酸中毒} \\
\text{无原发病——感染性中毒性脑病、CO、安眠药、有机磷中毒}
\end{cases} \\
\text{有定位体征}
\begin{cases}
\text{锥体束征——脑出血、脑水肿、脑血栓、脑肿瘤、脑血肿} \\
\text{脑膜刺激征：流脑、乙脑、结脑、脑出血、蛛网膜下腔出血}
\end{cases}
\end{cases}
$$

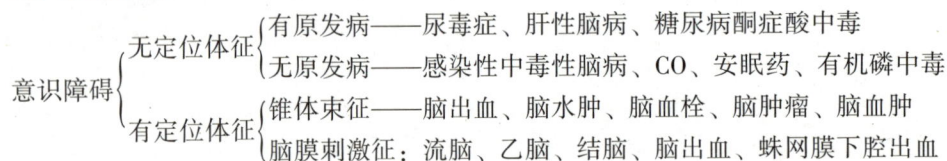

图 6-25　意识障碍的诊断思路

病理反射(即锥体束征)(Babinski、Oppenheim、Gordon、Hoffmann 征)。

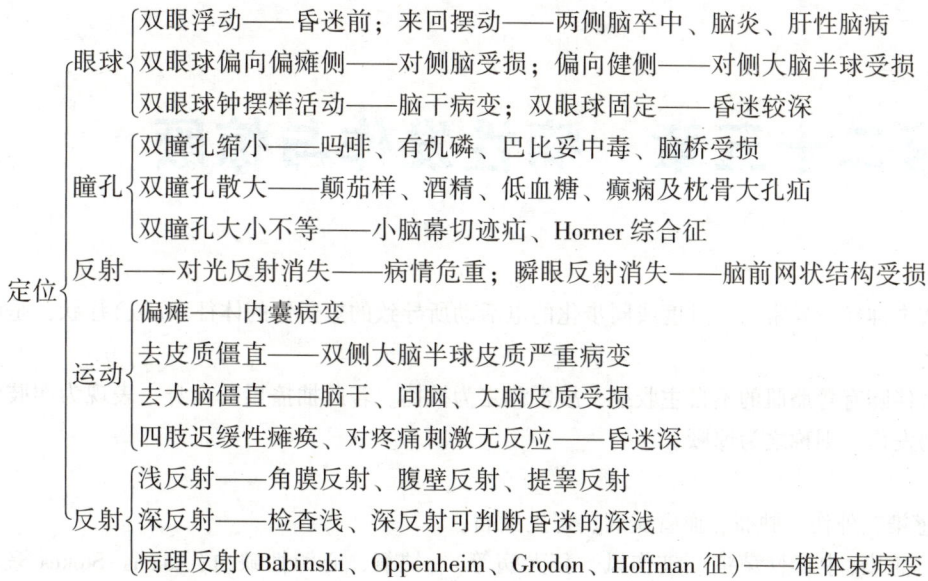

定位 {
　眼球 {
　　双眼浮动——昏迷前；来回摆动——两侧脑卒中、脑炎、肝性脑病
　　双眼球偏向偏瘫侧——对侧脑受损；偏向健侧——对侧大脑半球受损
　　双眼球钟摆样活动——脑干病变；双眼球固定——昏迷较深
　}
　瞳孔 {
　　双瞳孔缩小——吗啡、有机磷、巴比妥中毒、脑桥受损
　　双瞳孔散大——颠茄样、酒精、低血糖、癫痫及枕骨大孔疝
　　双瞳孔大小不等——小脑幕切迹疝、Horner 综合征
　}
　反射——对光反射消失——病情危重；瞬眼反射消失——脑前网状结构受损
　运动 {
　　偏瘫——内囊病变
　　去皮质僵直——双侧大脑半球皮质严重病变
　　去大脑僵直——脑干、间脑、大脑皮质受损
　　四肢迟缓性瘫痪、对疼痛刺激无反应——昏迷深
　}
　反射 {
　　浅反射——角膜反射、腹壁反射、提睾反射
　　深反射——检查浅、深反射可判断昏迷的深浅
　　病理反射（Babinski、Oppenheim、Grodon、Hoffman 征）——椎体束病变
　}
}

图 6-26　定位

第二十五章　痫性发作与惊厥

一、概述

痫性发作是指脑中神经元异常的、过度或同步化的电活动所导致的短暂性的体征和(或)症状，是脑功能障碍的常见表现之一。

多数痫性发作会伴随有骨骼肌的不自主收缩，故常称之为抽搐。若此抽搐累及全身，表现为四肢骨骼肌强直或阵挛性运动发作，则称之为惊厥。

二、常见病因

1. 脑部疾病　感染、外伤、肿瘤、血管疾病、寄生虫病。

2. 全身性疾病　感染(中毒性菌痢、破伤风、狂犬病等)、缺氧、心源性缺血(Adams-Stokes 综合征等)、代谢、营养及内分泌疾病、中毒(有机磷农药中毒、酒精中毒、阿托品中毒)、高热等。

三、临床特点

痫性发作通常有以下三种表现形式：

1. 部分(局灶)性痫性发作　运动性发作和非运动性(感觉、自主神经)发作，可以伴随或不伴随意识障碍。有 些可以是在部分性发作后继发全面性发作。

2. 全面性痫性发作　运动性(强直-阵挛性发作、其他运动性发作)和非运动性(失神)痫性发作。

3. 未分类的痫性发作　包括运动性和非运动性痫性发作。

四、诊断思路

$$\text{痫性发作}\begin{cases}\text{功能性痫性发作——观察}\\[2pt]\text{器质性痫性发作}\begin{cases}\text{痫性发作——发作类型+病因判断}\\\text{无意识障碍痫性发作——病因判断+发作类型}\\(\text{手足抽搐、肌痉挛、抽动、癫痫})\end{cases}\end{cases}$$

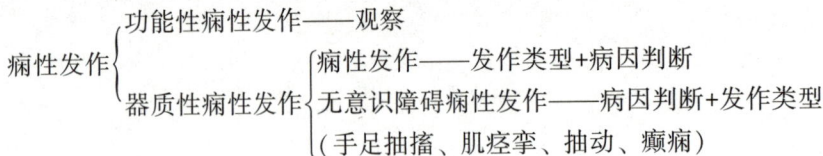

图 6-27　抽搐的诊断思路

第二十六章　瘫　痪

一、概念

瘫痪是个体随意运动功能的减退或消失。

二、分类

1. 按瘫痪的病因分　神经源性、神经肌肉接头性、肌源性。

2. 按瘫痪的程度分　完全性、不完全性。

3. 按瘫痪的肌张力状态分　痉挛性、迟缓性。

4. 按瘫痪的分布　偏瘫、截瘫、四肢瘫、交叉瘫、单瘫。

5. 按运动传导通路的不同部位分　上运动神经元性瘫痪、下运动神经元性瘫痪。

三、上运动神经元瘫痪与下运动神经元瘫痪

表 6-9　上运动神经元瘫痪与下运动神经元瘫痪鉴别

	上运动神经元瘫痪(硬瘫)	下运动神经元瘫痪(软瘫)
别称	中枢性瘫痪、痉挛性瘫痪	周围性瘫痪、弛缓性瘫痪
定义	由于上运动神经元，即大脑皮层运动区神经元及发出的下行纤维病变所致	由于脊髓前角运动神经元以及它们的轴突组成的前根、神经丛及其周围神经受损所致
瘫痪分布	整个肢体(单瘫、偏瘫、截瘫)	肌群为主
肌张力	增高	降低
腱反射	亢进	减弱或消失
病理反射	阳性	阴性
肌萎缩	无	明显

四、引起瘫痪的常见疾病

1. 脑出血　B—三偏征；D—交叉瘫。

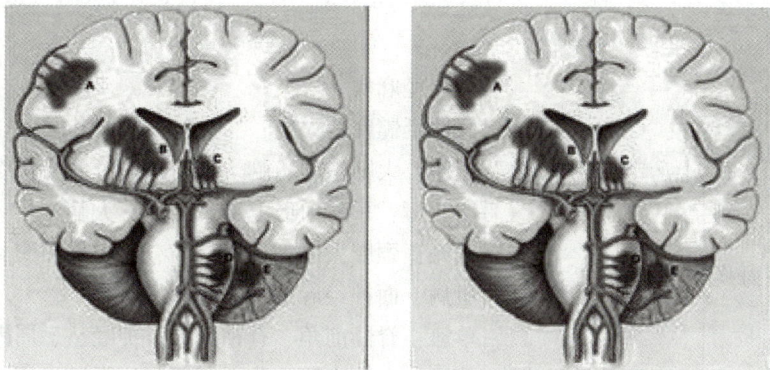

图 6-28　脑出血

图中"B"的位置——壳核出血(豆核纹状体动脉)

2. 脑梗死

①大脑中动脉主干闭塞——偏瘫；②深穿支闭塞：最常见内囊梗死——偏瘫。

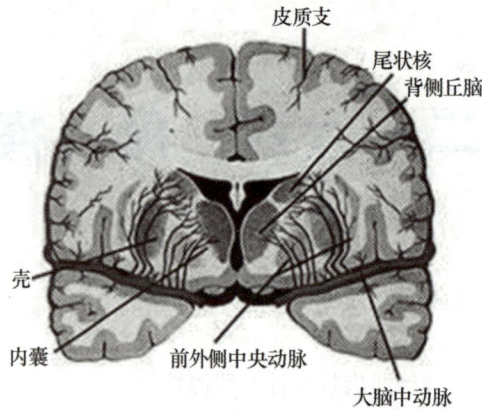

图 6-29　大脑动脉的皮质支和中央支

3. 急性脊髓炎

以胸段脊髓炎最常见，尤其是 $T_3 \sim T_5$

急性横贯性脊髓炎——完全截瘫

4. 脊髓损伤

脊髓两个膨大——颈、腰

①颈膨大以上：四肢硬瘫（上）；

②颈膨大（$C_0 \sim T_1$）损伤：——双上肢软瘫（下），双下肢硬瘫（上）；

③胸髓损伤：双下肢硬瘫（上）；

④腰膨大（$L_1 \sim S_2$）损伤——双下肢软瘫（下）。

5. 脊髓肿瘤　脊髓半切征（同侧深感觉，对侧浅感觉）

6. 周期性瘫痪　肢体迟缓性瘫痪，发作时多有低血钾

7. 重症肌无力。

敲黑板

皮层受损是单瘫，内囊受损是三偏，脑干受损交叉瘫，脊髓受损看节段。

五、诊断流程

```
                      ┌ 面神经麻痹
                      │ 假性延髓麻痹
           上运动神经元瘫痪┤ 偏瘫：大脑半球、脑干、高颈位脊髓半切综合征
                      │ 四肢瘫：颈膨大或上部、脑干、大脑
                      └ 截瘫：颈膨大以下、横贯伤、非横贯损伤
瘫痪——器质性瘫痪┤
                      ┌ 肌病、面神经麻痹、延髓麻痹
                      │ 单瘫：脊髓前角、脊神经根、神经丛、周围神经
           上运动神经元瘫痪┤ 偏瘫：大脑半球、脑干、高颈位脊髓半切综合征
                      │ 四肢瘫：肌肉、末梢神经病、颈膨大或上部、脑干、大脑
                      └ 截瘫：颈膨大以下脊髓、横贯性损伤、非横贯损伤
```

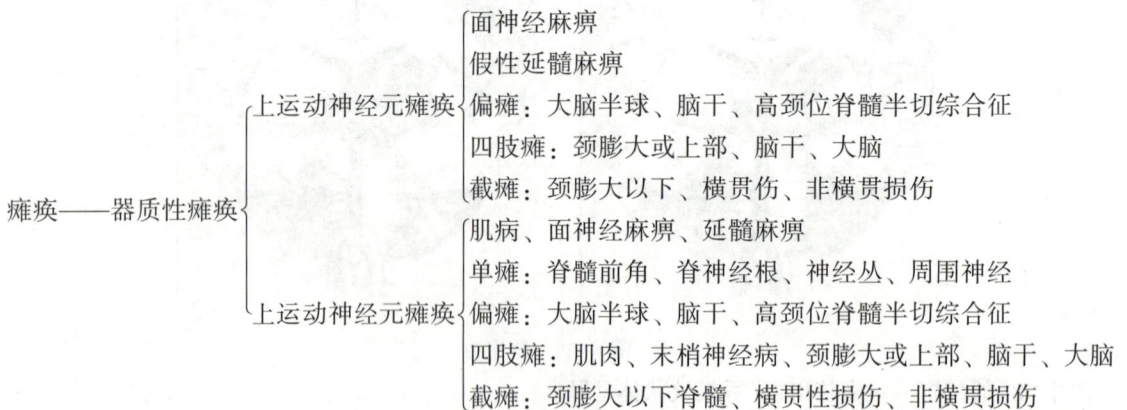

图 6-30　瘫痪的诊断流程

第二十七章 关节痛

一、病因

1. 急性损伤。

2. 慢性损伤。

3. 感染。

4. 变态反应和自身免疫。

5. 退行性关节病。

6. 代谢性骨病。

7. 骨关节肿瘤等。

二、常见疾病的临床特点

表 6-10 关节痛常见疾病的临床特点

	类风湿关节炎	骨关节炎	风湿热	化脓性关节炎	系统性红斑狼疮	痛风	强直性脊柱炎	结核性关节炎
好发	35～50岁，女性	老年人	青少年	少年，老弱，有感染史	年轻女性	中年男性	青壮年男性	有结核感染史者
晨僵	++++(典型症状)	+	-	-	±	-	+	-
主要累及	对称性小关节 近端掌指关节	负重大关节：膝关节、髋关节、脊柱	对称性大关节，游走性	单个大关节 膝关节、髋关节常见	无特殊	第一跖趾关节	骶髂关节逐渐向上至脊柱	单个大关节：膝关节、髋关节
检查	类风湿因子RF阳性	无特异性	ASO滴度增高	关节腔穿刺找到细菌				

第二十八章　颈肩痛

一、概述

颈肩痛是指各种类型的颈椎病，也包括肩关节粘连性关节囊炎。

二、常见病因与分类

1. 外伤性。

2. 退行性病变。

3. 炎症。

4. 肿瘤。

5. 内脏疾病。

三、常见疾病的临床特点

1. 颈肩部急慢性软组织损伤

大多为单侧，主要表现为颈部疼痛、活动受限。

（1）急性损伤：多为刀割样或撕裂样、严重者疼痛难忍，任何活动均可以加重疼痛，肌肉可呈痉挛状态。

（2）慢性损伤：多为颈肩部酸胀伴紧束感。

2. 颈肩部外伤造成的骨折、脱位

一般有车祸、压砸或高处坠落等高能量损伤病史，颈部疼痛明显、不能活动，常伴有脊髓损伤症状。X线、CT、MRI等检查可确诊。

3. 颈椎病

指颈椎间盘退变及其继发性椎间关节退行性变所致脊髓、神经根、血管损害。表现：颈背疼痛、手指发麻、头晕、恶心、呕吐，甚至视物模糊等。

4. 肩关节粘连性关节囊炎

肩关节周围的肌肉、肌腱、滑囊、关节囊的慢性损伤性炎症，主要痛点在肩关节周围。

5. 颈椎结核

颈椎结核虽然较为少见，但其截瘫发生率高。

四、诊断思路

```
                              ┌─ 压头试验：颈椎病、腰椎间盘突出
                   ┌─ 无脊髓损伤 ─┤ 压颈试验：神经根型颈椎病
         ┌─ 职业特点 ─┤          │ 旋颈试验：椎动脉型颈椎病
颈肩痛 ─┤          │          └─ 前驱旋颈试验：颈椎小关节退行性变
         └─ 外伤史、体检 ─┤
                   └─ 有脊髓损伤
```

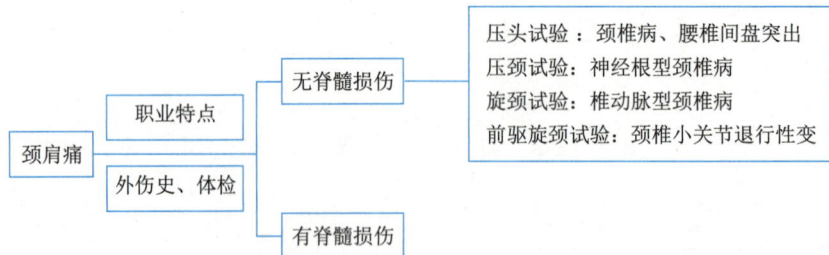

图 6-31　颈肩痛的诊断思路

第二十九章　腰腿痛

一、概述

腰腿痛是指下腰、腰骶、骶髂、臀部等处的疼痛，有时伴有一侧或两侧下肢痛、马尾神经症状，是最常见的骨科疾病之一。

二、常见病因、发病机制和临床特点

1. 常见病因　急性或慢性损伤、退行性改变、先天性发育不良、炎性病变、功能性缺陷、内脏疾病、肿瘤、过度肥胖等。

2. 临床特点

（1）急性腰腿痛：疼痛突然发生，多较剧烈；一般持续时间小于6周。临床特点：

①疼痛剧烈、疼痛突然发生或早晨不能起床；

②强迫体位：严重者多卧床不起，不敢翻身；

③活动受限；

④肌肉痉挛；

⑤直腿抬高试验阳性，"4"字试验阳性等。

（2）慢性腰腿痛

疼痛持续发生，多数程度较轻或时重时轻，一般持续时间大于12周。引发慢性腰腿痛的疾病常见的有腰腿部软组织损伤、椎管狭窄、腰椎或膝骨关节炎、骨质疏松症、强直性脊椎炎等。

临床特点：①病程时间长，多在3个月以上；②以中老年人为多；③疼痛局限，两侧交替出现，叩痛、压痛明显，一般痛时不太剧烈，反复发作，用止痛药物可以缓解，但不能巩固，易复发。

三、诊断思路

```
                          有  神经反射痛3%、急诊＜1%——X线片、
                              CT、MRI如有异常密切随访
            有无坐骨神经痛
  腰腿痛
                          无  单纯腰背痛60%、复杂腰背痛无放射痛37%——X线片、CT
                              MRI——检查脊髓或马尾受压
```

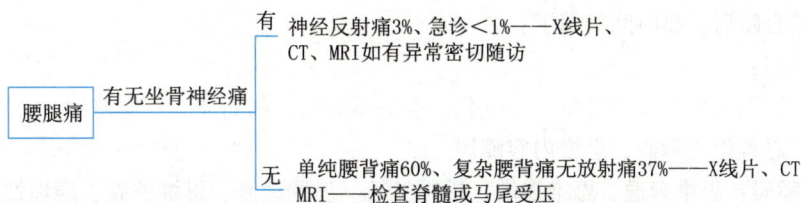

图 6-32　腰腿痛的诊断思路

第三十章　精神症状

一、概述

精神症状主要是指人的精神活动出现异常的各种表现形式，是精神障碍的主要临床表现。

人的精神活动主要包括基本的精神活动过程和个性两部分。精神活动基本过程——认识活动、情感活动和意志行为；个性——个性倾向性和性格。

二、常见病因

由于精神活动的复杂性，临床上很难确定某种精神症状明确的病因和发生机制。

三、精神障碍常见症状

1. 感知障碍

（1）感觉障碍：感觉减退；感觉过敏；内脏性不适。

（2）知觉障碍：错觉、幻觉、感知综合障碍；

①错觉：对客观事物歪曲的知觉；

②幻觉：没有现实刺激作用于感官时而出现的一种虚幻知觉；

a. 最常见的幻觉——幻听；

b. 谵妄状态最常见的幻觉——幻视；

c. 功能性幻觉——当某一感官处于功能活动状态，出现涉及该感官的幻觉；

d. 反射性幻觉——当某一感官处于功能活动，出现涉及另一个感官的幻觉。

③感知综合障碍

a. 视物变形症；

b. 自身感知综合障碍；

c. 时间感知综合障碍：如时间凝固了；

d. 空间知觉障碍；

e. 非真实感：周围的事物和环境发生了变化，变的不真实，如同隔了一层窗纱。

2. 思维障碍：思维形式障碍、思维内容障碍

（1）思维形式障碍：思维奔逸、思维迟缓、思维贫乏、思维散漫、思维破裂、病理性赘述、思维中断、思维插入、强制性思维、思维化声、象征性思维、词语新作、逻辑倒错性思维、强迫思维；

思维贫乏——沉默少语、言词单调；对医生的问题只能在表面产生反应，缺乏进一步的联想；

思维散漫——说话东拉西扯；病人讲了一番话，周围的人不理解他所要说的问题；

强制性思维——患者体验思维是异己的；

强迫思维——患者脑中反复出现一个概念或重复思维，明知没必要，但是无法摆脱。

（2）思维内容障碍

妄想——对病理信念的坚信不移；

被害妄想、关系妄想、物理影响妄想（被控制感）、夸大妄想、罪恶妄想、疑病妄想、钟情妄想、妒忌妄想、被洞悉感；

3. 记忆障碍：记忆增强、记忆减弱、遗忘、虚构、错构。

4. 智能障碍

（1）精神发育迟滞。

（2）痴呆：全面性痴呆、部分性痴呆、假性痴呆。

5. 情感障碍

情绪高涨、欣快、情感低落、焦虑、恐惧、情感不稳、情感淡漠、易激怒、情感倒错、情感脆弱、情感矛盾。

焦虑、顾虑重重、紧张恐惧、坐立不安、不能控制。

6. 意志行为障碍

（1）意志障碍：意志增强、意志减弱、意志缺乏、矛盾意向。

（2）行为障碍。

①精神运动性兴奋；

②精神运动性抑制——木僵、蜡样屈曲、缄默症、违拗症；

③刻板动作、模仿动作等。

7. 自知力障碍　自知力——对自身精神状况的认知的能力。

自知力缺乏是重型精神障碍的重要标志。

敲黑板

常见的综合征：

1. 幻觉妄想综合征　精神分裂偏执型。

2. 慢性脑综合征。

3. 遗忘综合征　科萨科夫综合征：近事遗忘、虚构、定向障碍为特征。

4. 躁狂综合征。

5. 抑郁综合征　情绪低落、思维迟缓、意志活动减弱。

6. 脑衰弱综合征。

参考文献

[1]医师资格考试指导用书专家组，医学综合指导用书[M]. 北京：人民卫生出版社，2020.

[2]医师资格考试指导用书专家组，实践技能指导用书[M]. 北京：人民卫生出版社，2020.

[3]葛均波，徐永健，王辰，内科学第9版[M]. 北京：人民卫生出版社，2018.

[4]陈孝平，汪建平，赵继宗，外科学第9版[M]. 北京：人民卫生出版社，2018.

[5]谢幸，孔北华，段涛，马丁，妇产科学第9版[M]. 北京：人民卫生出版社，2018.

[6]王卫平，孙锟，常立文，儿科学第9版[M]. 北京：人民卫生出版社，2018.

致亲爱的读者

感谢您选择 "梦想成真" 系列辅导丛书，本套丛书自出版以来，其严谨细致的专业内容和清晰简洁的编撰风格受到了广大读者的一致好评。若在学习中，您有任何的疑问或者需要我们提供帮助，请随时联系我们。

邮箱：mxcc@cdeledu.com